MCS

First Book 美容看護師ファーストブック

監修
朝日林太郎
日本医科大学形成外科学講座

編集協力
河原恵梨香
N2クリニック ホテル椿山荘東京院
佐藤みゆ
株式会社HUG
櫻井グリコ
THE ARTMAKE TOKYO
滝沢まい
THE ARTMAKE TOKYO

Gakken

Author List

監修・執筆・編集協力一覧

【監修】

朝日 林太郎　日本医科大学形成外科学講座 医師

【執筆】（掲載順・敬称略）

朝日 林太郎　前掲

河原 恵梨香　N2クリニック ホテル椿山荘東京院 看護師

佐藤 みゆ　株式会社HUG 代表取締役 看護師

滝沢 まい　THE ARTMAKE TOKYO Artist 看護師

櫻井 グリコ　THE ARTMAKE TOKYO Artist 看護師

東　祥子　麻布ビューティクリニック 医師

大山 希里子　東京イセアクリニック 美容皮膚科診療部長 医師

西川 嘉一　THE ARTMAKE TOKYO General Director/CEO 医師

林　隆洋　BEAUTY SKIN CLINIC 理事長 医師

森　秀人　銀座みゆき通り美容外科 東京院院長 医師

新行内 芳明　BIANCA CLINIC 銀座院 院長 医師

大竹 泰子　十仁美容整形 看護師

野村 紘史　N2クリニック ホテル椿山荘東京院 院長 医師

大場 教弘　プリモ麻布十番クリニック 理事長/院長 医師

藤尾 有紀　LIAN clinic 代表 看護師

新井 孝二　e:Top clinic 看護師

野津 祐子　東京トータル美容クリニック 看護師

NOE　ルサンククリニック 看護師

赤嶺 暢章　プルミエクリニック 事務長 看護師

白山 紗希　Jeisys Medical Japan株式会社 戦略本部 クリニカルサポート部 看護師

【編集協力】

河原 恵梨香　前掲

佐藤 みゆ　前掲

櫻井 グリコ　前掲

滝沢 まい　前掲

はじめに

美容医療における診療は、医師のみならず、看護師やスタッフとともに、みんなで協力して患者さんを幸せな状態にしていく「チーム医療」であります。このため、医師はもちろんですが、看護師スタッフの知識や技術の向上は、よりよい治療を提供するために不可欠なことです。

一方で、いままでコメディカルスタッフが美容医療に必要な知識を、体系的かつ網羅的に学習できるような教科書はほとんどありませんでした。医師向けの教科書を手にとって読むことや、クリニック内で独自に勉強会などを行って知識をつけていくのが現状であったかと思います。

私自身もさまざまなクリニックで美容治療を提供しており、「スタッフにも多くの知識をつけてもらいたいな」という思いをしばしば抱く一方で、どのような教科書でどのように勉強するとよいかなど具体的な指南をすることはできず思慮しており、そんなタイミングで本書の企画をいただく機会を得ました。

多くの医師、看護師にご協力いただき、時間は要しましたが無事本書の出版にいたることができました。ご執筆いただいた医師、看護師の方々はもちろん、本書に携わってくださったすべての方々に、心から感謝いたします。

美容医療は日々進歩していくものと思います。その進歩に遅れないように、われわれも技術と知識のブラッシュアップに邁進し、今後本書もさらに改良改版されていくことと思います。

美容医療がより学問的に、より安全なものとなり、社会にとってよりよいものになることを願い、本書がその一助になることを期待しております。

2024年8月

朝日林太郎

Contents

Chapter 3 美容看護師の知識と技術

Contents

Chapter 4 美容看護師のワークスタイル 10人のキャリア紹介

※本書に掲載されている臨床例の写真は、患者の同意を得たうえで撮影・使用しています。

デザイン　野村里香
DTP　真興社
イラスト　日本グラフィックス　miya
撮影　平井剛
撮影協力　N2 CLINIC ホテル椿山荘東京院
編集担当　眞田拳奨

Chapter 1

美容医療と
美容看護師の役割

Chapter 1
1

美容医療とは何？

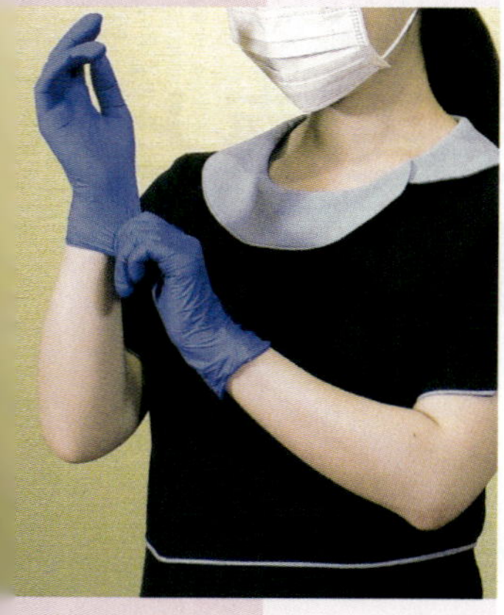

美容医療の定義とは？

美しさを扱う診療科は複数にわたる

美容医療は、主に美容上の観点から見た目の改善を目的として治療を行う、医学の一分野です。美容医療というと、通常の医療とは一線を画するような商業的な分野としてとらえられてしまう傾向にありますが、あくまでも医療であり医学の一分野であることを常に認識する必要があります（図1）。

美容医療には、外科的な処置により侵襲を伴う治療を行う「美容外科」と、注射やレーザーなど非侵襲的あるいは侵襲が限局される治療を行う「美容皮膚科」とよばれる分野があります。

美容外科に関しては、歴史的には顔や体表の外傷や生まれつきの病気を治療する形成外科から分離、独立したもので、整容面の修復を行う形成外科の一分野ともいえます。

美しさをつくるために医療行為が伴う

たとえば、美容皮膚科は、レーザーによるほくろ取りやシミ取りなどさまざまな治療において、その前提に皮膚科の知識が必要となります。ほくろもシミも、適切に診断したうえで治療が行われないと状態が改善されないばかりか、それが悪性であった場合などにおいては、患者さんへ健康被害を与えてしまいます。

また、国内ではほとんど行われている施設はありませんが、低身長に対する骨延長手術など整形外科をベースとした美容診療もあります。さらに最近では、幹細胞上清液を用いた治療など、再生医療をベースとした美容診療を提供するクリニックも増えてきています。

手術など侵襲的な治療がしばしば躊躇（ためら）われることが多いわが国においては、美容皮膚科は美容診療の中において症例数としては8割以上の大多数を

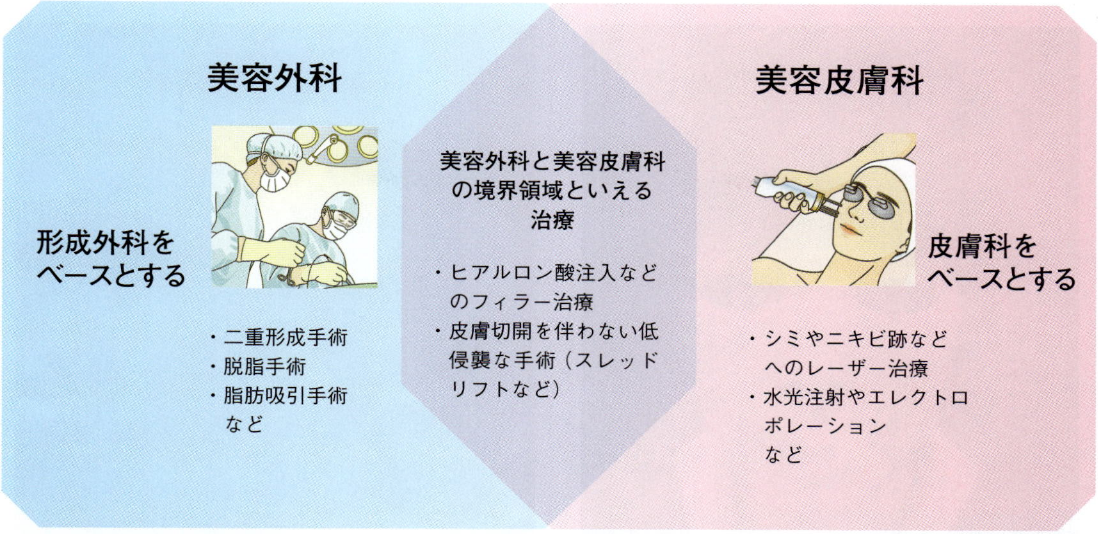

図1：美容を扱う診療科

※低身長に対する骨延長手術など整形外科をベースとした美容診療や、
幹細胞上清液を用いた再生医療をベースとした美容医療も存在する

占めます[1)]。しかし、美容外科と美容皮膚科の境界は必ずしも明瞭なものではありません。

美容医療では専門的な知識と技術を扱う

もともと形成外科と皮膚科はいずれも体表面を扱う診療科であるため、熱傷治療や母斑（ぼはん）治療など、オーバーラップする治療分野が多くあります。美容医療を扱うすべての医療者は、美容外科と美容皮膚科分け隔てなく、前提となる必要な知識を習得しておく必要があります。

また、とくに美容外科分野においては、侵襲的な治療を行うことが多くあるため、全身麻酔など深い鎮痛、鎮静が必要となる治療機会があります。形成外科や皮膚科の知識にとどまらず、麻酔科に関する基本的な知識が看護師にとっても重要になることがあります。

手術などに関しては看護師が直接執刀することはもちろんありませんが、介助などを行ううえで、治療部位の解剖などを知っておくことは重要です。また、レーザー照射などは医師の管理の下で看護師が直接施行することも多くあるため、照射対象となるシミや皮膚疾患に対する知識が求められます。麻酔に関しても薬剤の調整や投与を行うこともあると思われます。

このように、美容診療を扱う医療者は、処置や治療の前提となる形成外科、皮膚科、麻酔科をはじめとしてさまざまな領域の基本的な知識が求められており、本書などを通してこれらの知識をつけておくことで、より質の高い安全な治療の提供につながるものと思われます。

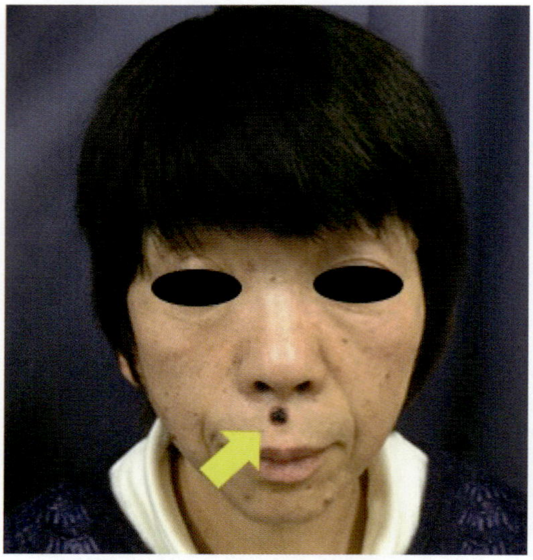

臨床的に基底細胞がんなどが疑われる場合

外科的切除術
⇒病理学的検査を行う
(保険診療)

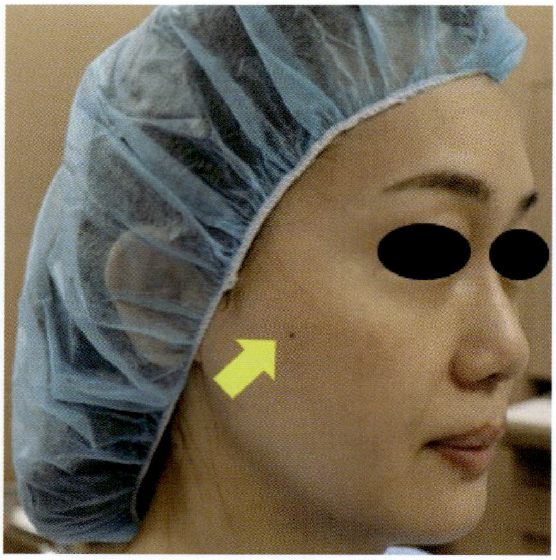

臨床的に明らかな非悪性の母斑である場合

外科的切除術
電気焼却による治療
レーザーによる治療　など
(いずれも自費診療)

図2：**鑑別が必要なほくろの例**

美容医療における保険診療と自費診療とは

美容医療は主に自費診療で行われる

美容医療においては、健康保険が適用されることはなく、すべて実費の自費診療として行われます。

一方で、たとえばわきが（腋臭症）やまぶたの重さやたるみ（眼瞼下垂症）においては、美容外科クリニックで自費診療として治療されることもあれば、症状の程度によっては健康保険を適用して治療することが可能な場合もあります。

また、ほくろ取りの治療においても、ほくろの生じている部位により機能的な問題（睫毛の近くに生じていて視界を遮っているなど）を生じている場合や、基底細胞がんやメラノーマなどとの鑑別が必要な場合は、保険診療として治療が行われる場合もあります（図2）。

こうした自費診療でも保険診療でも扱う疾患や症状に関しては、どちらで治療を進めていくべきかを患者さんご本人では判断できない場合も少なくありません。

保険診療の疾患があれば保険診療で扱う

保険適用での治療を施行していない美容クリニックにおいて、保険適用での治療も選択肢に入れるべき患者さんが来られたような場合は、保険での治療の選択肢があることは患者さんに医療者側がしっかりと伝えてあげるべきです。そのうえで、患者さんのご希望があれば、保険診療での治療が可能な医療機関への紹介も行うのが適切です。

実際はそのような選択肢があるような場合も、自費診療のみの案内で高額な治療費が生じているようなケースが少なからずあります。また、まれではありますが、基底細胞がんなど悪性の母斑に対して不適切にレーザー治療が照射されて再発を繰り返しているようなケースもみられます。

これらを診察して治療を選択するのは医師の役割ではありますが、前項でも述べたように、保険診療として治療するべきかという鑑別を適切に行うための形成外科、皮膚科などの知識は美容診療においては極めて重要で、看護師も知識として有しておくことは患者さんにとって有益なものであると思われます。

ゴールとするべき美の基準とは？

美しさのゴールには個人差がある

美容診療において治療のゴールとなる美容上の観点は、社会的あるいは時代的変化で変わりうるものです。また、セファログラムやRickettsの黄金比など、さまざまな解剖学的測定値はありますが、なにを美しいとするかは治療を受ける患者さん個々においてもその観点は異なりますので、治療のゴールは個々人でさまざまです（**図3**）。患者さんの満足を得るためにも、十分なコミュニケーションのうえで治療を進める必要があります。

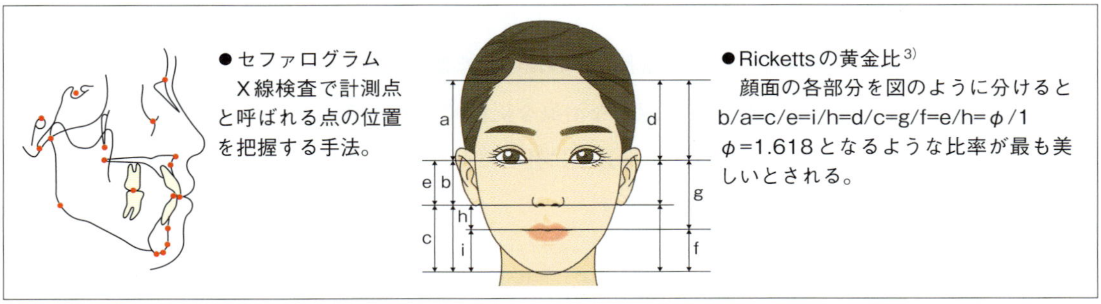
●セファログラム
X線検査で計測点と呼ばれる点の位置を把握する手法。
a
b
c
d
e
f
g
h
i
●Rickettsの黄金比3)
顔面の各部分を図のように分けると b/a=c/e=i/h=d/c=g/f=e/h=φ/1 φ=1.618となるような比率が最も美しいとされる。

図3：セファログラムとRickettsの黄金比

（Robert M.Ricketts；The biologic significance of the divine proportion and Fibonacci series. American Journal of Orthodontics 81(5)：351-370, 1982を参考に作成）

行き過ぎた施術を防ぐことも必要

一方で、患者さん個人の希望があまりにも特殊であるような場合においては、必ずしも患者さんの要望に応えて治療を進めていくことがよいとはいえないケースもあります。このような場合は、客観的な視点や治療リスクに関して、より慎重に伝えていく必要があります。また、こうしたケースの中には整形依存や醜形恐怖症などの場合も多くあり注意が必要です。

みんなが幸せになる美容医療とは？

患者さんを第一に考えた美容医療

美容医療は患者さん個人の希望やニーズに応じて提供されるものであって、より満足できる自己像を築いて人生を豊かにするための1つの方法です。決して医療者のみに営利をもたらすために利用されるものではなく、治療を受ける患者さんが幸せになるためのものであります。

最近はSNSなどにより、医療者側から患者さんへの広告や働きかけが広く行われていますが、あくまでも患者さん側がどのようになりたいかを重要視するべきです。患者さんの声によく耳を傾け、過度な手術や不必要な治療の提供には十分注意が必要であり、医療者としての適切なモラルをもって提供されるべきものです。

健康を損なわない美容医療

一般の病院で提供される治療とは異なり、多くの場合では対象となる患者さんは健常者であるため、健康体である身体に対して何かしらリスクを伴う治療を提供していくことに、常に慎重である姿勢が求められます。

美容医療が営利第一主義で提供されると、社会的な需要も今後減っていくことになり、患者さんも医療者側いずれにも不幸な未来がもたらされます。節度を持ち、患者さんの声に耳を傾け、リスクやデメリットも治療前に十分に共有して、適切な治療を提供することで、多くの患者さんが幸せになれば、美容医療は今以上に社会に普及されていき、社会的な価値も高まっていくものと思われます。

（朝日林太郎）

参考文献

1）日本美容外科学会（JSAPS）第5回全国美容医療実態調査 最終報告書. https://www.jsaps.com/jsaps_explore_5.html

2）波利井清紀監，TEXT形成外科学，改訂3版．南山堂，2017

3）Robert M.Ricketts；The biologic significance of the divine proportion and Fibonacci series. American Journal of Orthodontics 81(5)：351-370，1982

Chapter 1
2

美容医療において 看護に求められるものとは？～医師の視点から～

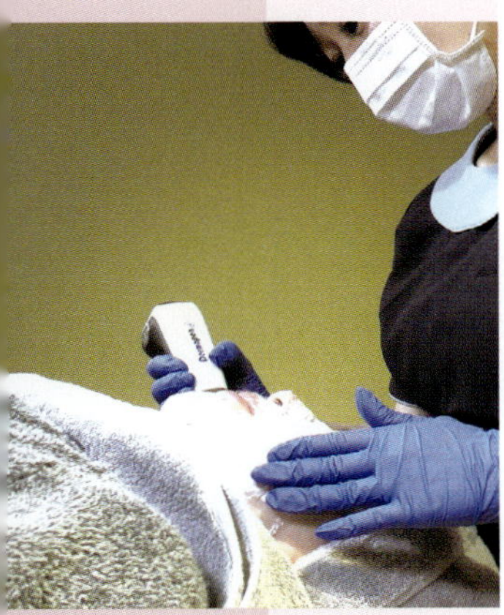

一般病院における看護師との共通点や相違点

診療の補助と接客

美容医療には、さまざまな医療行為があります。看護師は、医療知識や技術を習得し、最新の情報を常に学び得ていくことが求められます。このため、一般の病院で行われる基本的な医療行為（問診、バイタル測定、注射、点滴など）に関しては、まず滞りなく行うことが前提として求められます。また、美容外科手術を行うような病院クリニックで働く場合は、これらに加えて清潔操作や手術器具の扱いなどについても十分な知識と経験が求められます。

さらには、美容医療においてはサービス業としての面も多くありますので、上記に挙げたような医療行為を安全に高いレベルで行うことが大前提のうえで、接遇マナーなどにも配慮する必要があります（→ p.124：接遇）。

また、患者さんの美容に対する要望をしっかりと受け止め、適切なアドバイスを提供することが求められます。そのため美容看護師には、患者さんと良好にコミュニケーションできる能力も必要です。

美容看護師になるための土台作り

美容看護師に必要なスキル

美容看護師に求められる多くのスキルは、一般病院における病棟や外来、手術室での業務の中で経験を積んでいく中で、少しずつ備わっていくものです。近年多くの美容クリニックが開院され、新卒の看護師求人もみられますが、看護師免許を取得してすぐに美容業界で就職したとしても、なかなか即戦力として働くことは困難であると思われます。患者さんにとっても医療者側にとっても双方に不幸な結果となる可能性が高いです。

また、臨床経験のない看護師を安全にしっかりと１人前になるまで育てられる教育体制を構築できているクリニックもほとんどないのが現状と思います。実際に筆者も多くの病院、クリニックで美容看護師とともに働いていますが、医師やスタッフ、患者さんから多くの信用と信頼を得ている美容看護師は、一般病院やクリニックで十分な知識と経験を積んだベースのある方がほとんどです。

以上をふまえると、将来美容医療で働きたい、活躍したいという看護師、看護学生も、まずはきちんとした教育体制のある一般病院で経験を積むことが現状では重要であると思われます。

信頼される美容看護師とは

美容看護師というと、最新の美容医療の情報をキャッチアップして、自身もきわめて高い美意識があり、実際に多くの美容医療を受けており、高級なアクセサリーやブランド品を身に纏い……といった像を想像されるかもしれません。もちろんそのような美容看護師も中にはおられると思いますし、そうした行動自体否定されるものではないと思います。とくに自身も美容治療を受けた経験があることは、これから治療を受ける患者さんと気持ちを共有しやすいという点においても有用ではあると思います。

ただ、実際に患者さんや、共に働く医療者にとっては、きらびやかな華やかさなどは、決して重要ではありません。清潔感や、正しい医療知識、節度と思いやりのあるコミュニケーションなどの方が重要性としてはずっと高く、医療者や患者さんから信頼されるために必要です。これらも一般病院やクリニックで重要視されるものと基本的には同様であり、医療者としての経験や修練により培われていくものと思います。患者さんの目線でどのような看護師に治療をお願いしたいかを考えてみましょう。

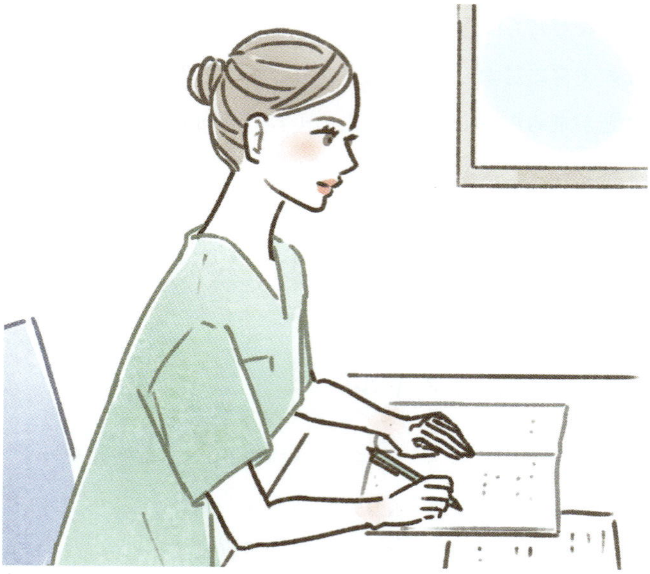

美容看護師がより専門性を追求し 充実したキャリアを形成していくために

美容看護師の学びの場

美容医療においては、最終的な治療決定を行うのは医師ではありますが、前述したとおり患者さんの要望などに対して適切なアドバイスや、しばしば治療方法や効果に関する意見なども求められることは少なくないと思います。

現在本書のような看護師向けの美容医療の教科書はきわめて少ないため、医師向けのレーザー治療、注入治療、美容外科手術書なども目を通す機会を作ることも必要になると思われます。

また、一般の医師が参加するような美容医療系の学会に積極的に参加することも有用であると思われます。国内には現在、日本美容外科学会（JSAS）、日本美容外科学会（JSAPS）、アンチエイジング外科学会、日本美容皮膚科学会などさまざまな学会があり、看護師や薬剤師などのメディカルパートナーの参加も可能な場合がほとんどです。

美容看護における専門領域

一般病院においては、専門看護師や認定看護師など、より専門性をもって特化した看護師を養成する制度がありますが、美容医療分野においても、日本化粧品検定、スキンケアアドバイザー、化粧品成分検定、美容薬学検定など、美容医療を行う看護師にとっても有用となる専門性を示すことが可能な資格があります。また、近年普及している医療アートメイク分野においても、医療アートメイク学会などが検定試験を開始しています。

これらの資格を取得することで、美容看護師として専門分野を有することは、転職などにおいても有利に働く可能性もあり、自身のキャリアアップのためのモチベーション向上にも寄与します。さまざまな勉強会などを通して同業他社との交流の機会を作ることも重要です。

これらの学術活動や資格取得などを通して、自身の価値を高めてキャリアを形成していくことは、美容看護師として長く充実して働いていくために重要な要素と考えます。

（朝日林太郎）

Chapter 1
3

美容医療における ナースの役割と働き方 Q&A

Q 美容クリニックには それぞれどのような領域がありますか？

A 美容クリニックは、提供する施術により専門が異なります。また、その規模やコンセプトによっても違いがあります。看護師の役割にもクリニックによる違いが見られるでしょう。

提供する施術により専門が異なる

美容クリニックでは、外見をより美しくするために施術を提供します。その際に、患者さんに対し、メスなどを使用した外科的な処置により侵襲が加わる美容外科と、外科手術を行わない施術を主とする美容皮膚科の領域に大きく区別ができるでしょう。

①美容外科

美容外科では、主に侵襲的な外科手術が行われます。看護師は手術介助を行うことが多く、手術に関連した機材についての幅広い知識や、術式、麻酔などの理解が必要になります。病院での経験があれば強みになる場所と言えるでしょう。

②の美容皮膚施術と両方を提供するクリニックもあります。

②美容皮膚科

外科手術を伴わない皮膚への施術が主になります。看護師は、レーザー治療やマイクロニードル治療において施術を担当することが多いでしょう。注入治療やスレッドリフトなどを実施する際には医師の補助を行うことになります。

③脱毛・痩身・AGA、アートメイクなどの領域

美容クリニックの中には、1つの領域に絞った施術を行うクリニックもあります。脱毛クリニックはその代表といえ、多くの店舗が存在します。そのほか、痩身やAGA、再生医療専門のクリニックも増えています。看護師の行う施術はその領域に特化したものになるでしょう。

また、看護師の関心の高い領域として、アートメイク専門のクリニックがあります。所属の仕方はさまざまで、医師の指示のもと、アートメイク看護師が個々のスキルを発揮して施術を提供しています。患者さんへの実践には高い技術が要求され、十分なスキルを身につけるための学習が必須となります。

クリニックの規模、コンセプトによる違い

美容クリニックの規模も、看護師の役割を考えるうえで、押さえておきたい違いの1つと言えるでしょう。

複数の店舗を構える大きなグループとしてのクリニックから、個人クリニックまでその規模は多岐にわたります。大規模なクリニックであれば、多くの患者さんが来院されるだけでなく、看護師や医師やカウンセラーなどのメディカルスタッフの数も多くなるでしょう。

役割の特徴や押さえておきたい点については後述しますが、クリニックで行われている施術の種類や専門領域、規模についての違いは、はじめて美容看護師を目指す場合には重要な情報となります。

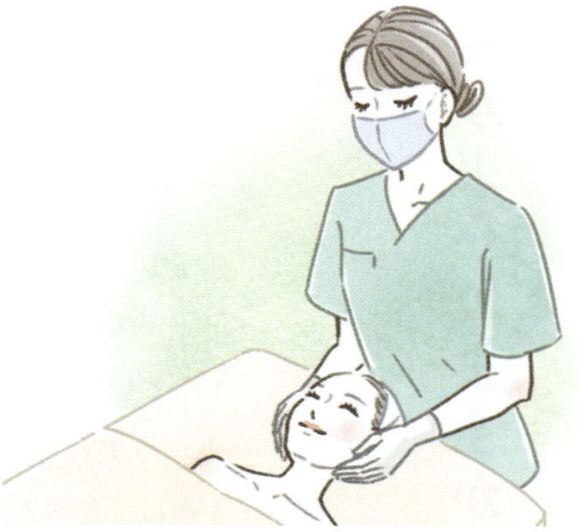

check point!

今、私ならこう選ぶ クリニックと美容看護師としてのキャリア

本書のタイトルを「美容看護師ファーストブック」と名付けましたが、「最初」に美容看護師として選ぶクリニックは非常に大事だと私は思っています。

もちろん、それが正解になるかどうかは、自分の頑張り次第なのですが、多くの美容看護師を目指す方々のお話を聞く中で「私がもし新人だったらこうしていただろうな」という1つの形が見えてきました。

あくまで私の場合ですが、自分は将来どうなりたいかわからない場合や、美容医療の基礎を学びたい場合は、研修制度やキャリアアップ制度がある大手クリニックを選ぶことをおすすめします。大手は教育も充実していることもあり、知識・技術をとにかく吸収し自分の力にします。

自分に力が付いたと感じたら、小規模・個人のクリニックを選ぶと思います。そこで、自身の考えや方針がクリニックの運営に良い結果を与えられるよう、組織を意識して働けたらと考えます。

クリニック内で、管理者や指導者に進むキャリアもあれば、アートメイクやコンサルタントなどの選択肢もあります。自分の技術のみで患者さんの素敵な笑顔を作る。病院とは場は違えど、まさに看護師であり、美容という領域でそこへ到達することは、ああ看護師っていいな、そう思えるのです。

転職する際に将来的に自分がどのような人生を歩みたいのか、どんな美容看護師として働いていたいのか、業界でどのように活躍したいのかを自分と向き合い考え、自分の大切にしていることの明確な優先順位を持っておくことがとても重要です。

（河原恵梨香）

Q

美容クリニックには どんな患者さんが来られますか？

A **美容は正しく医療であることを前提に、“患者さん”なのか“お客様”なのかを考えてみるところから始めましょう。**

病院と美容クリニックの違い：来院される方の目的とは

一般的に病院には、体調不良があってその診断や治療を行うため、またすでに疾患のある患者さんが継続した治療を受けるために来院されます。医師はその診断と治療を行い、看護師はその診療の補助と療養上の世話が役割となります。そして病院における医療行為のほとんどは保険診療として行われ、通常の医療保険であれば患者さんはその３割を負担することになります。

美容医療においても、皮膚疾患としてのざ瘡や、保険診療外の眼瞼下垂などの症状で来院する方もいますが、ほとんどは見た目をより良くしたいという希望をもって来院されます。

手術痕や怪我の跡が気になる場合などの**“コンプレックスをカバーしたい”という**患者さんもおられますし、多くは**“より美しく・綺麗になりたい”**という美容目的で来院する患者さんでしょう。そして病院との大きな違いの１つは、美容医療は患者さんがその治療費を全額負担する、自費診療であることです。

患者さんか、お客様か

こうして比較すると一般的な見え方として、病院は「患者さん」、美容クリニックは「お客様」が来られる、ということになるのでしょうが、それは一側面でしかありません。確かに美容医療＝自費診療であることで、商業的な面が強調されることもありますが、あくまでも医療であり医学の一分野であることは先述のとおりです。

また、現代において病院もすでに患者さんから選ばれる場となっており、医療“サービス”を提供する場であり、患者さんは“お客様”である、という見方もされてきています。

つまり、病院でも美容クリニックであっても、医療を受けるべく受診される方は、「患者さん」であり、「お客様」である、ということになります。むろん、一般的に患者さんが支払う対価（費用）は美容クリニック＞病院です。経営的（商売的）な側面では確かにお客様という意味が強くなるのは頷けます。看護師も、医療職者としての「患者さん」への向き合いと、接遇含めて十分なサービスを「お客様」へ提供するスタッフとして臨む両者の姿勢が重

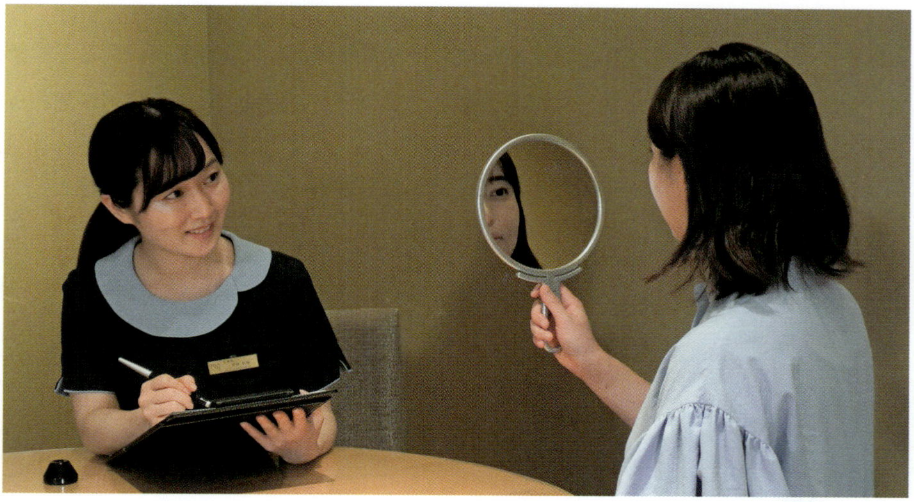

要となるでしょう（→ p.124：接遇、マナー）。

なお、本書は美容医療の「看護書」として、「患者さん」という表現で統一しています。どちらの意も含めたうえで、読者のみなさんの職場それぞれの呼び方に込められた「施術を受ける方への配慮」を感じ取り置き換えていただければと思います。

check point!

では実際にどんな方が来院するの？押さえておくべきことは？

「患者さん」の実際を見てみれば、美容クリニックに来院する方は女性が大半を占めています。最近は男性も増えていますが、8〜9 割が女性になるでしょう。

年齢層もさまざまです。未成年の来院も見られるようになりましたが、多くは成人になります。

つまり、それぞれクリニックのコンセプトなどによる違いも見られますが、出会う患者さんの大半は成人女性と言え、幅広い年齢層に対するコミュニケーション能力は強みになるでしょう。

また、押さえておきたい点として、美容施術を繰り返し受けている患者さんも少なくない一方で、広告・SNS を見て駆け込んだという美容の知識がほぼない患者さんまで、そのニーズや知識に大きく差があることです。

そんな中で私が心がけるべきだと思っていることは、その患者さんが希望している施術は本当に必要なのか、どんな情報をお伝えすべきなのかを、美容看護師として総合的にアセスメントすることです。

病院と同様に美容看護師も絶え間ない知識習得が必須といえるでしょう。（佐藤みゆ）

Q

美容医療において看護師は どんな業務を実施しますか？

A 医療現場における看護師として美容医療に則した診療の補助と療養上の世話に加え、美容クリニックの職員としての業務が加わってくるでしょう。

看護師としての業務

美容看護師の業務を考えるうえで欠かせない視点が、先述したように「保健師助産師看護師法」において看護師の業務は、「診療の補助」と「療養上の世話」の２つに規定されていることです。

美容は医療であり、その場は医療が行われるクリニックで、そこで業務に就く「看護師」の役割は、この２つの規定に沿うものとだと言えます。

そこで、美容医療におけるその業務を、２つに分類してみることにします。その役割が明確になるでしょう。

〈診療の補助における美容看護師の業務〉

・施術の準備、片付け

・レーザーや超音波の照射、アートメイクといった医師の指示に基づく施術

・採血、点滴

・医師の施術の補助、器械出し

・器材の洗浄・消毒・滅菌　など

〈療養上の世話における美容看護師の業務〉

・施術説明、患者指導、傾聴

・施術前後の観察

・クリニックにおける患者さんの安全・安楽の確保

・クリニックの衛生環境の保持

・クレンジング　など

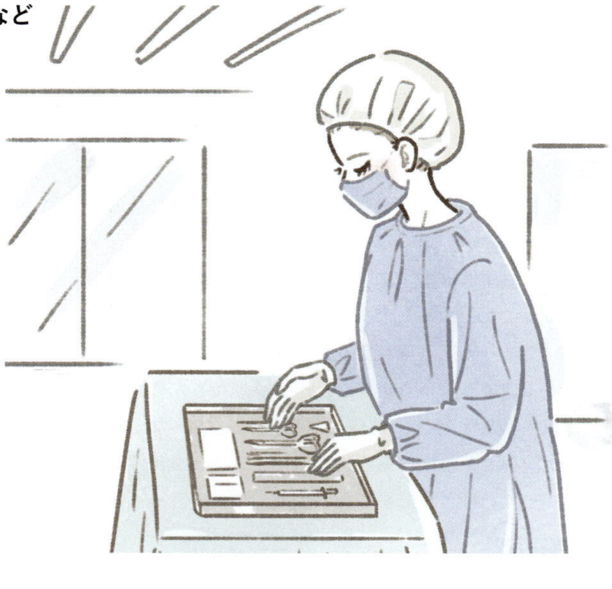

美容医療ならではの一般化された業務

看護師として診療にかかわる業務以外にも、美容クリニックによって違いはありますが、カウンセリングから広報業務などの裏方の仕事も分担して担当することもあるでしょう。また、管理職ともなれば数字に向き合う場面も増えてきます。病院では向き合うことが少なかったかもしれませんが「売上目標」「患者さんの数」の把握も、より身近になるでしょう。

〈美容医療ならではの業務〉

- **カウンセリング、施術メニューの相談**
- **SNS運用などの広報業務**
- **管理者であれば売上管理や、売上分析、キャンペーン企画の提案**
- **販売物の在庫管理**

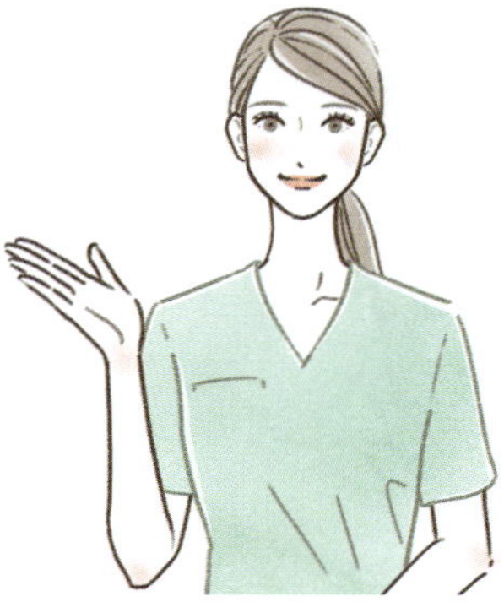

check point!

美容看護師の業務に習熟するということ

病院での看護から美容医療に転身しその業務に就いた時、病院とはまったく違う業務やその延長線の業務、それぞれに相対することになります。

基本的な業務はこなせる前提で、手術室勤務の経験は美容外科での手術介助に役立つでしょうし、形成外科や皮膚科での経験も皮膚施術にあたってはその知識を活かせることは多いように思います。

何より、美容医療において医師以外に施術対応ができるのは看護師のみですから、自ら選んで美容に飛び込み、患者さんのキレイに携われる嬉しさは、美容看護師ならではの実感だと思います。

むろん上記のように、病院では触れることもなかった業務もその役割に含まれ戸惑う場面もあることでしょう。

自費診療であることから、患者さん目線は徹底され、すべての業務で「お客様」視点が先に立ちますし、また、商業的な側面も持っていることから数字の距離感が近く、売上・患者数を上げることも「業務」の一面と言えるかもしれません。病院では委託されることも多かった清掃も、トイレも含めて美容看護師がこなすことも少なくありません。SNSでの発信も病院ではなかったことですね。

果たして「これは私やるべきこと？」そんな思いを抱く場面もあるかもしれませんし、こういった業務は向き不向きがきっとあります。しかし、あなたがなぜ美容看護師を目指したのかに立ち返れば、その意味をもっと深く知りえるでしょう。

たとえば、患者さんのクリニックの選択理由の1つにトイレや水回りがきれいで快適なことがあると言います。先述の患者さん視点を忘れずにいることと同時に、「お客様視点」を磨くことが、その業務に習熟する1つだと考えます。 （滝沢まい）

Q

美容看護師には どんな進路でなれますか？ 何を学べばよいですか？

A **美容看護師を目指す看護師が増え、その道のりも多様になっています**

就業するのは看護師なら新卒でも可能だが

看護師国家試験に合格したら、看護師の仲間入りです。美容医療において施術などの役割を医師の指示で行えるのは看護師だけなので、免許を持っていれば就業そのものは可能です。つまり、新卒でも美容クリニックに就職することはできますし、実際に活躍されている美容看護師もおられます。

しかし、現実的な面でいえば、昨今は新卒を受け入れているクリニックは数が少ないといえるでしょう。自費診療では、高額な費用を払って施術を受ける患者さんが多いため、その満足度が重要視されます。その点で、基本的な技術がうまくできなかったり、スムーズな施術介助ができない、コミュニケーションが不慣れなどの点はデメリットにつながりますので、クリニックとしては即戦力が欲しいというのは当然のことでしょう。

となると、病棟での一定の臨床経験や、美容医療での勤務経験が採用に大きくかかわり、ここを考えることが美容看護師として進路に向き合うこと、と言えそうです。

美容看護師を目指しながら「病院」で経験を積む、がスタンダードに

上記の採用状況もふまえて、美容看護師を目指す際は、**病棟で実践的な臨床経験を積んでから、というステップを踏むの**がスタンダードになってきているといえるでしょう。基本的な清潔操作の手技は実践してこそ身に付くでしょうし、急性期の現場では術後経過などを直接みることができます。また、多くの患者さんを担当した看護師としての疾患を看る視点やコミュニケーション能力は貴重です。

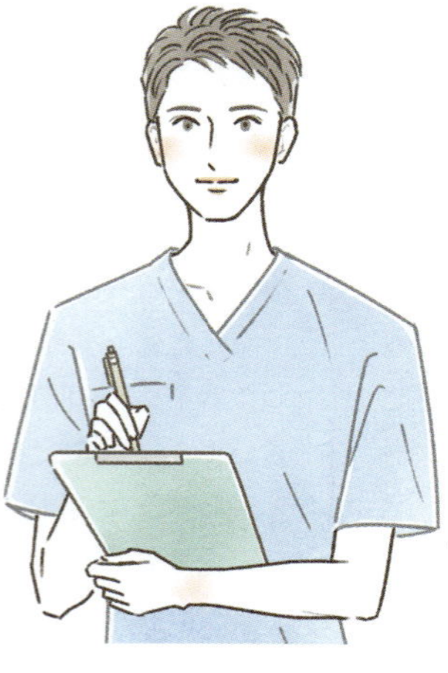

診療科別では、**形成外科、皮膚科などの体表面を扱う診療科**の経験があると、美容領域に直接的に活かすことができるという声が多く聞かれます。また手術室の経験は、美容外科において強みを発揮することもあります。消化器系や神経系の診療科でも、ルートの確保や薬剤の管理など、基本的な手技が習得できるの

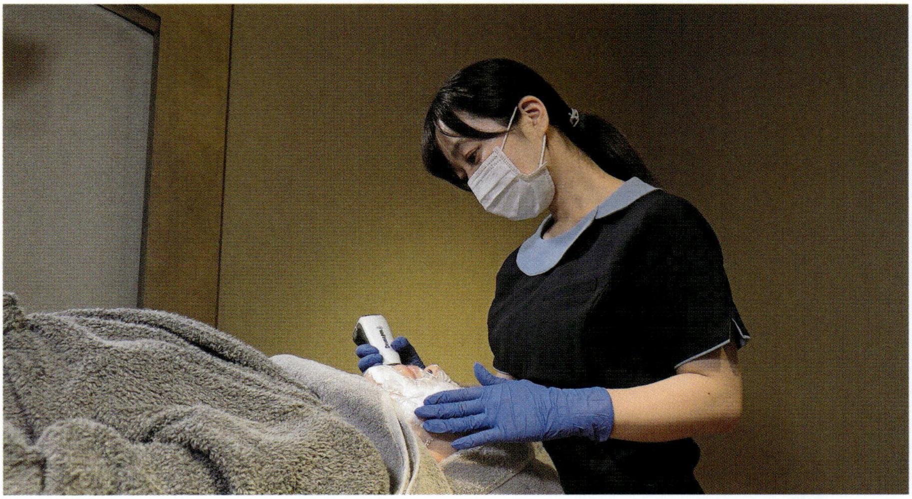

で、保険診療の病院経験は価値あるものになるでしょう。

美容の臨床で働きたいという気持ちを持ちながらも、まずは保険診療の病院で勤務して経験を得る。実は、今美容の第一線で活躍している看護師の多くも、そのような時期を経て美容の看護師になっているのです。

check point!

もっと知りたい美容看護師を目指す道の「今」ドキ

「新人から美容看護師になりたい」、そんな声を聞く機会はとても増えたように思います。そこには、「美容に行きたくて看護師になった」という方や、「どうしても病院業務が自分には合わないと実習で感じた。けれど看護師ではいたい」など、さまざまな理由や思いがあり、すべて応援したい気持ちでいっぱいです。

また、1〜2年未満の臨床経験で美容を目指したいという相談も増えており「美容人気」の一面を感じています。看護師のキャリアの目安に「3年目」というイメージがありますが、早くから思いを持たれている看護師は、2年目くらいから挑戦し始める方が多い印象です。

一方で、美容看護師になること＝美容クリニックに採用される、ということなので、「美容看護師になりたい」場合は、その就職状況には感度高くいたほうがいいでしょう。

加えて、美容看護師を目指しながらも、看護師としてさまざまな方面で活躍したいと考える方も増えています。美容看護師は決してゴールではなく、自分らしく看護師であり続ける1つの選択肢や通過点として考えている、という声も聞くようになりました。

病棟で3年、その後、美容看護師で6年働き、結婚出産を期に退職。復帰は訪問看護師として勤務。今は、アートメイクを学んでいる。そんな未来もあります。

それだけ看護師の働き方やその未来が多様化しているのは同じ看護師として嬉しいことです。

（河原 恵梨香）

Q
美容看護師として
どんな知識・技術を習得しておけばいいですか？

A 看護師として習得しておくべき基本を押さえたうえで、美容医療でよく出会う患者さんの状態や、その施術に伴う知識・技術をブラッシュアップさせることになるでしょう。

美容医療において知っておくべき知識

一般的に、美容医療においてとくに知っておきたい医療の基礎知識は、下記の２つが代表として挙げられます。

・皮膚の構造とその機能

・皮膚の症状や疾患、その治癒過程

皮膚全体の構造として、表皮、真皮、皮下組織などの詳細を把握し、さらに汗腺、皮脂腺、毛包、毛といった皮膚付属器がその範囲になるでしょう。

加えて、皮膚の老化の仕組みを把握したうえで、肝斑、くすみ、クマ、シワ、ニキビなど、患者さんが改善を目的とされる症状・疾患を把握し、施術による変化やその過程を知ることは不可欠となります。

また、美容外科においては、手術の介助業務に伴って、病院における手術室での業務に関連した知識・技術（器械出しや麻酔の知識など）が必要です。経験が無い場合は、新たな学びやトレーニングを行うことになります。

クリニックによって違いはありますが、上記以外にも採血や点滴、そしてその際の基本的な清潔操作や感染対策については、美容医療において看護師が持つべき知識・技術となります。近年増加している再生医療などでは、スムーズな注射技術やその副反応も含めた観察も重要でしょう。変化の大きい領域でもあり、その施術内容に応じて期待される看護師の役割を果たすことが必要です。

美容看護師として学ぶべきこととは

上記知識は、経験の有無により習熟度は異なるでしょうが、看護師としての持つべき知識の範疇になるでしょう。

一方で、美容看護師として求められる知識・技術は以下となります。

・接遇、マナー

・レーザー、高周波など施術ごとの知識と器械の操作・手順

・美容施術に伴う薬剤やスキンケア製品の知識

・SNS の運用、症例写真撮影や使用上の注意など

とくに接遇やマナーについては、病院とは異なるステージで習得すべきスキルとなるでしょう。先述の「患者さん」という面をふまえながら、「お客様」という存在に向けての対応においては、美容看護師としての矜持やプロとしての覚悟がみえるものです。ときに自身が所属するクリニックを背負うものになりますし、今後も自身のリピーターになってくださる「お客様」の獲得にもつながる大事な要素になります。

トレンドが非常に重要視される美容医療において新しい施術や薬剤、スキンケアの情報をキャッチすることも重要になるでしょう。

また、病院とは大きく異なる業務として、多くの場合、美容看護師自身がそのクリニックや自身のマーケティングにもかかわることです。SNSの運用はその入口になりますから、アカウントを作り運用することを依頼される場面もあるでしょう。

check point!

美容看護師の学ぶべきこととその目指す先

本書ができたきっかけでもありますが、数年前から、美容看護師が正しい知識を学ぶ場がない、それを作りたい、という強い思いがありました。医師が中心となる美容系の医学会にも参加しましたし、セミナーなども聴講。学びが深められた一方で、臨床看護師向けの本は書店に溢れているものの、美容看護師向け本は、当時、まったく目にしない現実と向き合うことになりました。

そんなモヤモヤの時期に出会ったのが、『Plastic and Aesthetic Nursing：Scope and Standards of Practice』(形成・エステティック看護：実践の範囲と基準)という1冊でした。この銀色のスマートな英語の本を開くと、私が求めていた1つが確かに綴られていました。

米国にあるCANS (Certified Aesthetic Nurse Specialist：認定エステティックナーススペシャリスト)というワクワクするような資格も知り得ましたし、何よりこの本の表紙には、米国看護師協会 (American Nurses Association)の名前があります。米国では美容看護師の教科書に看護師協会がかかわっているのだと、その未来が確かなものにみえた瞬間でした。

本書にあったCANSという資格に必要とされる「看護師の役割と責任(**表**)」が、私が目指す先の1つだと、以来、自分の心に留めています。自訳ですが、以下にそれを列記します。本項と重なる点も多いですが、米国のスペシャリストが習得している美容看護師のスキルとして、参考にしていただければと思います。(河原恵梨香)

表：CANSの役割と責任

- 患者の病歴聴取とアセスメント
- 患者のバイタルサインチェック
- 患者の期待とアフターケアを含む手順と治療に関する患者教育
- 処置野と機器の準備
- 清潔・無菌環境の維持
- 処置中の患者のモニタリング
- 治癒のアセスメントと治療に対する有害反応の特定
- 患者が臨床的に不安定になる緊急事態の管理

Q 美容看護師はどのようなキャリアを歩むのですか？

A 院内、院外で自分の強みを活かせる働き方ができます。

看護師のキャリアアップとは

一般的な病院でのキャリアアップは、新人から数年でプリセプターを経験し、さらに先輩ナースとしてリーダーも務めるようになり、経験を重ねる中で主任などの役職が付き、さらに夜勤を離れて看護師長などの管理職へ。その後は看護部に所属したり、副看護部長や看護部長など組織全体を見る役割に就く、というのが１つの道だと思われます。また、看護師としての専門性を高めるために、認定看護師を目指したり、大学院へ進み専門看護師や診療看護師（NP）の資格を取得する方もいます。

ワークライフバランスの中で、その歩みはさまざまですが、病院に勤務する看護師の割合が約９割と圧倒的ななか、このような選択がキャリアアップの１つの歩み方であることは間違いないでしょう。

一方で、いま、看護師のキャリアがとても多様化しつつあると言われています。訪問看護ステーションの数が年々増え続け約１万７千に達し（令和６年）、間違いなく病院から訪問看護へという選択肢も増え続けています。美容医療においても美容クリニックの数が増加する中で、病院から美容というキャリア選択をするナースが増えてきたことを感じています。

では、美容看護師のキャリアアップとは

美容看護師のキャリアアップは、病院という枠組みとは一線を画するものと言えそうです。

美容クリニックとして、「リーダー」「看護師長」「マネージャー」などの管理職を置く場合があり、美容看護師における役職としてのキャリアアップの１つと言えるでしょう。一般的に、看護部長職は置かれないことが多く、看護師長やマネージャーが組織における美容看護師のトップであることが多いと考えます。

ただし、その役割はクリニックによる個性があり、経営、管理、広報、人事などその業務は多様です。マネージャーでありつつ施術に入ることも多く、病院のように必ずしも統一されたものではないのが実際です。クリニックによっては、看護師が広報やその窓口を担当したり、事務長として経営にかかわることもあります。

最近では、美容クリニックの立ち上げにスタートから美容看護師がかかわるケースも聞かれるようになりました。美容看護師としての経験から、その

専門性を「施術への習熟」や、「経営・運営面」で発揮したり、SNSの活用経験を経てマーケティングで結果を出せるプロとして活躍の場を広げるようになったのも、個々の個性を輝かせられる美容領域ならではだと言えるでしょう。

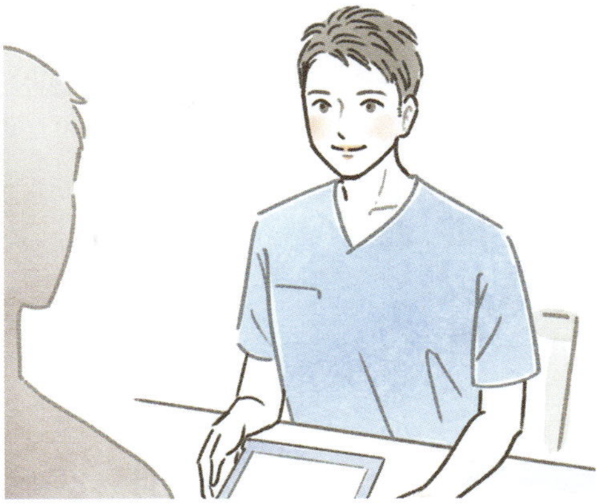

check point!

美容看護師のキャリアの積み上げの実際とは

美容看護師には夢があると断言できますが、その一方で、病院という場のような資格やアカデミックなキャリアの積み上げは、まだ存在しないのが現状です。前QAで述べた米国看護師協会が認めたCANSのような資格はまだ存在せず、大学院で専門を究めるという可能性もこれからです。各種学会が美容看護師の学びの場を設定したり、資格取得の道を作りつつあるのが現状で、今後に期待したいと考えます。

その一方で、美容看護師のキャリアアップとして、1つの**クリニックだけに所属するのではなく、フリーランスとして働く、さらには起業してクリニック運営の支援に携わる、**という自由な選択をする方も増えてきています。

その大きな1つはコンサルテーションです。マネージャーの経験から教育や採用、管理に長けている方は、美容クリニックの人材確保や運営の安定に欠かせないスキルを発揮できるでしょうし、経営面で才能を発揮されている方もいます。

コンサルテーションは、とてもやりがいのある職業ですが、クリニックの経営を左右するため、徹底した専門知識の学習が必要になり、大きな責任も伴います。

教育的視点では、施術スキルや知識を生かした美容看護師への講師としての一面を持つ方も増えました。何より現場にいた看護師が患者さんのニーズ、そして看護師の思いを深く捉えており、実際的なかかわりが期待できると言えるでしょう。

また最近は、自身でクリニック経営を担う看護師もおり、保険診療ではありえなかったキャリアやポジションを獲得することも不可能ではなくなりました。

フリーランスで目覚ましく活躍をし始めた代表としてはアートメイクの看護師が挙げられるでしょう。クリニックに所属をして施術を実施する場合もありますが、フリーランスとして業務委託契約をして勤務している場合も増えてきました。

本書のPart5にて、第一線で活躍している美容看護師のキャリアや、そこに至る思いを紹介しています（→ p.194）。みなさんの思いと照らしながら、参考にしていただければと思います。　（佐藤みゆ）

Q 美容クリニックで働いているのは医師・看護師以外にどんな人がいますか？

A 病院と異なりコメディカルスタッフ（例えば薬剤師やリハ職など）はいません。美容医療ならではの職種とチームでかかわります。

美容クリニック内でかかわる職種

美容クリニックも医療機関ですので、患者さんが受診され、医療を受け、その対価を支払います。看護師が就業し、実務にあたることも病院と変わりません。そのため、病院の機能に沿った職種がかかわるのですが、自費診療の部門として大きな違いが1つあり、一般病院では医療チームであったコメディカルスタッフ（後述）がいない、ということです。

そして、クリニックの規模によって違いはあるでしょうが、直接かかわりを持つ職種としては、受付スタッフ、カウンセラースタッフ、広報スタッフなどになるでしょう。以下でその役割をみていきます。

●受付・事務スタッフ

受付業務を担当し、施術料の支払い業務を担い、また新規予約などの管理も行うことが多いでしょう。美容クリニックが円滑に運営できるように携わっています。

●カウンセラースタッフ

受診時のカウンセリングにおいて、施術メニューの案内や提案、費用の見積もりを行います。美容医療やマーケティングについて学んでいる方も多く、その知識は豊富です。美容クリニックにおいて頼りになる存在となります。また、高額な美容医療を受ける場合にローンなどを活用する際、カウンセラーがその説明を行う場合も多いでしょう。

一方で、カウンセラーを配置せず、美容看護師や医師がカウンセリングを行うクリニックもあります。

●広報スタッフ

商業的な側面が大きい美容クリニックにおいて、クリニックのホームページ管理、SNS運用やキャンペーンの広告作成、症例写真の整理などを行います。集客のためのマーケティングの知識や、告知の方法、SNSの活用に習熟されている方も多いでしょう。なお、web制作やSNS運用は社外に委託することもあり、広報スタッフを通じたやり取りも発生するでしょう。なお、クリニックによっては、これらの業務を看護師が担当することもあります。

クリニック外の職種

美容看護師は、クリニックに勤務する以外の職種とかかわる機会も多々あります。ここでは、その一例を示します。

●**美容機器、医療機器、医薬品メーカーなど**

美容医療では、機器や薬剤の入れ替わりが早いこともあり、新しい器材、薬剤を取り入れる機会も必然的に増えます。機器の取り扱いに関する知識も、業者の方の資料で勉強することもあります。また、アフターフォローの窓口で機器について相談したり、導入後もかかわりがあります（→ p.203）。

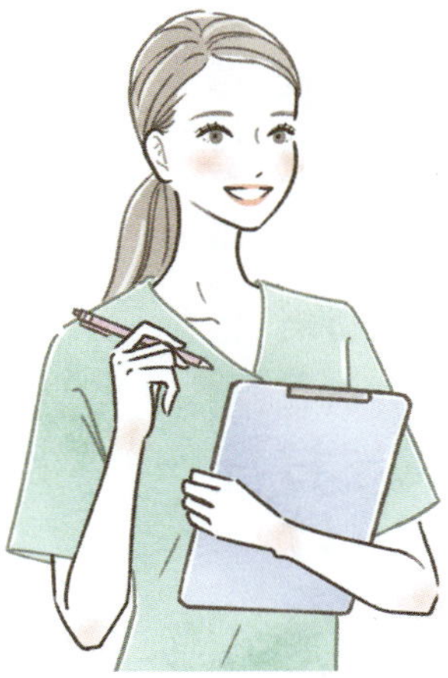

●**コンサルタント**

美容クリニックでは病院と異なり、自費診療という特性からその開設から運営、広告・宣伝に至るまでそれぞれを専門とする外部のコンサルテーションを受けることがあります。美容看護師は、広告・宣伝にかかわることは多く、コンサルタントとの接点もあるでしょう（→ p.201）。

check point!

病院との違いが明確
私にとっての美容チーム医療とは

看護師として経験を積まれて美容看護師へ転身されたみなさんの多くは、病院における多職種との連携が多岐に及ぶことを経験されたと思います。

病院にもさまざまな規模があり一様ではありませんが、基本的なチーム医療におけるコメディカルスタッフとして医師以外に、薬剤師、理学療法士、作業療法士、言語聴覚士、臨床工学技士、臨床検査技師、管理栄養士、ソーシャルワーカーなどが携わります。

患者さんのために多くの職種が、役割分担をしてかかわっている、ということですね。また、外来には受付・支払い業務を担うスタッフがその窓口業務にあたっています。病院内には人事部門や総務・事務部門があり、各職種の担当者と接する場面もあったことでしょう。

先述したように、自費診療の美容クリニックにおけるスタッフに関して、病院との大きな違いはコメディカルスタッフがいないこと、と言えるでしょう。

逆に、病院にはおらず、美容クリニックの多くに在籍するのがカウンセラーになります。カウンセラーを設置しないクリニックは美容看護師がその業務を行うことも多く、入口からすべての責任を追うという点でのやりがいが大きい点と、施術だけに集中したいという側面も持ち、クリニックの方針によって変わってくるでしょう。美容看護師におけるスタッフとのかかわり方で押さえておきたいことは、スタッフの動きを見て、そのスタッフが次に何をしようとしているのか、どんなサポートが必要なのかを想像することです。

チームとして連携することはスムーズな治療につながるので、結果的に患者満足度が上がります。

（滝沢まい）

Q 美容看護師にとって 美容医療におけるやりがいとは?

A 患者さんが満足して、自分を好きになれることです。

患者さんが笑顔になられるその瞬間

美容クリニックで美容看護師がかかわる患者さんは、見た目にコンプレックスがある場合や、もっと美しくなりたい場合など、見た目の改善を求めて来院されます。

施術については見た目の変化が最大の目的ですから、介入によって良い改善があれば患者さんは喜んでくださり、施術を受けた患者さんの喜んでいる姿を見ることはとても大きなやりがいとなるでしょう。

病院という場と比較して

さて、病院から美容領域に関心のある看護師から転職についての相談をいただく機会が増えてきました。その中で、「今の病院には看護がない」と話される方が複数おられることに気づきます。

「看護とは何か」の定義は大変むずかしいのですが、少し深堀りしてお話を聞いてみると、過去、看護にやりがいを感じられた瞬間は、清拭をした後に患者さんから「本当に気持ちいいです。ありがとうございます」と言われたときや、いつもより元気が無かった患者さんに気づき傾聴をしたあと「あなたには何でも話せます。ホッとしました」という場面の後だったそうです。多忙な現場の中で、こういった経験は数えるほどしかなくなったということでした。

患者さんを幸せにしていくことがモチベーション

そうお話を聞いて、確かに美容医療においては、病院に比べれば、患者さんからのフィードバックは多いのだろうと感じました。美容皮膚領域においては、看護師の施術によって皮膚の状態が改善したり、アートメイクでは「見た目」という明らかな変化が現れます。

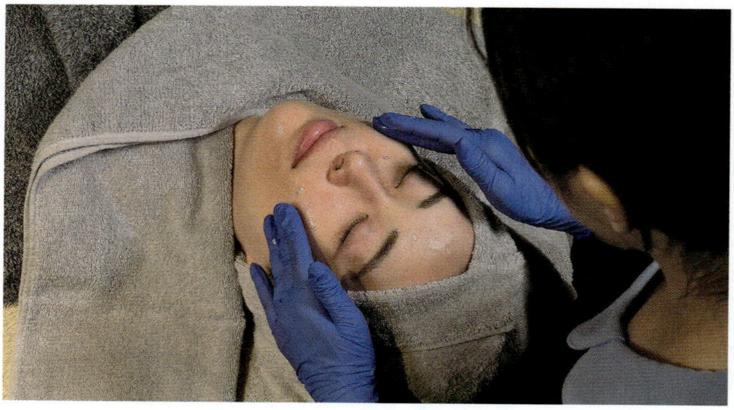

もちろん、医療はチームという枠組みで行われていきますし、美容においても先述したさまざまな多職種がその力を発揮され医療が提供されますが、患

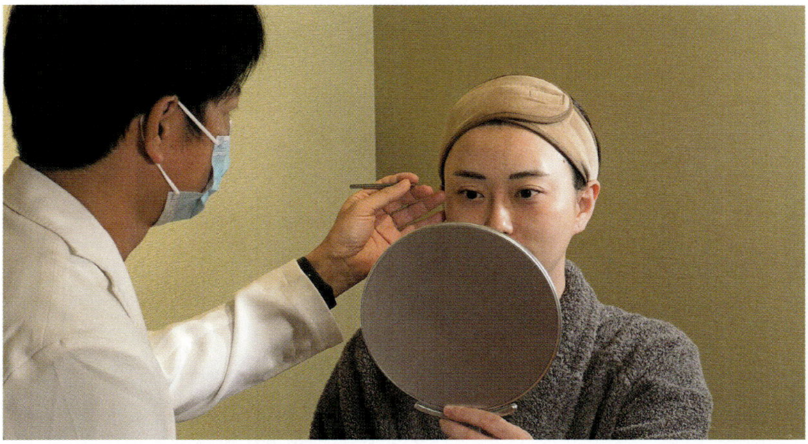

者さんからの「ありがとう」という言葉をいただける機会の多い美容看護師は、美容医療において「患者さんを幸せにした」結果のフィードバックをより受けられる立場にいるのだと実感します。

また、施術の最前線にいるわけですから、マイナスのお声をいただくこともあります。しかし、外科手術や皮膚科治療を受けた方が、悩みが少しずつ解消され笑顔になっていく過程やその瞬間は、この上ない美容看護師としてのモチベーションになっている、といえるでしょう。

check point!

たどりついたこの場所で輝くためにすべきこと

美容看護師のモチベーションは「患者さんの笑顔である」。これは間違いないことですが、美容看護師になったらすべからくそれが実現される、ということではありません。

私自身は、美容看護師になりたくて看護師を目指し、そのために形成外科を選び、また熱傷領域で創傷治療まで3年の実践経験を積みました。その後に、美容医療の施術をできるだけ多く学ぶため大手総合美容外科で7年間の実践にあたり美容外科でオペ介助、美容皮膚では多くの患者さんを担当しました。

美容看護師に憧れ、そのためにできることを追い続け、それでもなお、自分自身が美容看護師として何ができるのか、その先には何があるのかを模索しながらたどり着いたのが、アートメイクでした。ここまでに10年、自身の看護師としての価値がどのように表現できるかを目指した日々でした。

今の仕事が天職だと思うに至るには、それだけの研鑽があり、今もなお、いかに自分を高められるのか、もっとステージを上げていきたいと勉強・行動を怠らない日々です。

そうした自分を選んでくれて、施術を終えてアートメイクのゲスト（患者さん）が、鏡越しに素敵な笑顔を見せてくれたとき、このうえない喜びと次につながるモチベーションをもらえます。美容看護師にとってのやりがいとは、つまり、そういうことだと思っています。

（櫻井グリコ）

column

看護の臨床経験と美容医療への役立ち

美容看護師として必要とされる知識・技術に、看護師としての臨床経験がどのように活かされるかについては、さまざまな捉え方があります。本コラムでは本書の編集にかかわった美容看護師のみなさんが経験した3つの領域について実際の声をまとめました。

●形成外科の経験

主に体表面の外傷や病変に対する治療、修正、再建における看護ケアを行っていました。皮膚の観察、外科的処置・施術の介助、ボディイメージ変化への精神的ケアがその中心的な役割で、また、多くの病変について治癒過程を経時的に観察してきました。

そのため、形成外科での病棟経験は、美容医療において以下のような場面で活かせています。

・体表面の皮膚疾患や異常の早期発見
・施術を受けた患者さんの経過予測（自宅でのダウンタイムを見通して退院前指導を実施）

●皮膚科の経験

皮膚科領域においては、問診、皮膚観察（視診）、外用薬処方による自宅での自己管理の指導が中心でした。看護師は皮膚の異常全般に関する経験を積むことができます。また、一般的な皮膚病変だけでなく、アレルギー、薬疹などリスクの高い患者に対応することもあるでしょう。

皮膚科での臨床は美容医療施術において、施術可能かどうかが疑われる皮膚状態を評価し、早期に医師へ報告・相談できることや、患者さんの皮膚トラブルの気づきに役立っています。施術後の一般的な皮膚の治癒過程との違いに対し、「あれ？」と感じられるアンテナを張ることができています。

●手術室の経験

手術に関係する処置や介助業務が中心ですから、器械出しなど術者介助の技術、手術関連機器への習熟、麻酔などの知識・技術を身につけることができるでしょう。これらは一般病棟ではなかなか得られにくい知識で、加えて術前訪問やインフォームド・コンセントの場も経験しますので、感染対策や生体侵襲について根拠を持って学べたと思っています。

美容医療では、とくに外科領域において、手術室の経験が役立っていることを実感しています。医師からも入職時、「安心して介助についてもらえる」という評価でした。手術室時代は患者さんとのコミュニケーション場面が多くなかったため、自由診療でもある今の場では、接遇含めた患者さんへの対応にはとくにていねいにを心がけています。

（河原恵梨香/佐藤みゆ/櫻井グリコ/滝沢まい）

Chapter 2

美容医療施術と看護

Chapter 2
1
美容皮膚科、
クリニックにおける
主な施術と看護

色素病変、赤みへの施術とスキル

Point

- シミは主に表皮に生じるメラニンが増えることによる色素病変である
- 赤みは真皮の血管が増えることによる色素病変である
- 表皮、真皮それぞれの色素病変や赤みの発症機序を理解し、代表的な施術を適切に実施しよう

美容看護師にとっての色素病変の理解とは

美容領域における色素病変は外見において肌の“美しさ”を評価する重要な指針となる。
疾患としての色素病変では、そのため的確なアセスメントにより課題を把握し、介入することが患者の肌の改善に繋がり、満足度の向上に繋がる。
患者の主観的な悩みだけでなく、客観的な情報をもとに専門職として関わることが望ましい。

美しい肌には、①色むらが無い、②凹凸が無い、ことが必要です。色むらの無い均一な色の肌は、色の明るさによらず“美しい”と人は感じます。

色むらは、茶色と赤色に分けると理解しやすくなります。茶色はメラニンによるもの赤色はヘモグロビンによるものです。

色素病変にかかわる皮膚の解剖

シミは主に表皮、赤みは主に真皮の病変です。疾患がどの層に

表1：**フィッツパトリックのスキンタイプと紫外線への反応**

スキンタイプ	皮膚色	反　応
I		常に赤くなり、決して皮膚色が濃くならない
II		常に赤くなり、その後少し皮膚色が濃くなる
III		時々赤くなり、必ず皮膚色が濃くなる
IV		決して赤くならず、容易に皮膚色が濃くなる
V		ほとんど反応せず、皮膚色は濃くなる
VI		全く反応せず、濃い皮膚色となる

(Irwin M. Freedberg et al：Fitzpatrick’s dermatology in general medicine, McGraw-Hill, 1999 をもとに作成)

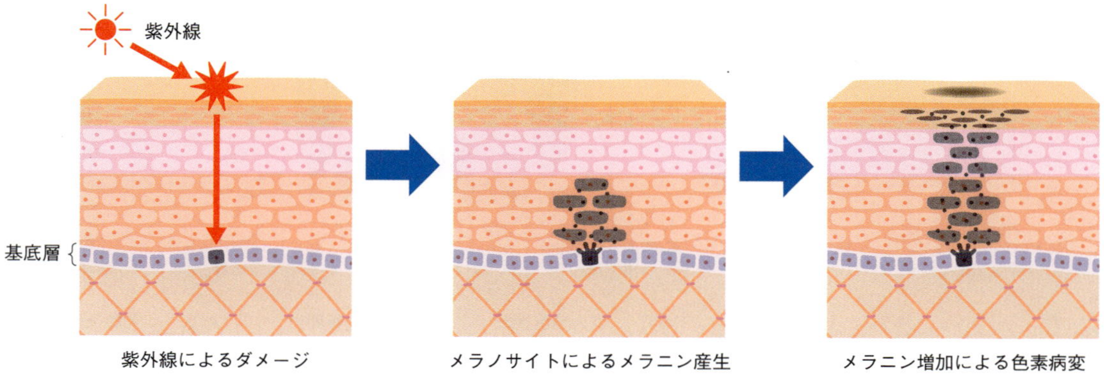

図1：正常部、老人性色素斑の部位におけるメラニン産生の違い

あるのか、用いる機械や施術はどの層に効いていているのかを常に意識することがとても重要です[1)]。

また、色素病変の評価においては、フィッツパトリックが提唱した"スキンタイプによる紫外線の反応性の違い"を理解することが有用です。この6つのスキンタイプによって、シミや赤みの個人差が把握できます（表1）。

メラニンのはたらき

1 紫外線から皮膚を守るメラニンの役割

メラニンによる色素病変は、メラノサイト（色素細胞）で産生されるメラニンの増加によってもたらされます。

紫外線によって細胞のDNAは傷つけられ、がん化の原因になりますが、皮膚の基底層にあるメラノサイトは、表皮細胞のDNAを紫外線から守る役割を果たしています。

紫外線を浴びるとメラノサイトはメラニンを産生し、表皮細胞に渡します。そのメラニンが表皮細胞の核の上方に移動して、帽子のようにDNAを守ります（図1）。

2 メラニンの影響とシミの現れ

正常な状態の皮膚においては、紫外線によって産生されたメラニンはしだいに分解され、ターンオーバーに従って排出されてい

美容医療の知識

白人はI〜III、アジア人はII〜IVにあたります。光老化を起こしやすく、皮膚がんになりやすいのはスキンタイプのI、IIに属する色の白い人です。[2)]

美容医療の知識

色素病変とされるシミですが、実際は、人を病気から守るための大切な働きをしています。そのため、メラニンを作る量が相対的に少ない白人では、他の人種と比較して皮膚がんが多くなります。

生まれ持った肌の色の違いはメラノサイトのメラニンを作る量と種類の違いによってできます。個人間、人種間でメラノサイトの個数には差がありません。

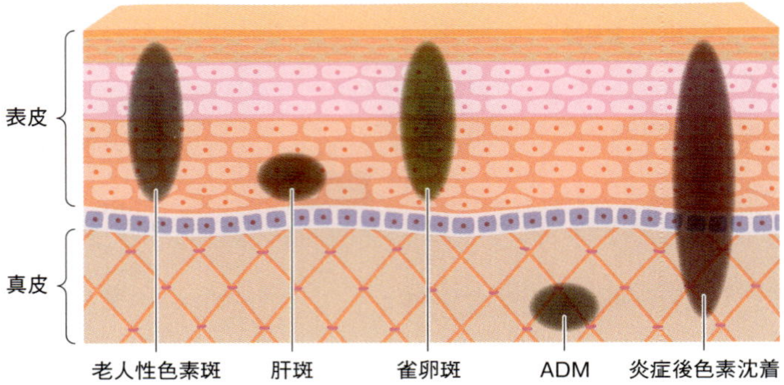

図 2：**色素病変の種類と病変部位**

き、元の皮膚の色に戻ります。

一方、老化や紫外線による真皮・表皮の障害、炎症などによって部分的に過剰にメラニンを作りすぎてしまっている箇所があると、その部分が周囲の正常部より色が濃くなりシミとなって現れます（図 2）。

メラニンによる色素病変

1 老人性色素斑（日光黒子、solar lentigo：SL）

老人性色素斑は、いわゆる狭義のシミです。

老化や紫外線刺激により、表皮細胞とメラノサイトの異常な増殖が起こり生じるとされます。増えたメラノサイトは、過剰にメラニンを産生し続けます。そして、表皮細胞内のメラニンの消化不良、ターンオーバーの低下によって正常にメラニンが排出されず貯留します。

老人性色素斑が隆起してくると、脂漏性角化症（seborrheic keratosis、SK）と呼ばれます。

老人性色素斑は後述の肝斑や ADM（acquired dermal melanocytosis）と混在していることがよくあります。

治療方法：一般には、レーザースポット照射、IPL（intense pulsed light）を実施します。盛り上がりが強い脂漏性角化症であれば炭酸ガスレーザー、Er：YAG レーザーが適応となります。

美容医療の知識

老人性色素斑と肝斑は、病変は表皮にあるものの、真皮のダメージも深くかかわっています。そのため、真皮の rejuvenation（若返り）も必要です[5]。

美容医療の知識

紫外線に当たると赤くなりやすい方は、シミができやすい傾向にあります。

美容医療の知識

触って多少なりともざらつきがあれば老人性色素斑または脂漏性角化症だとわかりますが、ざらつきが無い場合、鑑別が困難なこともあります。

② 肝斑（＝melasma）

30〜40歳代の女性に多く、左右対称に頬骨突出部に地図状に広がる淡褐色の色素斑を肝斑といいます。その特徴として下眼瞼を避けて生じます。また紫外線により夏季に増悪、冬季に軽快します。70歳以降は自然と消退していきます。

表皮および真皮がダメージを受け、サイトカインを放出しメラノサイトを異常に活性化させます。角層のバリア機能が落ち、毛細血管の増生も見られるため、やや赤みがかって見えることもあります[3)]。

老人性色素斑と異なる点は表皮細胞の増殖が見られないことです。摩擦、紫外線、女性ホルモンなどの関連がいわれています。

治療方法：第一選択は、保存的療法で過敏になったメラノサイトの鎮静化を図ります。摩擦しないスキンケア、紫外線を避ける、トラネキサム酸の内服など、日々の管理を行うようにします。併せてビタミンCおよびEの内服、喫煙を避ける、ピルの内服の中止、トラネキサム酸を用いたエレクトロポレーションやレーザートーニングなども実施します。真皮のダメージが原因なのでrejuvenation治療も効果的です。

美容医療の知識

rejuvenationとは、若返りを意味しています。光やレーザーなどを使用してコラーゲン生成を促すことで、肌のハリを取り戻す治療を総称してrejuvenation治療と呼びます。

美容医療の知識

肝斑は、明確な原因は明らかになっていません。

しかし、妊娠、出産、更年期、ピルの内服など、女性ホルモンの乱れによって悪化し、閉経すると改善するため、女性ホルモンとの関係があると考えられています。

③ 雀卵斑（じゃくらんはん）（＝そばかす）

遺伝性の疾患で家族内発生が多く、小学生頃から発症し、数ミリ大までの細かい点状茶褐色斑が両頬から鼻にかけて多数分布します。

思春期に最も顕著になりますが、以降色調は薄くなっていきます。メラノサイトの数は増えておらず、機能が亢進している状態です。レーザーなどの治療によく反応しますが、紫外線に当たることで再発もしやすいです。

治療方法：レーザースポット照射、IPLが用いられます。

④ 後天性真皮メラノサイトーシス（＝acquired dermal melanocytosis，ADM）

20歳代から発症することが多い点が特徴的です。雀卵斑より遅く、老人性色素斑や肝斑より早い発症となります。頬骨部〜前

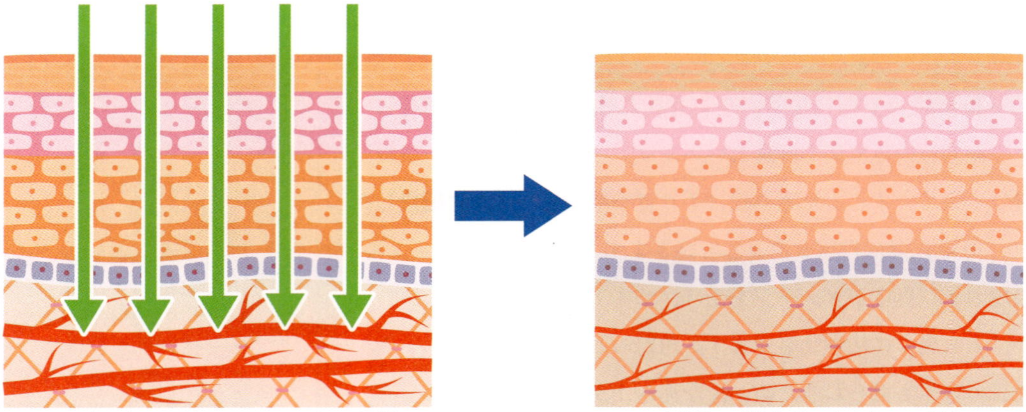

ヘモグロビンに吸収されるレーザーの照射　　血管壁の破壊収縮による赤みの軽減

図3：赤みに対するレーザーの効果

額側面、鼻翼にかけて3〜5 mm大程度の類円系の灰褐色色素斑が多発し、徐々に色調が濃くなります。

上記❶〜❸の疾患は表皮のメラニン増加なのに対し、ADMは真皮病変です。本来表皮の基底層にあるメラノサイトが真皮に存在し、メラニンを産生します。病変が深い位置にあるため、ほかの表皮のシミに比べるとやや青〜灰色がかっています。

治療方法：レーザースポット照射を行います。ADMにはIPL、ハイドロキノンおよびトレチノインは無効であるため注意します。

ヘモグロビンによる色素病変

皮膚の赤みは、血中のヘモグロビンの色です。つまり血管の増加、または拡張によって起こります。表皮には血管はないので、病変の主座はすべて真皮です（**図3**）。

赤みを引き起こす原因として酒さ、ニキビ後の赤み（PIE）、合わないスキンケアなどがあります。

治療方法：色素レーザー（595, 590, 585 nm）、ロングパルスNd：YAGレーザー（1,064 nm）、Intense pulsed light（IPL）

保険適用の外用薬があり、丘疹（きゅうしん）はかなり改善しますが、毛細血管拡張による赤みは保険診療内では難しく、自費治療を併用していくことが多いです。

美容医療の知識

酒さは、赤ら顔の代表的な疾患です。外的刺激に対する感受性が高まり、炎症や血管増生をきたしています[4)]。

色素病変、赤み治療の基本

1 スキンケア

摩擦は色素沈着を引き起こします。どの色素性病変であっても、「擦らない」スキンケアは、日常生活で実施するケアとして、とくに大切になります。

2 色素病変治療における経過観察の観察

色素病変の治療経過を観察するためには、毎回の施術時に写真撮影することが望ましいです。写真は光、角度、背景などの条件を同じにして化粧は落とした状態で撮りましょう（→ p.135：臨床写真）。

3 治療前の注意点

施術前に洗顔をしていただきます。肌タイプ別に洗顔料があれば理想的です。メイクが残っていても問題ですが、乾燥肌の方が洗浄力の強いタイプの洗顔料を施術前に使用して粉が吹いた状態だと、レーザー照射時の火傷のリスクが高まりますので注意しましょう（→ p.146：クレンジング、洗顔の技術）。

色素病変治療の実際

色素病変の治療は、同じカテゴリーのものであっても、機種やクリニックの方針によって設定などが異なります。そのため本項では、代表的な治療の原理とおおまかな流れを解説します。治療は医師施術、看護師施術で分かれますが、一般的な手順を示します。

1 レーザースポット照射

●適応疾患：老人性色素斑、雀卵斑、ADM

●治療の概要

Q スイッチ、ピコレーザーなどと呼ばれます。メラニンに吸収

美容医療の知識

皮膚への摩擦は、メラニンを産生するメラノサイトを活性化させてしまうため、色素の生成がとても活発になります。

長期間メラノサイトが活性化することで、色素沈着を引きおこします。

されやすい波長であるルビー692 nm、アレキサンドライト755 nm、KTP532 nmなどで、かつ周囲にダメージを起こしにくい短い照射時間のナノ秒～ピコ秒（10億分の1秒～1兆の分の1秒）のレーザーです。眼球に当たると失明する恐れがあるので十分注意します。ADMには保険適用があります。

●治療施術の手順

❶患者さんに鏡を持っていただき、照射部位を確認し、マーキング、写真撮影を行う。

❷広範囲であれば外用麻酔薬を塗布する。小範囲であればクーリングのみでも可。

❸患者さんの目元にアイガードを置く（図4）。**眼瞼の場合はアイシールドを挿入する。施術部屋にいる全員がゴーグルを着用する。**

❹照射後はステロイド外用薬の塗布やテープ材で保護するなどし、照射部を保護。照射部位は摩擦を避けるようにする。また、照射後に生じた痂皮は剥がさないように指導する。

●施術後の知識と対応

施術後は、シミや赤みの色が“なかなか薄くならない”という不安を感じる患者さんもおられるので、その後の経過をしっかり説明しましょう。

照射直後は赤黒く変化し、その後は、色が取れていったん少し白くなることもあります。痂皮ができた場合は剥がさないで自然に脱落するのを待つように促します。

1回の照射で完全に除去できる場合もあれば、数回の照射が必要な場合もあります。

2 IPL（intense pulsed light、光治療、フォト治療）

●適応疾患：老人性色素斑、雀卵斑、赤み（酒さ、PIE）

●治療の概要

メラニンを含む表皮細胞を光により熱損傷させ、ターンオーバーの促進によって排出させます。回数を重ねることで徐々にシミを薄くしていきます。

レーザーは単一の波長であるのに対し、IPLは515～1200 nmの可視光線～近赤外線領域のさまざまな波長の光を出します。メ

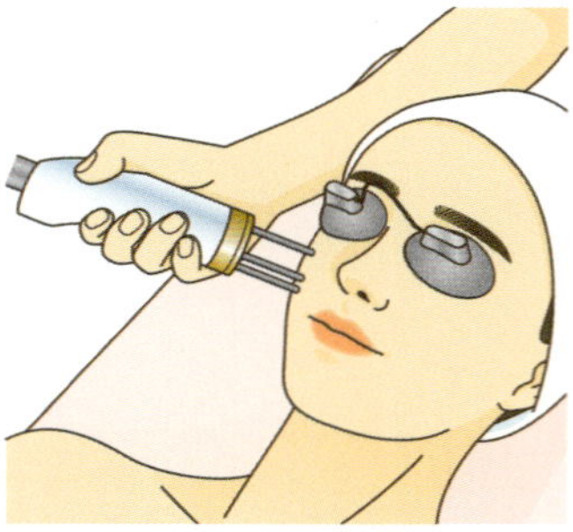

図4：**レーザー照射**

美容医療の知識

ADM（後天性メラノサイトーシス）は、シミのように見える色素病変ですが、太田母斑などのようなアザの一種に分類されているため、保険適用での治療対象となっています。

看護知識の再チェック

瘢痕の治癒過程は、①出血凝固期②炎症期、③増殖期、④成熟期の段階によってリモデリングを行うため、適切な経過を辿れているのか観察しましょう。

看護知識の再チェック

炎症後色素沈着（post inflammatory hyperpigmentation、以下PIH）が発生する頻度は、ピコ秒レーザーの施術で10％前後、ナノ秒レーザー（Qスイッチ）の施術で40％前後という報告があります。

フィルターを交換することで波長を変え、より狙った色に高い効果を出せる機種もあります。

ラニンの茶、ヘモグロビンの赤どちらにも有効です。

スポットレーザーに比べると異常な表皮細胞を破壊するほどの力はなく、数年後の再発は多い傾向にありますが、外用薬を塗布したりテープ材で保護をしたりするダウンタイムが取れない方にはよい適応になります。真皮の rejuvenation にも効果的です。

基本的に全顔に照射し、濃いシミには重ねて照射する場合もあります。肝斑を悪化させることがあるので注意が必要です。また、薄い色素斑には反応が悪いこともあります。

●治療施術の手順

❶患者さんに鏡を持ってもらい、気になる箇所や状態を確認する。

❷ジェルを顔全体に塗布する。IPL の熱を急速に冷却し、炎症を抑える目的がある。

❸患者さんの目元にアイガードを置き、施術者もゴーグルを着用する。

❹ハンドピースを皮膚に対して垂直にし、全体を軽く密着させて照射する。淡いピンクに変化し痛みが容易に耐えられる程度が適切な出力となる。

オーバーラップしないように、また照射漏れがないように全体に照射していく。照射することで濃い色素斑では色が濃くなるのが確認できる。

❺ジェルを拭き取り、強い紅斑がないか確認する。

出力は主に J（ジュール）で調節する。色黒の患者さんでは熱傷のリスクが高まるので出力は低めに設定することが多い。

額、鼻下は熱傷のリスクが高く、赤みを見ながら出力を下げることもある。

●施術後の知識と対応

数日中にマイクロクラスト（細かいかさぶた）の形成が始まり、1〜2 週間で消失します。擦ったり日焼けをしたりしないように注意を促してください。

3 レーザートーニング

●適応疾患：くすみ、肝斑、PIH、真皮の rejuvenation

●治療の概要

ナノ秒レーザーやピコ秒レーザーを低出力で顔全体に照射する方法です。穏やかにメラニンの排出を促し、真皮のコラーゲンを増やしてハリを出します。2〜4 週間の間隔で 5〜10 回程度行います。回数を重ねることで効果を出します。

10 回を超えると色素脱失の発生率が上がります。初期の色素

美容医療の知識

肝斑は 10〜20％程度で悪化することもあるので、毎回前回の写真とその日の状態を比較して悪化していないか確認することをお勧めします。

脱失は肉眼ではわかりにくいですが、肌診断機の紫外線モードだとわかりやすい場合があります。

医師の指示通りの出力、パス数で全顔に照射し、肌が赤くなるかならないか程度が適度な出力です。

●施術後の知識と対応

照射後には赤み、ひりつきを確認します。

あまりダウンタイムが無いことが多いですが、施術後淡い紅斑が出ることもあります。

> **美容医療の知識**
>
> 紅斑が出た場合、冷罨法による鎮静や、ステロイド外用での対応をしましょう。

4 色素レーザー（＝ダイレーザー）

●適応疾患：赤ら顔、毛細血管拡張、PIE

●治療の概要

595 nm の波長でヘモグロビンに吸収され、血管壁を加熱し血管の収縮、破壊が起こります。血管径によって出力、照射時間を調節します。主に医師施術です。

●施術後の知識と対応

血管の破壊により、紫斑が出た場合には、2 週間ほどでなくなります。日焼けや摩擦に気をつけて過ごしましょう。

5 ロングパルス Nd：YAG レーザー

●適応疾患：赤ら顔、ニキビ跡、毛穴など

●治療の概要

照射時間を長くすることで、常に動いているヘモグロビンを加熱し、周りの血管の収縮、破壊を促します。

●施術後の知識と対応

照射後、紅斑などを確認します。

施術後は日焼けに注意し、サンスクリーン剤を積極的に使用するように心がけましょう。

6 ハイドロキノン（HQ）

●適応疾患：老人性色素斑、雀卵斑、肝斑、PIH

●治療の概要

チロシナーゼ活性を阻害してメラニンの生成を抑制する外用薬です。表皮のメラニン沈着によるもの全般に使用可能です。レー

> **美容医療の知識**
>
> チロシナーゼは、メラノサイトによるメラニン合成を促す酵素のひとつです。

ザー後などのPIH、軽度の老人性色素斑や雀卵斑、肝斑に有効で、ADMには無効です。

高濃度、長期間の外用で色素沈着、色素脱失の報告があるので、連続外用は最長5か月程度にとどめ、休薬期間を設けます。2〜4%程度の濃度のものがよく使用されています。数%の方に接触皮膚炎を起こします。

7 トレチノイン

●適応疾患：シミ、肝斑、小ジワ、ニキビ、レーザー後のPIH

●治療の概要

ビタミンA誘導体であるレチノイドの1種です。ターンオーバーを促進し表皮をコンパクトにする作用と、コラーゲン生成を増加させ、ハリを出しシワを浅くする作用があります。ピーリングに似た作用があるといえます。色素斑に用いる場合は主にハイドロキノンと併用します。

鱗屑、紅斑、掻痒感などを伴います。3か月程度使用し、漸減またはレチノールに切り替えることもあります。肝斑の場合は、急に中断すると色素斑の再発が見られることがあります。

（東　祥子）

アドバンス・メッセージ

色素病変は、施術の選択や機器の出力によっては、症状の悪化や深刻な合併症になりかねません。

医師の診察結果だけを見るのではなく、看護師が自分たちの目で、実際にそれぞれの皮膚症状を明確にアセスメントし、施術にあたることが重要です。

引用・参考文献

1) Karan Chopra et al：A comprehensive examination of topographic thickness of skin in the human face. Aesthet Surg J. 35 (8)：1007-13, 2015
2) 日本皮膚科学会 HP　http://www.dermotd.or.jp (2024年8月閲覧)
3) 船坂陽子：特集 Skin Rejuvenation. 1. 表皮のメカニズム―メラノサイトの制御に注目して―美容皮膚科学 BEAUTY, 通巻 (47) 6-13, 2023.
4) 清水　宏：あたらしい皮膚科学　第3版，中山書店，2018.
5) 黄　聖琥：カスタマイズ治療で読み解く美容皮膚診療．全日本病院出版会，2022.
6) Irwin M. Freedberg et al：Fitzpatrick's dermatology in general medicine, McGraw-Hill, 1999

美容医療の知識

ハイドロキノンは他のざ瘡治療薬と組み合わせて使用されます。

ベピオ®・デュアック®、ゼビアックス®は混合で変色するため、重ね塗りは避けます。

ターンオーバーを促進するレチノイド（トレチノインやレチノール）との併用が普及しています。

Chapter 2

2

美容皮膚科、
クリニックにおける
主な施術と看護

シワへの施術とスキル

Point

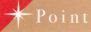

- シワには、表情筋による表情シワ、加齢性変化などで皮膚に刻まれたたるみシワの２種類があり、それぞれ対応が異なる
- 表情シワへの治療アプローチと、医師の施術への補助を知ろう
- たるみシワへの治療は、施術と患者指導が重要となる

美容看護師にとってのシワへの施術とは

表情シワは、解剖学的な知識をもとにアセスメントすることができ、たるみシワは継続的な介入と生活習慣の変容により改善することができる。
いずれも看護師としての専門的知識を活かして患者さんの信頼を獲得し、長期に渡って通院したくなる患者―看護師関係の構築が重要である。

シワは、大きく２種類に分けると、「表情シワ」と「たるみシワ」に分けることができます（**図１**）。

表情シワは、表情を作ると顔に出るシワを指します。皮膚は表情筋についているので、表情を作ると表情筋とともに皮膚が動き、シワができます（**表１**）。

たるみシワは、皮膚の加齢性変化や光老化で、皮膚に刻まれたシワです。小ジワや深いシワとして存在し、表情を変えても元には戻らなくなります。無表情でも目視で確認できることが特徴です。

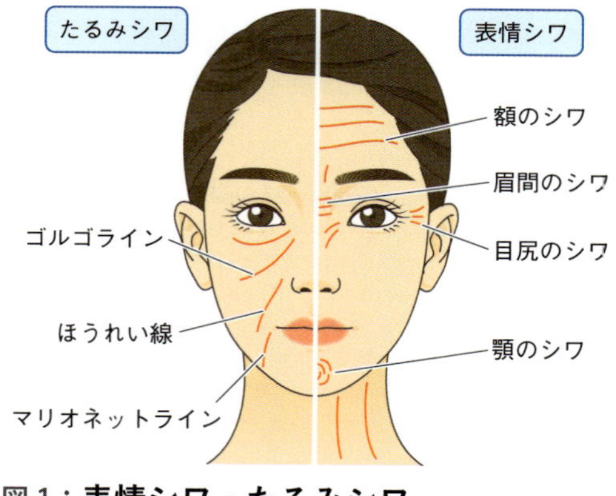

図１：表情シワ・たるみシワ

表1：表情と表情シワの例

・びっくり顔による額のシワ（前頭筋）
・集中時などの眉間のシワ（皺眉筋）
・笑った際の目尻のシワ（眼輪筋）
・眼頭と鼻にバニースマイルといわれるウサギ様のシワ（鼻筋、鼻根筋、上唇尾翼挙筋）
・歯茎が見えてしまうガミースマイル（上唇鼻翼挙筋、上唇挙筋）
・顎の梅干しシワ（顎筋）

表情シワはいずれ、たるみシワになります。刻まれたシワは、折り紙の折跡のように、伸ばしてももう消えないシワです。刻まれる前に予防することが大切になります。

シワの種類ごとの治療選択

顔の表情を作ったときと、静止時のシワを観察し、刻まれたシワの部位や深さによって表情シワかたるみシワかをアセスメントすることで、適した治療を選択できます。

シワの治療においては、1つの治療ではシワは完全になくならないこと、治療を繰り返すことでより効果的であること、シワがより深く刻まれる前に適切な治療を行うことで予防することなどが大切となります。

1 表情シワへの治療

表情シワの治療は、ボツリヌストキシン製材で表情シワを作る筋肉の収縮を弱めることで、皮膚の動きもゆるやかにし、シワの原因を改善します（図2）。

治療の効果は、使用するボツリヌストキシンの単位数と標的にする筋肉によって変わります。患者さんの悩み、希望、予算に合

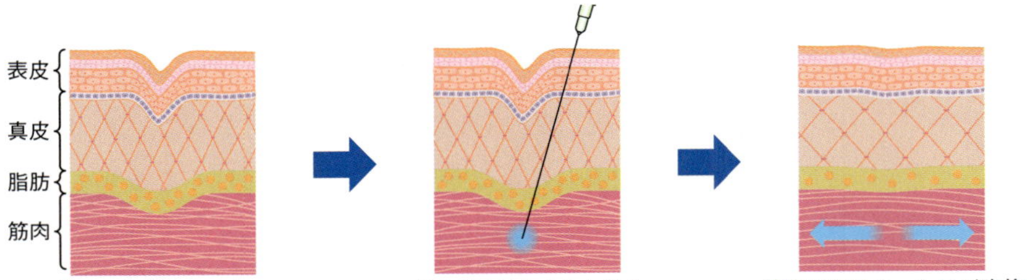

図2：表情シワへの治療過程

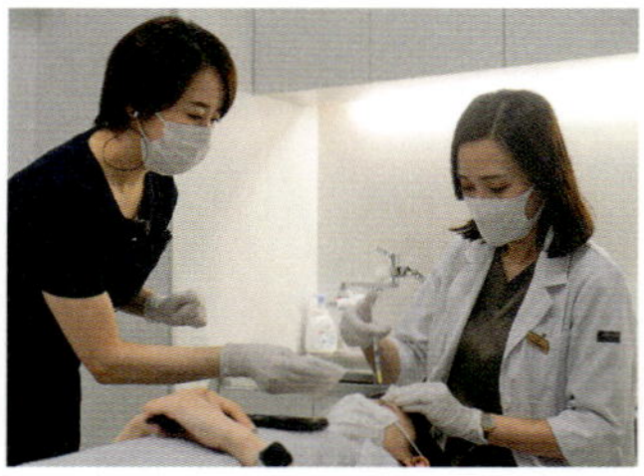

図3：ボツリヌストキシン製材の施術の様子

わせて医師が総合的に治療プランを判断するため、同じクリニックで継続的に打つことで、経過に合わせた治療ができます。

効果の持続は永続性ではなく、2週後がピークでその後4〜6か月で効果が減弱します。1回の治療で完全にシワが消退するとは限りません。また、妊娠・授乳中は使用できません。

ボツリヌストキシン製剤の注入は医師による施術ですが、製材を溶解して準備をするのは主に看護師が担当します。また、施術の際には医師がスムーズに的確な位置に注射を実施できるよう、補助を行います（**図3**）。

注入は痛みを伴うため、リドカインクリーム塗布による表面麻酔や、クーリングや振動デバイスの使用など、患者さんの痛みの軽減に対する気遣いが必要です。

2 たるみシワへの治療

たるみシワの治療は、小ジワや刻まれた深いシワを少しでも薄くし目立ちにくくすることを目的とします。折り紙の折跡が消えないように、シワが0になることはないこと、予防が大切であることを、患者さんに指導することも必要です。

シワが刻まれてしまう原因である、加齢性変化と光老化とは、真皮の膠原線維やエラスチン、コラーゲンが減少し、皮膚が菲薄化や弾力低下をきたすことです（**図4**）。そこで、たるみシワの治療アプローチは、減ってしまった膠原線維やエラスチン、コラーゲンを増生させることです。

シワへの治療アプローチ

1 ECM製剤による治療

細胞外マトリックス（ECM：extracellular matrix）製材を、細い針で繰り返し皮内（真皮層）に直接注射することで、皮膚にハリが出て刻まれたシワが浅くなり目立ちにくくなります（**表2**）。

針を使うので、施術前には麻酔クリームで表面麻酔をします。ダウンタイムに1週間程度の内出血と腫れがある場合がありま

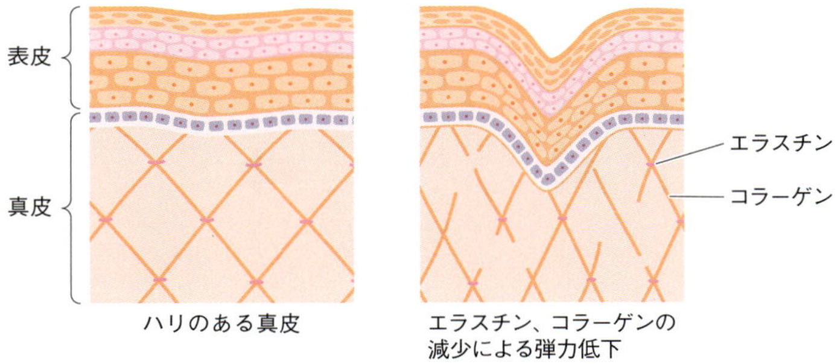

図4：**たるみシワのメカニズム**

す。浅い小ジワは紫外線対策や乾燥を防ぎ保湿することでも改善されます。ホームケアとして代謝が促進されるレチノールを含む商品を使用することもおすすめです。

深いシワには、ヒアルロン酸注入やコラーゲン剤注入などの皮膚充填剤でシワを埋めていく施術が適応になることもあります。

2 美容機器による治療

シワの治療に用いられる美容機器は、非侵襲的なイオン導入・エレクトロポレーション、侵襲的なダーマペン、POTENZA（ポテンツァ）などがあります。

イオン導入・エレクトロポレーションは、微弱な電流で真皮層まで美容成分を浸透させ、ハリをだす治療です。

美容医療の知識

ビタミンAの一種であるレチノールには、皮膚のターンオーバーを促進し、コラーゲン生成、皮脂分泌の抑制を促す働きがあります。

ターンオーバーが促されることで、角膜が薄くなり紫外線や乾燥などの刺激にも敏感になるため、使用にあたっては他の基礎化粧品との組み合わせを考慮しましょう（→ p.153：皮膚の代謝）。

表2：**ECM製材の種類と特徴**

種類	特徴
非架橋ヒアルロン酸、アミノ酸、ポリヌクレオチド、ペプチド、ミネラル、ビタミン	それぞれの成分の特徴をシンプルに反映できる。比較的安価である。
スネコス®	アミノ酸・非架橋ヒアルロン酸が含まれており、恒常性（ホメオスタシス）を回復させコラーゲンの増生効果がある。
サーモン注射、リジュラン®、リジュランi®、RMT製材®	サーモンの精巣から抽出されたポリヌクレオチドである。自己再生能を上げて、細胞再生環境を作る作用がある。 目の下に打てる痛みが少ない反面、繰り返す必要がある。
自己血から採取した多血血小板血漿（PRP：platelet rich plasma）	細胞を修復再生効果がある。自身の血小板なのでアレルギーがないことが特徴で、どの部位にでも使用できる。 採血が必要であること、自己の血小板能力が効果に影響することが課題である。
ジュベルック®	ポリ乳酸とヒアルロン酸で、肌再生スキンブースターとして使用する。 萎縮性瘢痕に良い適応といわれている。 注入時に痛みを感じやすい。
ベビーコラーゲン®	ヒトから作られたコラーゲン製材。色クマ（青）、小ジワに効果的。 ティアトラフの凹みに良い適応。皮膚に吸収される色クマを「0」にすることは難しい。

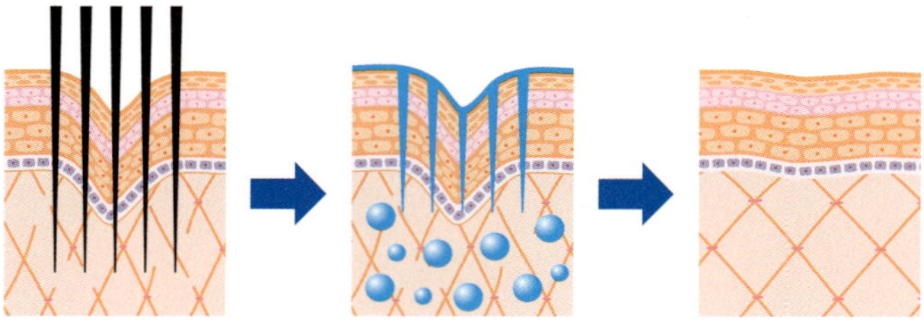

図5：マイクロニードル治療のメカニズム

ダーマペンやPOTENZAは、皮膚に細かく針を刺すマイクロニードル治療で、皮膚の治癒過程を利用して肌質の改善を目的としています（図5）。

POTENZAは針先からラジオ波（RF：radio frequency）がでること、針先から薬剤を皮膚に注入できる点がダーマペンとは異なります（図6）。

また、目的ごとに機器の先端に取り付けるチップを選択できるため、シワ治療には薬剤を均一にポンピングする機能を持つチップを使用します。

ECM製材のポンピング、針先からのラジオ波、針を刺すことでの刺激により、真皮層へ3つのアプローチをすることで、ハリとシワの治療となります。目の下の小ジワを適応としたチップもあります。

このとき、シワ治療用のチップは炎症性ざ瘡がある部位や、肝斑の場合避ける必要があるため注意します。炎症性ざ瘡用、肝斑用には専用のチップを使います。（大山希里子）

アドバンス・メッセージ

シワは繰り返しの治療が必要であるため、患者さんとの信頼関係づくりも看護師の重要な役割となります。

美容機器の施術は医師の指示の下で看護師が実施することもあるため、機器への理解、出力の調整や当て方など、個々の看護師の技術がとても重要になります。継続的に学習と練習を重ねていきましょう。

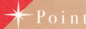

Chapter 2
3
美容皮膚科、
クリニックにおける
主な施術と看護

へこみへの施術とスキル

Point

- 顔面のへこみは、皮膚、脂肪、筋、骨格が萎縮をすることなどが要因となっている
- へこみへの施術の種類とメカニズムを理解しよう
- ヒアルロン酸注入の効果と合併症リスクを理解しよう

美容看護師にとってへこみへの施術とは

へこみへの治療は、主に医師が実施するため、看護師の役割は施術への介助となる。
たるみの要因と解剖を知ることで、施術によるアプローチの意図を事前に把握することができる。
施術時の医師の補助だけでなく、知識をもとに施術前後の患者情報から合併症の予防、早期発見に努めることが必要となる。

へこみは顔にできる凹凸によって、影になって見える部分を指します（図1）。

顔の凹凸には複数の要因があり、患者さんごとの要因に合わせた治療方針が検討されます。

へこみの要因

- 顔の皮下組織・脂肪がたるみによって下がり、下がった組織がボリュームをつくり膨らみが目立つ部位との段差になる
- 骨や筋肉、皮下組織の脂肪がやせてくる（萎縮）、またはもともとの骨格の形状が凹凸になっている
- 皮膚の弾力が低下し、ハリがなくなりへこみが深くなる

とくに顔の中で、へこみ、影が形成されやすい部位は、額、こめかみ、ほうれい線、マリオネットラインです。へこみの要因がどこからくるものか、的確にアセスメントをして介入することが重要となります。

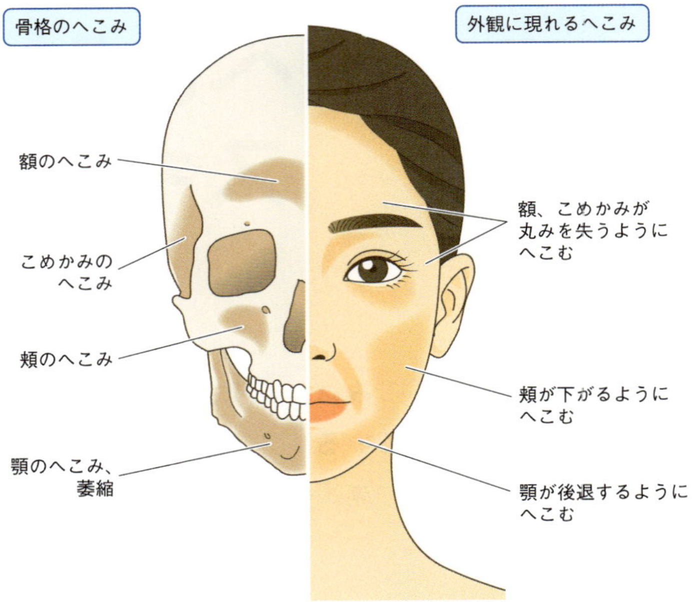

図1：顔面に生じるへこみの例

部位ごとのへこみの特徴と対処

1 額のへこみ

額は骨格で、眉弓（びきゅう）や前頭結節が突出し、額の中央にへこみがある場合があります。また、筋肉の厚さで眉上にへこみある方もいます。

加齢による脂肪の減少でへこみが生じる場合もあります。

患者さんを真横から観察したときに、個人差はありますが、額はゆるやかな丸みや、平たい丸みを帯びているのが一般的です。その丸みの曲線に、へこみが生じていないかを観察しましょう。

2 こめかみのへこみ

加齢による側頭筋の萎縮や、皮下脂肪の減少によって、へこむことで、コケた、老けた印象を与えます。

ヒアルロン酸や脂肪の注入によってボリュームアップすることでへこみを整えます。

看護知識の再チェック

側頭筋は、咀嚼の際に口を閉じるために使用する筋肉です。加齢によって筋肉が衰えてしまうことが、へこみに関係しています。

3 ほうれい線

ほうれい線は、鼻横から口角にかけてあるへこみです。赤ちゃ

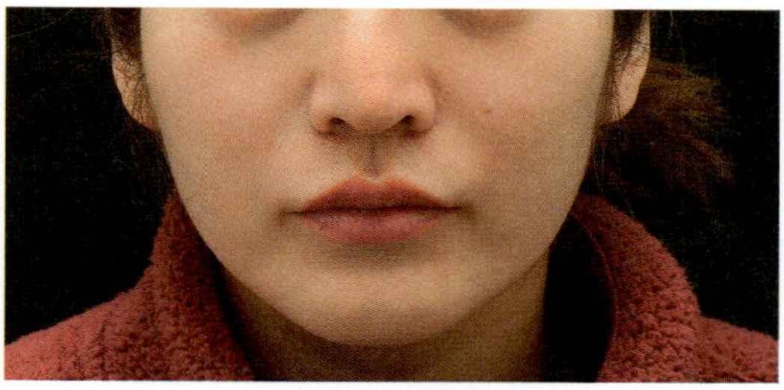

ヒアルロン酸注入前

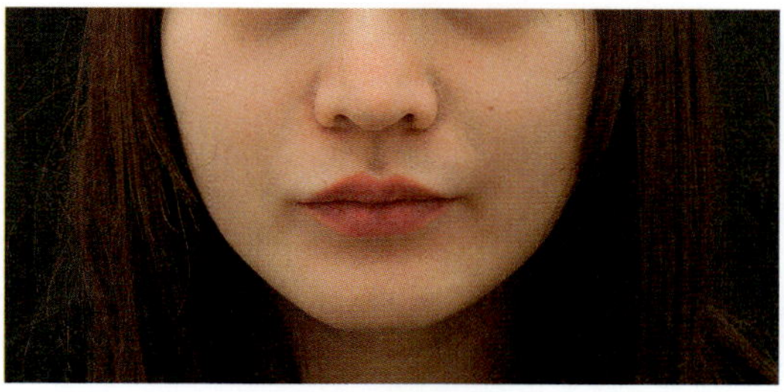

ヒアルロン酸注入後

図2：ほうれい線へのヒアルロン酸の注入

んにもあり、表情を作る筋肉の動きによって強調されます。鼻横の骨（鼻翼基部）が後退している骨格では、陰影がより深くなります。鼻翼基部が骨格上、後退している方は多いです。

加齢によって、頬部の皮下組織・脂肪が下がりボリュームが移動すること、骨が萎縮することで段差が深くなり陰影が目立つようになります。ほうれい線が悩みの方は20代から幅広い年齢であります。

治療は、ボリューム段差の部分をボリューム充填剤（ヒアルロン酸）で補填し、段差を目立ちにくくすることです（図2）。

直接へこみに注入するだけでなく、骨の萎縮やリガメントのゆるみに補強として注入する方法や、皮下組織・脂肪が下がったことでこけた頬部分（ゴルゴライン、頬のへこみ）へ注入することで相対的にほうれい線が薄くなるように注入するという方法があります。医師がどういう理由で注入しているか理解する必要があります。

ほうれい線は、ゼロにすることは難しいことは伝えます。鼻翼基部の筋肉の動きが強い方は、上唇鼻翼挙筋の鼻翼横にボツリヌス製剤を少量打つこともほうれい線を目立ちにくくするために効果的です。

4 マリオネットライン

マリオネットラインは口角から顎にかけてある凹みです。ほう

美容医療の知識

鼻翼基部は、いわゆる小鼻の付け根にあたる部位です。鼻の高さや幅の印象に大きく関わっています。

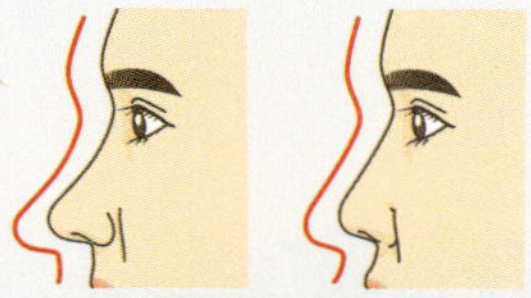

鼻翼基部と頬の位置関係で鼻が埋もれた印象になることもある

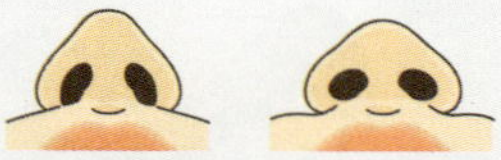

鼻翼基部の幅により鼻の幅が変わる

美容医療の知識

筋肉と骨を繋ぐ腱鞘をリガメントといいます。

顔面にはそれぞれの表情筋をつなぐリガメントがあり、そのゆるみが顔面のへこみの原因となります。

リガメントの位置と接続する筋肉を把握しておくことで、アセスメントに役立てましょう。

看護知識のおさらい

上唇鼻翼挙筋は、口角を上げる働きがあるため、食事や発声で活発に使用されます。

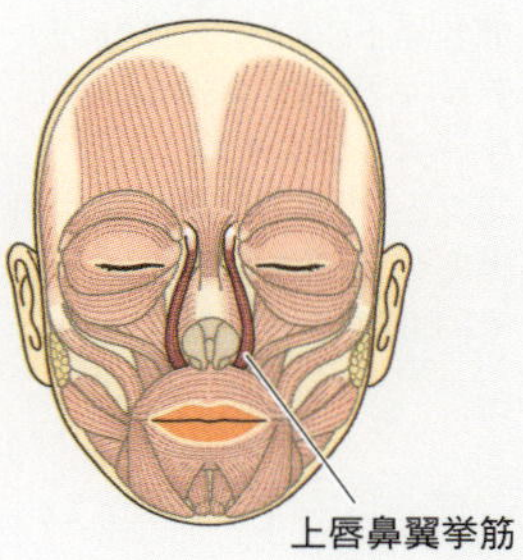

美容医療の知識

口周りは話したり食べたりよく動くので皮膚伸展が起こりやすく、伸びた皮膚が下垂しへこみ、影をつくります。

マリオネットラインは、たるみ治療も適応になります（→ p.48：たるみへの施術とスキル）。

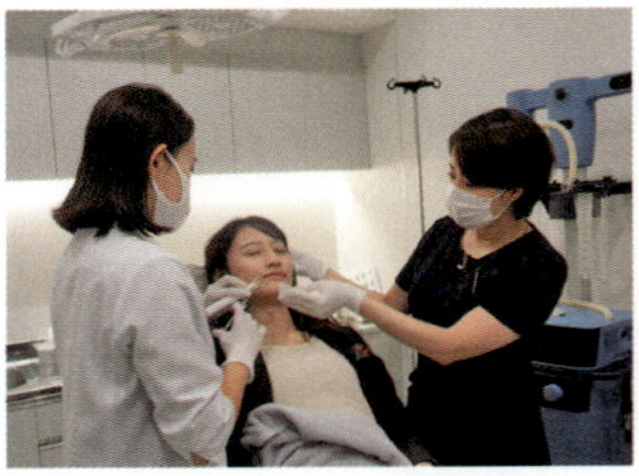

図 3：**ヒアルロン酸注入の様子**

美容医療の知識

厚生労働省の認可承認を受けているかどうかも、品質や効果の担保に関与するため、自分のクリニックのヒアルロン酸が認可製品か、製造国はどこかなど、把握しておきましょう。

国内承認では，アラガン社のジュビダームビスタ® シリーズ（ジュビダームビスタ® ウルトラ XC およびウルトラプラス XC，ボリューマ XC，ボリフト XC，ボライト XC，ボラックス XC，ボライト XC），およびガルデルマ社のレスチレン® シリーズ（レスチレン® リド，リフト™ リド）が，厚生労働省の承認を取得しています（2024 年 8 月現在）。

れい線とつながっていることもあります。皮下組織が下がり、たるみによって、深くなりますが、オトガイ部分の骨萎縮も起こりやすい部位です。

へこみの治療方法

へこみに対して多くの場合適応となるのが、ヒアルロン酸注入で凹んでいる箇所のボリュームアップを図る方法です。

ヒアルロン酸注入は、注入する部位と注入量で仕上がりが変わります。デザインや施術は医師が実施します。

補助にあたる看護師は施術の流れを把握し、スムーズに実施できるよう準備しましょう。

ヒアルロン酸注入の実際

ヒアルロン酸は、製剤によって凝集性、粘弾性、持続時間などの違いがあります。施術の部位、狙いによって医師が決定するため、看護師は間違いなく準備をすることが必要です（図 3）。

〈手順〉

❶注入に使用する分量のヒアルロン酸を用意します。一般的にヒアルロン酸は 1 アンプル 1 cc です。
注入部位によって針の太さは異なるため、必ず医師に確認しましょう。

❷患者さんの事前準備として、洗顔を促し、清潔な施術環境を準備します。

❸医師がデザインに沿って施術を実施するため、疼痛管理、患者さんの安楽を支援することを意識します。

介助時は、患者さんの痛みに声掛けやクーリングや振動機器で疼痛を軽減する、出血があればすぐ圧迫止血できるような体勢が必要です。

ヒアルロン酸注入のダウンタイム中の症状は内出血、腫れです。合併症のリスクとしては感染、異物肉芽腫、アレルギー、血管塞栓、皮膚壊死があります。

そのほかの治療

1 脂肪注入

脂肪注入は自身のドナーから脂肪を採取し、へこみに注入する施術です。脂肪は一度で定着しないこともあります。

2 多血血小板血漿（PRP：platelet rich plasma）

PRPは自己血から生成し、細胞を修正再生させる施術です。繰り返し注入する必要があります。

ECM製材には様々な製材があり、繰り返し注入することでコラーゲン・エラスチン増生効果があります（→p.41：ECM製剤）。

3 ベビーコラーゲン

ヒトから作られたコラーゲン製材、繰り返し注入することでコラーゲン生成効果があります。

へこみに対して、ボリュームを出すには、ヒアルロン酸が最も即効性があります。

4 ショートスレッド

短く髪の毛よりも細い糸を皮下に入れることで、コラーゲンの生成を促します。

5 スレッドリフト

皮下組織を移動させて、影感を目立ちにくくします。

（大山希里子）

アドバンス・メッセージ

へこみは加齢により必ず現れる変化です。また、体重の変化による脂肪の増減でも印象が変わるため、健康的な食生活を送れているかどうか、看護師という立場から総合的にアセスメントすることも必要です。

たるみへの施術とスキル

Point

- たるみの原因は、皮膚、皮下組織、筋肉、骨を各層ごとに、立体的にアセスメントする
- 皮膚のそれぞれの層を診るためのフィジカルアセスメントの手技を知ろう
- たるみの各要因への治療アプローチを理解しよう

美容看護師にとってのたるみへの施術とは

たるみは加齢性の変化であり、誰もが迎えるものである。そのため、たるみがあることが老けて見えることに感じる方も少なくない。
いつまでも若々しく見せたいという患者さんのニーズを的確に満たし、継続的に通院される看護師になるには、必要不可欠の知識と技術であるといえよう。

たるみの要因

たるみの主な原因は、重力と加齢です。日々の重力で皮下組織が徐々に下垂し、繰り返し加わる筋肉の動きによる皮膚伸展により皮膚が伸びます。

加齢や光老化、喫煙、乾燥などで皮膚真皮の弾力が低下し、たるみやシワとして見た目が変化します。

たるみについて考えるときは、皮下の解剖をミルフィーユのように層で考えます。それぞれのどの層で起きているどんな変化がたるみの主な要因になっているのか、どの治療方法の選択が望ましいのかをアセスメントすることで、患者さんに満足してもらえる治療を提供しましょう（**表1**）。

たるみのアセスメント

たるみは、原因となるそれぞれの層の変化が経時的に起こるこ

とがほとんどですが、人によってたるみの顔貌が異なるので、理学的所見をもとに、どの層の変化が強いかをアセスメントします。

1 問診

たるみの主訴として多いのは、フェイスラインがはっきりしなくなった、ほうれい線・ゴルゴラインが深くなった、口横のふくらみが気になるなどがあります。いつ頃から、どういった時にとくに気になるのか、どうなりたいかなど聞き取ることで、患者さんの治療方針を組み立てます。

2 視診

たるみの程度は、まず年齢も考慮し、視診で見た目の変化を観察します。上部頬、下部頬の脂肪の位置、皮下組織のボリュームが失われていないか、陰影で、ほうれい線、マリオネットラインの深さ、輪郭の形を見ます。

3 触診

触診では、皮膚の硬さやわらかさ、脂肪の多さ少なさを診ます。見た目の情報に加え、指で皮膚をつまむことや、動かしてみることで、どの層のたるみが強いか判別しましょう。

●皮膚が硬いか・やわらかいか

皮膚が硬さ・やわらかさは、皮膚真皮の弾力や厚さによります。硬く弾力があれば、ハリがある状態です。やわらかい場合、皮膚伸展でハリが低下している状態と考えられます。

●脂肪が多いか・少ないか

皮膚の脂肪が多い場合、たるみによってほうれい線やマリオネットラインが深くなりやすいです。また、脂肪が少ないと、頬

表1：たるみの種類と要因

皮膚（真皮）	弾性線維・コラーゲン・エラスチンの低下による弾性低下、皮膚伸展
皮下組織	組織の下垂、脂肪の減少など体積の変化
筋肉	萎縮、拘縮、SMASの下垂
骨	萎縮

看護ケアのポイント

問診のテクニック

患者さんの訴えに対し、「それはこうですね。」と断定的な口調で会話をするのではなく、どのような悩みなのかを聴き、オウム返しをすることで確認をしながら寄り添う姿勢を示すことができます。

例）
患者：「頬のたるみが気になります」
看護師：「頬のたるみが気になるのですね」

看護ケアのポイント

患者さんの顔面に触診をする前に、自分の指先の温度に気を付けましょう。

指が冷たい場合、患者が身構えて力が入ったり、皮膚が緊張することもあり、適切な観察ができない場合があります。

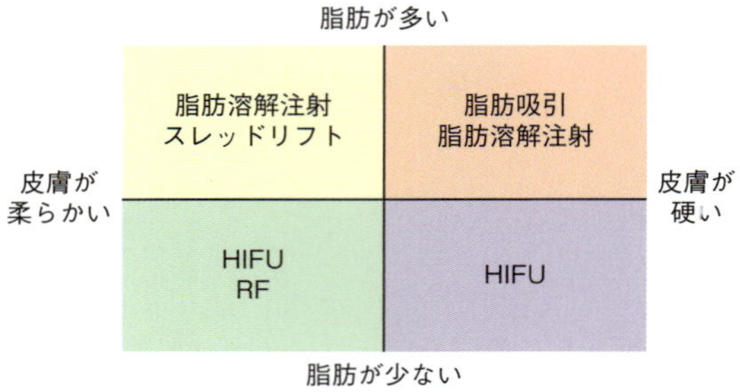

図 1：皮膚の硬さや脂肪の量での治療選択

コケなどが起きやすいです。

●骨格の確認

骨格は、厚みのある皮下組織に包まれているため、触診で骨格をとらえます。とくに頬は、骨の上に脂肪があり、視診では脂肪か骨かの判断が難しいため、力加減に気を付けながら骨の位置を確認しましょう。

たるみの治療

たるみの治療は、皮下の解剖のそれぞれの層にアプローチします。治療方法の選択は、たるみの程度、皮膚の可動性、脂肪の量などを考慮します（図 1）。

施術には、医師が実施する施術と看護師が実施する施術があるため、看護師も解剖学的な知識とフィジカルアセスメントを十分に身に着けておく必要があります。

美容医療の知識

皮膚のたるみ治療は大まかに脂肪を減らす、肌を引き上げる、肌を引き締めるという 3 つに分けられます。

1 皮膚へのたるみ治療

真皮の弾力低下に対しては、膠原線維やコラーゲン増生を目的としたことが治療となります。皮膚に対しては、美容機器で HIFU は土台の引き締め、ラジオ波（RF：Radio Frequency）・赤外線はより表面の引き締めが主なアプローチになります。

RF、近赤外線は、熱を加えることで、熱刺激で真皮の引き締め効果があります。

RF は対極板が必要なモノポーラ RF と、対極板が不要なバイポーラ RF があります。とくに目周りや、口周りのたるみは RF がよい適応です。ショートスレッドは、髪の毛より細く短い糸を、

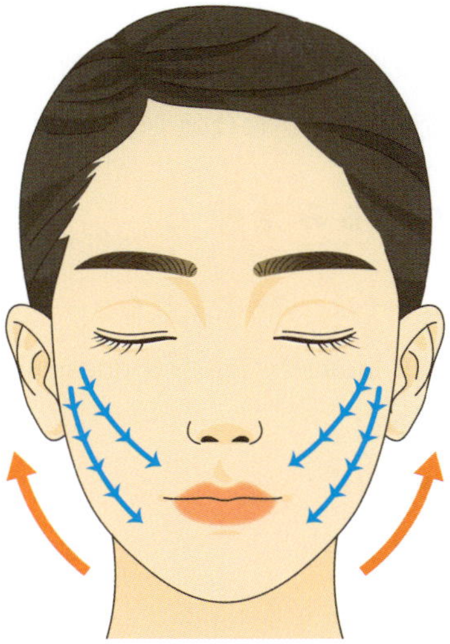

スレッドリフトは、“コグ”とよばれる棘のついた糸を挿入することで、皮膚を引っぱりあげる施術です

図2：スレッドリフトによるたるみの改善

浅い層に挿入することでコラーゲンを増生し、ハリを出す効果があります。

2 皮下組織へのたるみ治療

皮下組織としての脂肪は浅層、深層とあり、重力で下垂します。脂肪が下垂することで頬はへこみ、ほうれい線やマリオネットラインが深くなります。

皮下組織に対しては、輪郭を整えるために、スレッドリフトでの皮下組織の移動や、ヒアルロン酸の注入によるボリュームロスを補充し輪郭を整えるというアプローチができます。

●スレッドリフトでの治療

スレッドリフトは、下がった皮下組織をもとの位置に移動させるように、輪郭が整うようにデザインし、引き締める治療です(図2)。棘のついた溶ける糸(吸収性)や溶けない糸(非吸収性)を使用する施術です。

最近では安全性を考慮して吸収性の糸を使用することが多いです。

非吸収性の糸は、長期的な感染のリスクの上昇や、抜去困難のリスクが伴います。

スレッドリフトは脂肪が多すぎず、皮膚皮下組織が触診である程度可動するやわらかいタイプが効果的です。脂肪が少なく、皮

美容医療の知識

重力による下垂は、生活している以上、避けることができません。適切な施術やケアを行いながら、患者さんが無理なく継続できる美容を提案、支援しましょう。

膚が薄いと皮膚陥凹や引きつれが起きやすいです。脂肪が多くパンと張っており、皮膚皮下組織が触診で可動性がない方や、伸びてしまった余剰皮膚が多い方には効果は出しにくいです。

3 筋肉へのたるみ治療

筋肉へのアプローチは、表在性筋膜をターゲットにした高密度焦点式超音波（high intensity focused ultrasound：HIFU）での引き締めが有効です。

● HIFUでの治療

HIFUは、美容機器の中でも、熱の深達度が最も深い超音波の熱を、焦点をもって照射します。皮下は60～70℃まで温度上昇し、タンパク質が熱変性し組織が収縮することで引き締め効果があります。コラーゲンの再構築による効果は2週間から4週間で実感し12週間継続します。

照射は医師の管理下で看護師が行う場合もあります。照射の範囲は、頬骨下縁から下顎ライン、眼窩ライン外側、頸部の範囲で、神経を避けます。

施術時の注意点は熱傷のリスクがあるので、カートリッジが浮かないように肌に当てることが重要です。重複照射せず1照射ずつ3mm程度間隔をあけて照射します。凹みの強い部分への照射には注意が必要です。

看護ケアのポイント

HIFUの施術では過度な加熱による熱傷の予防のため、麻酔が効きすぎていないか、患者さんが熱感や疼痛を自覚できるかを確認しましょう。

4 骨へのたるみ治療

骨が萎縮し、ボリュームロスとなります。鼻翼基部（びよくきぶ）や顎（オトガイ）がボリュームロスをきたしやすい部位です。治療はボリューム補充です。ヒアルロン酸などの注入が適応となります。注入系の治療は原則としてすべて医師による施術となります。

5 重度のたるみ治療

たるみが強く余剰皮膚が顕著な場合は、外科的に余った皮膚をメスで余剰皮膚を切り取り皮下の筋膜（SMAS：Superficial Musculo Aponeurotic System）を引きあげるフェイスリフト手術があります。

しかし、外科的に皮膚を切除することには抵抗がある方も少なくありません。

生活の中で重力に晒されることで、たるみはどうしても進んでしまいます。美容機器を使用し、定期的にたるみをケアしていくことが大切です。

患者さんにも、たるみの原因と起きていることを説明することで、劇的にたるみが消える治療はなく、継続的な治療を行うことが効果的であると知っていただきましょう。　　（大山希里子）

アドバンス・メッセージ

たるみをそれぞれの層で考えられるようになると、専門的な知識をもとに介入の検討や指導ができます。たるみの原因は皮膚の層の１箇所ではない場合が多いため、1つの治療だけでは十分に改善できないことがあります。

患者さんと信頼関係を築き、継続的に取り組んでいく姿勢でかかわることが重要になります。

column

HIFUは医行為へと変更へ

HIFUの施術は、これまで美容クリニックのみならず、エステなどでも実施され、痩身施術のメニューとして提供されてきました。しかし、解剖学の知識のない施術者が皮下組織を加熱する施術を実施し、熱傷や神経障害などの重大な事故が多数報告されました。

そのため、2024年6月7日付で厚生労働省より、HIFUは医行為と位置づけ、医師が医療機関で実施することを定めた通知が発表されました。

今後はエステにおいてHIFUが実施がされなくなったことで、医療機関に需要が集中することから、医師の指示の下で看護師が施術を行う機会も増えていくでしょう。　　（大山希里子）

参考文献

1）厚生労働省：医師免許を有しない者が行った高密度焦点式超音波を用いた施術について，医政医発0607第1号，2024

Chapter 2
5
美容皮膚科、
クリニックにおける
主な施術と看護

小顔への施術とスキル

Point

- 小顔施術の目指すゴールを理解し、患者さんの状態をアセスメントしましょう
- 小顔への治療アプローチは骨、脂肪、筋肉の３種類がある
- 脂肪へのアプローチによる小顔施術を知り、看護師のかかわる手技を知ろう

美容看護師にとっての小顔への施術とは

小顔への施術は、要因となっている箇所によって施術の侵襲度が大きく変わる。
患者の要望をくみ取り、実現可能な施術をアセスメントすることで、患者に対して術後の仕上がりをより具体的に説明できる。
看護師、患者がより的確な術後イメージを持つことは満足度の向上だけでなく術後合併症の早期発見に繋がる。

顔の大きさは、頭蓋骨・顔面骨の大きさ形、顔を動かす筋肉の発達程度、皮下脂肪の量で変わります。身長体重・肩幅のような体格とのバランスは、総合的な印象にも影響します。

小顔へのアプローチを考えるときには、視診で顔の輪郭を確認し、触診で脂肪量と咬筋の発達を確認しましょう。

小顔治療の適応とアプローチ

顔が大きく見える要因は、大きく２つあります。患者さんごとに、目指している外見になるためにどのような施術が適するかアセスメントします。

●頬と顎の脂肪量が多いと、頬が丸さを帯び、二重顎になる要因となります。また、下顎骨が後退しているとフェイスラインが鈍くなり、二重顎もきたしやすくなります（図１）。

●下顎角部の骨格に加え、奥歯を噛みしめる際の咬筋の肥大が、いわゆるエラが張っている要因となります。咬筋の発達は、奥歯を噛みしめてもらうことで確認しましょう。咬筋が肥大する

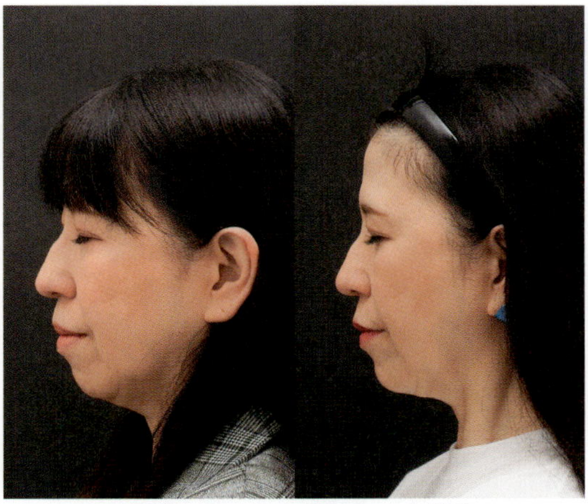

図1：二重顎への施術と印象の変化

二重顎への施術により、首元がスッキリとした印象となり、小顔効果が見込まれます。

ことで顔の横幅が大きく見えてしまいます。

1 顔面骨への治療アプローチ

骨の治療は外科的に骨切り術での治療となります。看護師は手術の介助を行うため、解剖学、術式、使用機器への理解が必要となります。

2 脂肪への治療アプローチ

顔を触診で触り、脂肪が多い場合、美容医療では、脂肪吸引、バッカルファット除去、脂肪溶解注射、HIFUでの脂肪燃焼、糸リフトでの治療があります。

●脂肪吸引

脂肪吸引は、最も効果がある施術といわれていますが、手術の侵襲も大きいため、ダウンタイムが取れないなど抵抗がある方も多いです（→ p.94：脂肪吸引手術の実際と看護）。

脂肪吸引後に美容機器でラジオ波を皮膚の内側から照射できるエンブレイスRFという機器もあります。他機器と比べて小顔効果がより期待できます。

●バッカルファット除去

バッカルファット除去は、口腔内から深層脂肪を摘出する手術です。触診でバッカルファットが大きい場合に適応があります。

美容医療の知識

近年は写真を撮るときにアプリで顔が小さく加工されることが多く、小顔であることが好まれる傾向にあります。そのため、小顔になりたいという主訴は多くなっています。

（→ p.162：バッカルファット）

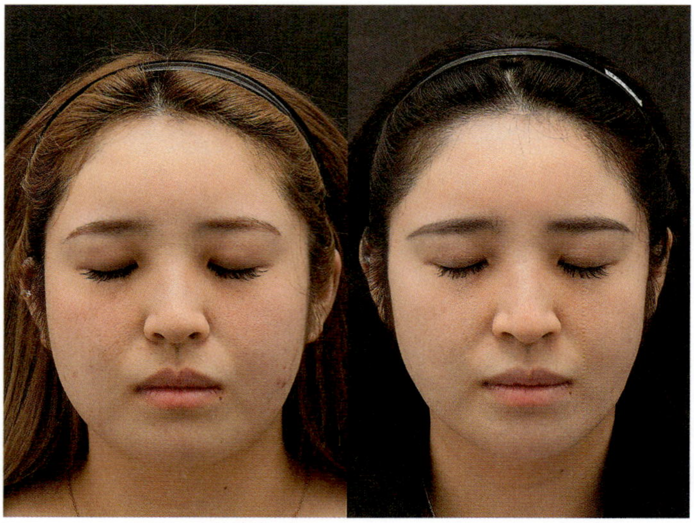

スレッドリフト施術前　　スレッドリフト施術後

図 2：スレッドリフトによる小顔施術の前後比較

●脂肪溶解注射

脂肪溶解注射は、有効成分がデオキシコール酸、カルニチンなどが含まれています。脂肪層に薬剤を注入し、脂肪が溶け排出され部分痩せとなります。回数を重ねることで効果を実感するので時間がかかります。注射剤なので、ダウンタイムは内出血、腫れです。

● HIFU

HIFU で脂肪層の深度（4.5 mm や 3 mm）をターゲットにし、往復照射で温度上昇させ脂肪溶解効果があります。脂肪溶解注射との組み合わせも可能です。効果の実感までは回数を 3 回は重ねる必要があります。

脂肪は HIFU、脂肪溶解注射を繰り返すことで効果的なので回数が必要なことを理解してもらう必要があります。

●スレッドリフト

スレッドリフトでは糸の種類のうち PDO 素材は糸が溶けていく過程で脂肪萎縮効果があり、脂肪が多い部分に挿入することで、小顔効果が期待できます。

3 筋肉へのアプローチ

エラの部分を触診し、咬筋の発達があれば小顔ボトックスといわれる咬筋へのボツリヌストキシン製剤の注入が適応となりま

看護知識のおさらい

スレッドリフト用の糸のうち、溶ける糸の多くは PDO（ポリジオキサノン）製の糸によってできています。医療用において、手術用の縫合糸としても使用される素材です。

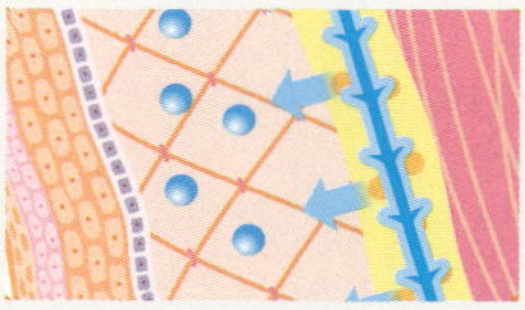

糸が溶けながら浸透する様子

す。咬筋が縮小することで、小顔効果があります。

人によって必要となるボツリヌストキシン製材の単位数は異なります。打ち方によっては、咬筋以外の筋肉に効いてしまい、笑い方がいびつになるリスクがあります。たるみが強い方はエラ（咬筋）ボトックスによって余剰皮膚でたるみが増すことがあります。咬筋発達があっても、たるみのある年齢によっては、咬筋ボトックスは適応となりません。

その他のアプローチ

上記で説明した以外に、スキンタイトニング効果で引き締まり小顔効果がある施術には、マイクロボトックス、RF があります。マイクロボトックスはボツリヌストキシン製剤を顔全体に細かく浅く投与することで、表情の動きを抑えることなく、フェイスラインの引き締めリフトアップ効果があります。

また、顎にヒアルロン酸注入をすることで、フェイスラインの輪郭が整い小顔効果があります。咬筋ボトックス、顎ヒアルロン酸の効果には即効性があります。

（大山希里子）

アドバンス・メッセージ

小顔への施術は、患者さんの希望の程度によって、侵襲度の低い皮膚科施術から骨切りなどの外科的手術まで、幅広い選択肢があります。過剰な施術は顔面の引きつりや、たるみの悪化を招くため、患者さんにとって本当な必要な施術を見分け、安全に提供することが医療者としては必要です。

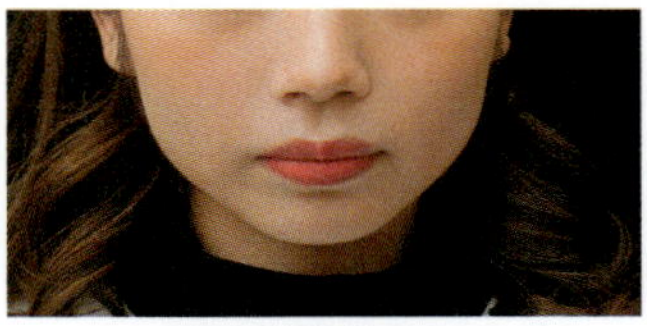

施術前

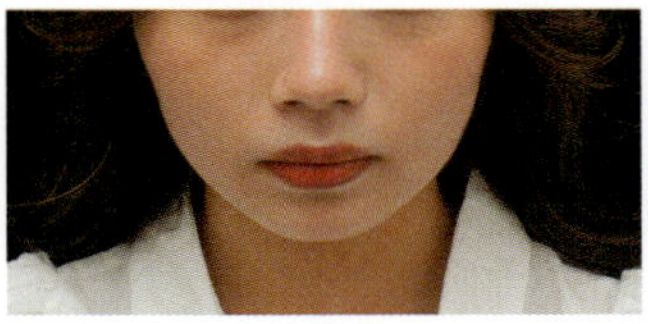

施術後

図 4：咬筋へのボツリヌストキシン製剤注射の前後比較

ニキビ跡、毛穴への施術とスキル

Point

- ニキビ跡の３つの種類と、それぞれの治療を理解しよう
- 施術の対象となる毛穴の原因と施術を理解しよう
- ニキビ跡、毛穴に有効な美容施術について、侵襲度と効果を把握しよう

美容看護師にとってのニキビ跡、毛穴への施術とは

ニキビはその重症度と瘢痕により外観に大きな変化をもたらす。毛穴は日常的にメイクをする患者さんにとっては気がかりとなる。
他の施術のために受診した患者さんも、これらの悩みを併せ持っている場合があるので、それぞれに対する知識は必須である。

ニキビ跡の種類と治療

ニキビ跡（ざ瘡瘢痕）とは大きく３種類に分類され、

●赤み（＝PIE、post inflammatory erythema）
●茶色い色素沈着（=PIH、post inflammatory hyperpigmentation）
●凹凸（萎縮性瘢痕、肥厚性瘢痕とケロイド）

があります（**図1**）。

まだニキビがまだできる方は、ニキビの治療を行います（→ p.173：ニキビの知識）。

とくに、すでに凹凸のあるニキビ跡のできている方はこれ以上新しいニキビを作らせない治療を早急に進める必要があります。

1 PIE

ニキビの丘疹が平坦になった後も続く紅斑です。過剰な血管新生が原因です。いずれ紅斑は消退しますが、1年ほど長びく場合もあります。ヘモグロビンをターゲットにしたレーザー照射などで消退を早めます。

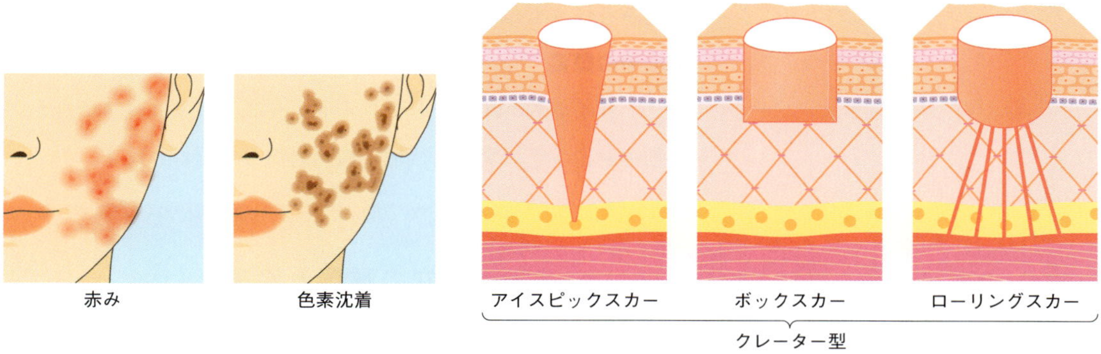

図1：ニキビ跡の種類

●治療の概要

IPL、ロングパルスNd：YAGレーザー（1064 nm）、色素レーザー（595 nm）を使用する。

2 PIH

ニキビの丘疹が平坦化した後の茶褐色斑で、メラニンの増加によるものです。これもいずれ自然にひきますが、積極的な治療によって消退を早めることができます。

●治療の概要

ケミカルピーリング、レーザートーニング、トレチノインやレチノールなどのレチノイド製品、ハイドロキノン

3 萎縮性瘢痕（陥没瘢痕、クレーター）

ニキビの治療後、皮膚が凹んだニキビ跡です（図2）。完全に平らにすることは難しいですが、境界をぼかし、凹んだ部分を持ち上げることで目立たなくすることが治療のゴールになります。施術は、ある程度侵襲性のある治療が必要になります。治療では組織を凝固・蒸散させ、新しい組織に置き換えていきます。

●治療の概要

ablative/non-ablative フラクショナルレーザー、CO_2 レーザー、マイクロニードルRF、サブシジョン、TCAクロス

4 肥厚性瘢痕とケロイド

ニキビ跡が盛り上がっているものです。共に淡紅色で、つまむ

と痛みを伴うものはケロイドです。

●治療の概要

ステロイド局所注射、ステロイドテープ、ボツリヌストキシン製剤注射、手術および術後電子線照射などが行われます。

毛穴の種類と治療

毛穴が大きく目立ってしまう原因は、①皮脂の分泌が盛んであること、②真皮のハリがなくなることが挙げられます。

1 皮脂分泌によるつまり、開き毛穴

まず角栓で詰まっていればケミカルピーリングや吸引で角栓を除去します。皮脂が多いタイプであればイソトレチノイン内服、レチノイド外用などを行います。

2 加齢によるたるみ毛穴

中年以降で頬中心の毛穴が目立つ場合はコラーゲンやエラスチンが減少しハリがなくなることで毛穴の開きが目立つので、真皮のコラーゲンを増やす治療（skin rejuvenation）をします。

使用機器はロングパルス YAG レーザー、マイクロニードル RF、CO_2 フラクショナルレーザーなどです。

軽いたるみ毛穴ならヒアルロン酸注入、スレッドリフト、フェイスリフト手術で実際にリフトアップすることで少し目立たなくなることもあります。

1、2 ともに大きめの毛穴であればニキビ跡の萎縮性瘢痕の治療に準じた侵襲性の高い治療が用いられます。

治療の実際

ここでは主に萎縮性瘢痕のニキビ跡、毛穴の治療について記載します。PIE、PIH の治療については色素病変の章をご参照ください（→ p.28：色素病変、赤みへの施術とスキル）。

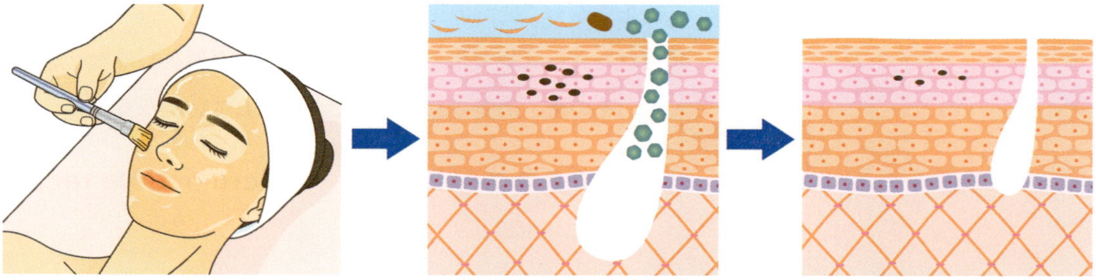

ピーリング剤の塗布
古い角質が剥がれ、毛穴の汚れや色素細胞も脱落する
表皮、真皮浅層のリモデリング

図2：ケミカルピーリングの施術の様子

1 ケミカルピーリング

古い角質をピール（剥離）する施術です。ターンオーバー促進、コラーゲン産生、エラスチンを増やしハリを出す、保水機能を回復させる、抗脂腺作用があります。

グリコール酸、サリチル酸、などが主に使用されます。角層までの剥離を目的とするピーリングが広く行われています。

表皮と真皮浅層のリモデリングによりキメを回復、小ジワ、ニキビ、軽症のニキビ跡に効果があります。

まず初めに患者さんの肌状態を評価します。普段行っているスキンケアや外用薬を確認しましょう。

ざ瘡治療外用薬（アダパレン、ベピオなど）やレチノールを使用していると角質が薄くなっており、ピーリング剤を塗布すると通常よりも短時間でピリピリとした刺激感やフロスティング（薬剤を塗布した肌の表面が白くなること）が現れることがあります。

アトピー性皮膚炎や、乾燥がひどい方にも注意が必要です。

〈ケミカルピーリングの実際〉

❶洗顔を済ませ、ヘアバンドで髪の毛をまとめ、ベッドに仰臥位で寝ていただく

❷洋服に薬剤がかからないようタオル首周りにタオルをかける

❸目周り、口周りを保護する

❹刷毛や手袋をはめた手でピーリング剤を塗布する

❺タイマーを指定の時間に設定し、フロスティングや過度に強い痛みがないか常に確認する。肌状態によっては規定時間よりも短い時間で終了になることもあります。異常があれば即座に施

美容医療の知識

ケミカルピーリングは薬剤によって皮膚の剥離を促すため、皮膚に細かな傷などがある場合には患者さんは痛みを伴い、創部の悪化などのリスクがあります。事前に十分な観察を行いましょう。

美容医療の知識

高濃度のTCAを使用して真皮までの深いケミカルピーリングを実施する施術をTCAクロスといいます。

深いアイスピック型瘢痕やボックス型瘢痕が適応となっています。ダウンタイムの炎症や赤みが継続するケースがあります。

ピーリングの薬液によって、ピリピリした感覚や掻痒感、チリチリとした刺激を感じる方もいます。

多くの場合に発生する反応であることを説明の上、患者さんの容態によっては施術を中断しましょう。

術を中断し、医師の指示を仰ぐ

❻濡れたガーゼや中和剤を使用しピーリング剤をしっかり除去する。その後、患者さんに冷水で洗い流していただく

2 マイクロニードルRF（＝micro needle radiofrequency）

ハンドピースの先端に細い針が複数あり、そこから高周波が出る機械です。ラジオの周波数のためラジオ波とも言われます。

RFは、組織を加熱させることで作用します。陥没性ざ瘡瘢痕、毛穴の開きに使用されます。

出力や針の深さ、用いる薬剤を変えることで、ニキビ跡のみでなく、肝斑、真皮のrejuvenationなどにも使用されます。主な使用機器には、SYLFIRM™，POTENZA™などがあります。

〈手順〉

❶施術箇所に外用麻酔薬を塗布する

❷モノポーラでの施術の場合は、対極板を貼る

❸照射の設定を確認する

❹顔全体、または病変部に照射する

3 フラクショナルレーザー

レーザー機器の専用のハンドピース用いて点状やドット状に照射するものを総称してフラクショナルレーザーといいます（**図3**）。

正常部と照射部が非連続に存在し、面状に照射しているのと異なり、早期の創傷治癒を起こしつつ、完全にかつ十分なダメージ・損傷を与える施術です[1)]。

フラクショナルレーザーには波長によって皮膚を蒸散させるものと蒸散させないものがあります（**表1**）。

ablativeなレーザーの方がダウンタイムは長くなりますが、高

美容医療の知識

皮膚の水分を蒸発させながら焼くような施術の蒸散型と、肌表面は削らずにレーザーの熱によって固めて縮める非蒸散型に分かれます。

表1：**フラクショナルレーザーの波長と代表的な機器**

皮膚を蒸散（組織を加熱、気化）させるablativeレーザー	CO_2（10600 nm）レーザー
	Er：YAG（2940 nm）
	Er：YSGG（2790 nm）レーザー
蒸散させない（熱凝固させる）non-ablativeレーザー	Er：glass（1550 nm）レーザー

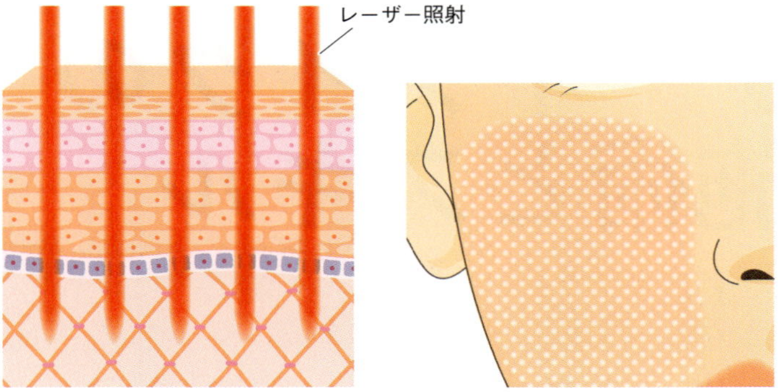

図 3：フラクショナルレーザー照射による皮膚の変化

い効果が期待できます。凹凸の程度、患者さんのダウンタイムの許容度、肌状態によって選択します。

〈手順〉

❶施術部位に外用麻酔薬の塗布する

❷施術部位にレーザーを照射する

❸創傷治癒促進のため創傷被覆材やワセリンなどを塗布する。

4 サブシジョン

サブジション治療は、線維化組織が皮膚を内側から引っぱっているローリングスカーに適応となる施術です。

線維化組織をニードルやカニューレを使用して切り離します（図 4）。皮膚の底上げと再癒着予防のため、ヒアルロン酸等の注入を併用することもあります。

（東　祥子）

アドバンス・メッセージ

ニキビ跡は侵襲度によって患者さんの経過が大きく異なります。施術後の炎症や色素沈着などの副作用もあるため、患者さんが適切な保湿・保護を実施できるよう指導し、異常があればすぐに受診するよう促しましょう。

参考文献

1）宮田成章：イチからはじめる美容医療機器の理論と実践，改訂第 2 版．全日本病院出版会，2021

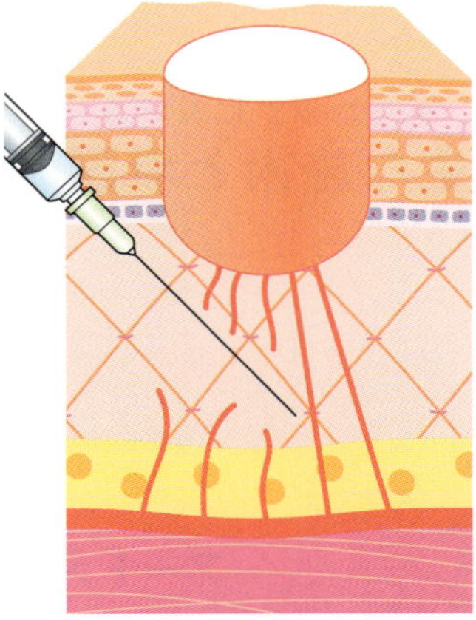

図 4：サブシジョン治療のメカニズム

アートメイクの施術とスキル

Point

- アートメイクは真皮浅層に針などを用いて色素を注入する
- 皮膚疾患があれば適応外になることもあり、合併症のリスクもある
- アートメイク看護師に求められる5つのスキルを知ろう

美容看護師にとってのアートメイクとは

デザインや手技の熟練度によって患者さんの外見に大きな変化をもたらし、直接的に満足度にかかわる。
また、多くの場合、施術は看護師1人で実施するため、急変などの対応も看護師の瞬時の判断を要する。

アートメイクは近年、非常に人気の高まりを見せている領域です。しかし、日本国内でアートメイクを専門に行う看護師の数はまだ少なく、知識や技術においては知られていないことも多い職種です。

正しい知識と技術をもとに、安全に患者さんに満足していただくことが重要となります。

アートメイクの基礎知識

1 アートメイクの目的

アートメイクは、皮膚に針を刺して傷をつけ、専用の色素を用いて着色する施術です。タトゥーの技術を応用して容姿を整えることを目的としており、美容整形の一環とされます。一般には「落ちないメイク」とも言われます。

アートメイクは、人体に元々ある器官への色の追加を意図し、タトゥーは新たに身体に紋様を彫ることを目的にしている点が異なります。

アートメイクは、施術したことによって顔の印象を大きく変え

アートメイクとは日本でのよび方で、海外ではpermanent make-up（PMU）やcosmetic tattooなどとよばれます。

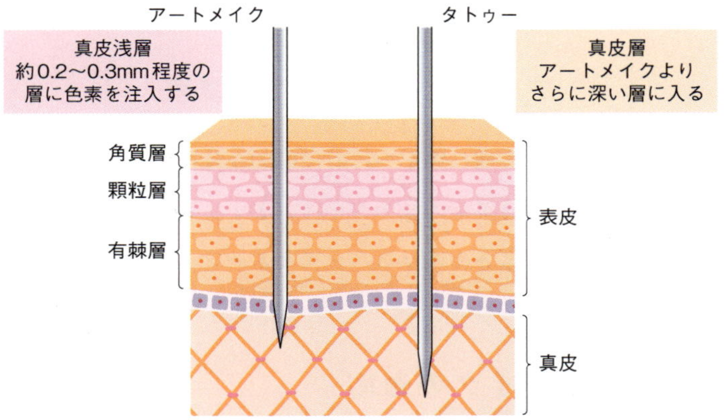

図1：アートメイクの色素を入れる皮膚の層

ることを十分に留意しましょう。

2 アートメイクの色素を入れる深達度

アートメイクはタトゥーよりも浅い真皮層に色を施すことを特徴とします。

色素を入れる真皮浅層は、新陳代謝の影響を受ける部分と受けない部分があるためアートメイクは経年で徐々に薄くなります。しかし、完全に元の状態に戻ることはありません（**図1**）。

3 デザインの注意点

アートメイクのデザインは、形、色、技法の要素を選択することで、総合的に行われます。

施術部位の印象を劇的に変えるため、初回のデザインは非常に重要です。施術箇所は数年に渡って色素が残るため、通常のメイクの形や流行のデザインをそのまま適用してしまうと、簡単に修正できないことを患者さんにも理解していただくことが必要です。

一度入れたアートメイクの除去の希望がある場合には、主にレーザー治療を実施します。アートメイクの除去は、アートメイクを入れる施術より高い費用と時間が必要です。また、完全に消し切ることは難しく、わずかに色が残ることもあります。その点も十分に説明することが重要です。

美容医療の知識

タトゥーでは、真皮層という新陳代謝の影響を受けない部分に着色されるため、時間が経っても色が落ちることはありません。

アートメイクでは、ターンオーバーの影響を受けにくい真皮浅層への着色ですが、徐々に色は薄くなります。

外見を大きく変化させる不可逆的な施術を実施するため、施術者はデザイン力、技術力を常に磨く必要があります。

美容医療の知識

一般にタトゥーで使用される色素は、金属成分の影響で、一度施術をしてしまうとMRI撮影検査を受けることができない場合があります。

現在のアートメイク色素はMRI対応のものがほとんどですが、熱傷や画像検査の乱れの可能性を考慮して医療機関ではアートメイクの有無を確認しています。

アートメイクの適応と禁忌

アートメイクは皮膚に傷をつける侵襲的な施術であるため、皮膚状態によっては合併症のリスクを伴います。看護師は専門的な知識をもって、患者さんのリスクをアセスメントすることが必要です。

1 アートメイクの適応

アートメイクの適応部位には眉毛、唇、アイライン、ほくろ、乳輪乳頭、白斑、傷跡、頭皮などがあります（図2）。

アートメイクが適応となる患者さんは、外見のコンプレックスや、日々のメイクの効率化のためなど、美容目的と医療目的のそれぞれの目的をもって来院します。

アートメイクの施術を受ける患者さんのニーズ

- 眉毛やアイラインが自分で上手く描けない（単にメイクが苦手で描けない人もいれば、加齢や障害で描けない人もいる）
- 加齢により眉毛が少なくなった、唇の色が悪くなってきた
- サウナやマリンスポーツなどの趣味があり、ノーメイクでも綺麗でいたい
- 家事が忙しく時間がなくても綺麗でいたい
- つむじの薄毛をカバーしたい（頭皮アートメイク）
- 乳がん手術後の乳輪乳頭を再建したい

2 アートメイクの禁忌と合併症

以下の条件に該当する人は、アートメイクの施術を受けることができません。施術前のカウンセリングにて、事前にリスクを確認し、施術禁忌の患者さんには、お断りするよう対応します。

①エリア　②パウダーグラデーション　③毛並み　④コンビネーション

図2：**眉毛アートメイクの施術の種類**

アートメイクが禁忌の患者さん

1. **色素アレルギーがある人**
   アートメイクの色素により、腫脹、かゆみ、発赤、滲出液などの症状に悩まされる可能性があります。
2. **重度の糖尿病がある人**
   創傷治癒が遅れるほか、感染症のリスクも高まります。
3. **アトピー性皮膚炎や酒さなどの皮膚疾患が活発な状態にある人**
   刺激により症状が悪化する恐れがあります。
4. **額や眉周りにボツリヌストキシンを注射してから最短でも2週間経過していない人**
   ボツリヌストキシンの効果が出る前にアートメイクを施術すると、大きな左右差が生じる可能性があります。
5. **妊娠中の人**
   長時間仰向けになることや麻酔の使用などが、妊娠中の身体に負担をかける可能性があります。産科の主治医や妊娠合併症により方針が異なるため、予約前に確認が必要です。

アートメイクのトラブルと対応例

1 トラブル例1：唇のアートメイク後の症状

状況：1年前に唇のアートメイクを施術してから、唇のかゆみ、皮むけ、ヒリヒリ感が続いている。

アセスメント：色素に含まれる金属成分や色素成分に対するアレ

美容医療の知識

施術の受けられない事情として、他にも目元の手術の直後には、感染リスクなどをふまえて施術をすることができません。

また、術後の腫れにより正しいデザインが描けないことがあります。

脱脂術、埋没式重瞼術、目元のボツリヌストキシン療法（ボトックス注射）などから1〜3か月おき、完全に腫れが引いてから施術を受けるよう、患者さんに確認しましょう。

美容医療の知識

使用している基礎化粧品や内服薬、サプリメントによっては肌代謝が促進されてアートメイクが定着しなかったり、逆に定着しすぎてしまうことがあります。

患者さんの生活習慣を多角的にアセスメントし、最適解を導けるような知識の習得が必須となります。

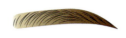

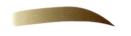

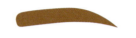

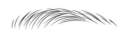

美容医療の知識

アートメイク後のトラブルには、施術による合併症と、仕上がり（でき）によるトラブルがあります。
合併症であれば、医師に報告のもと、迅速な対応が求められます。
仕上がりに関してのトラブルは、単に色素を追加するという選択肢ではなく、その仕上がりになった背景、皮膚や筋肉の変化をアセスメントすることで、原因から改善できるよう医師と相談します。

美容医療の知識

アートメイクと美容外科手術は順番が大事です。アートメイクを入れた後に美容外科手術をすることでアートメイクのデザインが変化してしまうことがあるため、基本的には美容外科手術を実施してから、最後の仕上げにアートメイクを勧めます。

看護ケアのポイント

患者自身が見ている顔と、第三者から見える顔がまったく異なる場合があります。
施術者はデザインを鏡で見せるだけではなく、動画や写真で撮影して客観的に確認してもらうなど工夫して、お互いに納得できるようにデザインを決めていきます。

ルギーの可能性が考えられる。

対応：リップアートメイク用の薬剤除去を行い、皮膚トラブルを解決する。

2 トラブル例2：眼瞼下垂による眉毛の左右差

状況：眼瞼下垂のために生じた眉毛の左右差をアートメイクで修正したが、数ヶ月後に眼瞼下垂が進行し、それに伴ってアートメイクもずれてしまった。

アセスメント：アートメイクの変化には眼瞼下垂がかかわっており、根本的な原因へのアプローチが必要であると考えられる。

対応：眼瞼下垂の左右差を改善しないまま、アートメイクで左右差を揃えてはいけない。この場合は、レーザー除去を実施し、眼瞼下垂の治療をお勧めする。

アートメイク看護師に求められるスキル

アートメイクは、美容と医療の領域が交わる施術であり、看護師がそのスキルを習得することで、患者さんの外見と自信を向上させる重要な役割を果たすことができます。

とくに眉毛のアートメイクは、その技術の入り口として注目されています。以下に、看護師が眉毛アートメイクのスキルを習得する際に必要な要点をまとめました。

1 アートメイクの専門的な知識

眉毛アートメイクの実施には、皮膚の解剖学と生理学、筋肉の運動、加齢による骨格と皮膚の変化など、医学的専門知識が不可欠です。

医学的専門知識に加えて、適切な色彩理論とデザイン論を適用し、顔面のバランスを考える能力が求められます。これにより、看護師は患者さんにとって最も魅力的で適切なアートメイクの選択肢を提供できるようになります。

2 施術の技術と、個別性への対応力

眉毛アートメイクは微細な操作が必要とされるため、極めて注

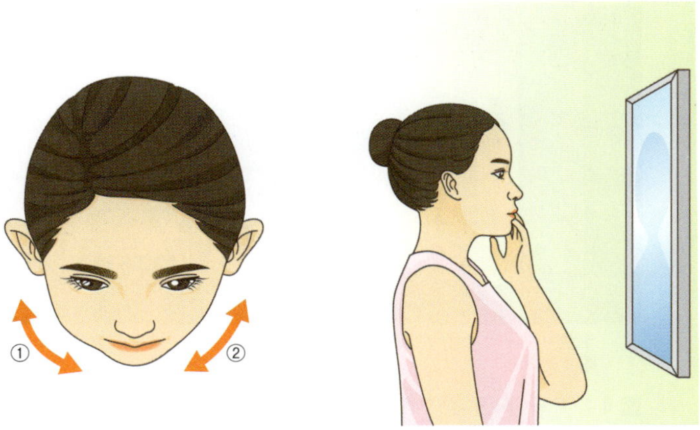

人間の顔は非対称であり、鏡に映る顔は左右反転しているため、患者さんの自己認識と他者から見た顔には相違があることがあります。

顔面には左右差があることが多い例の場合①の方が丸みを帯びている

患者さんが鏡越しに正面から自身の顔を見ると②より①のほうが広く見える

図3：鏡を見たときの顔面の左右差

意深い手腕と高度な技術が不可欠です。

看護師は精緻な手技と緻密なデザインにより、自然な眉の形状や輪郭を再現し、患者さんの容貌を引き立てる責任があります。

それぞれの患者さんは個別の皮膚色と骨格を有しており、加えて他の美容整形や施術（たとえばボトックスやヒアルロン酸注射）の影響を受けている可能性があります。

これらの要因を理解し、さらに加齢による皮膚、筋肉、骨格の変化や将来的な美容施術の可能性を考慮することで、個々の患者さんに適した眉の描き方を展開する技術が求められます（図3）。

3 コミュニケーション能力

アートメイクの施術において、患者さんとの適切なコミュニケーションは、高い満足度を達成するために欠かせない要素です。

看護師は、患者さんの要望を的確に把握し、それを具現化するためのデザインと色調などを的確に患者さんに伝え、患者さんを納得に導くコミュニケーションが必要です。

客観的な判断も交えると、患者さんの理想像をアートメイクで完璧に実現することは困難な場合もあります。コミュニケーションを通して患者さんとアートメイクアーティストの双方が納得できる落とし所に到達することを目指しましょう。

技術的な熟達度が高くても、コミュニケーションが不十分であ

美容医療の知識

加齢により、骨が萎縮したり皮膚がたるむことによってアートメイクのデザインは変化していきます。

アートメイクは一度入れてしまうと引き算のデザインは困難です。

患者さんの要望にすべて応えるようなデザインではなく、経年を考えたデザインを提案する必要があります。

看護ケアのポイント

アートメイクは少し物足りないと感じるのが適度な施術であるといわれています。アートメイク8割、メイクで残りの2割を補完するイメージでいると失敗が少ないでしょう。

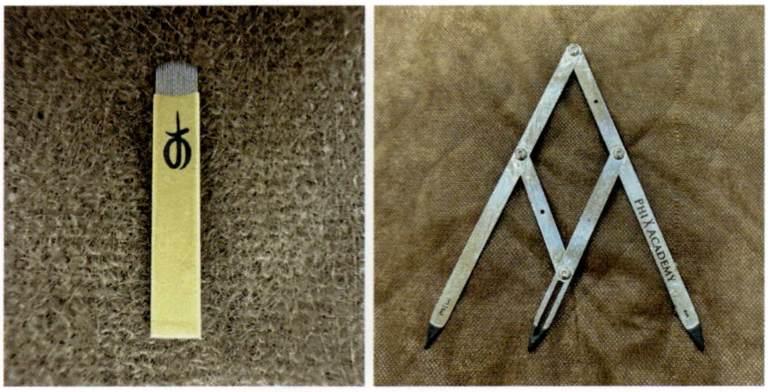

毛並みアートメイク用の彫り道具

黄金比に基づいて眉毛のデザインをするためのコンパス

図 4：アートメイクで使う道具写真

れば、患者さんの不満や苦情が生じる可能性があります。効果的なコミュニケーションはアートメイク施術において極めて重要なスキルであることが理解できるでしょう。

4 安全と衛生の確保

アートメイク施術は医療行為であるため、安全と衛生が最優先されます。

看護師は感染症の予防、清潔な作業環境の確保など、患者さんの健康を保護します（スタンダードプリコーションの遵守）。

5 継続的な学習

美容医療の技術は絶えず進化を遂げています。看護師は、新たな技術やトレンドを学び、自身のスキルを向上させる意欲を持つことで、患者さんに対して最新かつ最高のアートメイクを継続的に提供することができます。

美容医療分野の技術は急速に進歩しており、今の時点で最新である技術も、数年後には過去のものとなることがあります。そのため、常に新しい技術と知識を習得し、それを患者さんに還元する姿勢が求められます。

看護師の多岐にわたる業務の中で、多くは医師の診療を補佐し、その指示に基づいて業務を遂行します。アートメイクも例外ではなく、医師の指導の下で行われる診療の補助の一環です。

医学的な施術については、医師と患者さんとの契約に基づいて実行されますが、個別の患者さんに適したデザインや色彩の選定

看護ケアのポイント

患者さんへのコミュニケーションの例として、
患者：「太めの平行眉にしたいです。」
看護師：「とてもお似合いになりそうです。アートメイクは１回目で土台作りをして２回目でさらに色と形を作るので、まずはいつものメイクより少し物足りないくらいにしておくと、2回目の時に気が変わってしまっていてもデザインの融通が効きます。」

修正の効かないアートメイクで「太い・並行」デザインは御法度です。患者さんの意向を遮らずに適切なデザインの提案をしましょう。

美容医療の知識

2001 年以前には、無資格者による自宅サロンでの営業が頻繁に見られ、感染症などの問題が消費者センターに相次いで寄せられていました。

その後、厚生労働省から数回にわたって声明が発表され、令和５年７月３日時点で眉毛とアイラインを描く行為は医行為であると発表されました[1)]。

このため、正式に医師および医師の指導下で看護師、准看護師、歯科医師のみがアートメイクの施術を行うことができます。

美容医療の知識

使用する物品は医療用に準ずる安全性のある素材の機器を使用します（図 4）。

アートメイクの使用物品は現段階では基本的に海外輸入製品となり、購入には医師免許の提出と薬監証明が必要となっています。

などの合意は看護師の提案が大きな影響を与えます。

（西川嘉一/櫻井グリコ）

アドバンス・メッセージ

アートメイクは顔面の印象に大きな影響を及ぼす要素であり、その結果は長期にわたって持続するため、顔面に直接施す行為は重要な責務を伴います。

アートメイクは、後から足すことはできますが、一度太く、濃くしてしまったものを引き算（細く、明るく）することは難しいです。

アートメイクのデザインは基本的に「足し算で修正できるように」提案しましょう。

参考文献

1) 厚生労働省：医師免許を有しない者によるいわゆるアートメイクの取扱いについて．福島県保健福祉部長あて厚生労働省医政局医事課長通知，医政医発 0703 第 4 号，2023

Chapter 2
8
美容皮膚科、
クリニックにおける
主な施術と看護

脱毛の施術とスキル

Point

- **脱毛の実際の手順と注意点を把握する**
- **看護師は、レーザー施術が禁忌とされる皮膚状態を理解する必要がある**
- **脱毛の処置後の適切な過ごし方を指導できるように理解する**

美容看護師にとっての脱毛の施術とは

レーザーの当て方、出力設定という看護師の技術によって、患者さんへの施術の効果を最大に引き上げることができる。
しかしながら、一歩間違えれば失明、皮膚の熱傷、色素沈着など、大きなリスクを伴う。
安全に、効果のある施術を実施するために、皮膚への専門的な知識と基本的な施術の流れを身につけることが重要となる。

美容医療における脱毛は、エステ脱毛との対比で“医療用脱毛”とよばれています。最大の違いは発毛組織に対して不可逆的な侵襲を与えることです。

レーザー脱毛は、メラニン色素に反応して照射されたレーザーが、毛根の組織を破壊することで発毛を停止させます。

施術者は医療専門職として皮膚合併症のリスクを管理し、技術者としてていねいに漏れなくレーザーを照射することが重要となります。この章で、押さえておくべき知識と施術の流れを理解しましょう。

医療用脱毛の適応

医療用脱毛は、レーザーにより皮下にある発毛組織を破壊するため、次のような場合には施術が実施できないことがあります。

医療用脱毛が実施できないケース

- 日焼けや外傷などで皮膚に傷がある場合
- 敏感肌での肌荒れ、炎症などがある場合
- 持病や内服、予防接種後、妊娠中の場合

脱毛ができないケースについては、視診や触診ではわからない内容も含まれるので、看護師がそれらのリスクを把握したうえで、ていねいに問診を行うことが重要となります。

レーザー照射の事前準備

患者さんが来院してから、実際の照射をするまでに、その日の患者さんの肌の荒れや傷、日焼け歴などを確認し照射の準備をします。

施術の効果を最大限に引き出すために、ていねいにアセスメントしてケアにあたりましょう。

1 施術部位のシェービングの確認

レーザー脱毛を受ける際には、患者さん自身による施術前日のシェービングが必要です。正しいシェービングは、照射の効率性を高めるだけでなく、肌へのダメージを軽減するため、看護師は施術時に、適切なシェービングが行われているか、確認しましょう。

また、患者さんの手の届きにくいか所などに剃り残しがある場合、電気シェーバーを用いて処理します。

レーザー脱毛においては、毛根に存在する発毛組織を残しておくことが重要になるので、施術前のムダ毛処理には、必ず電気シェーバーかカミソリを使用していただきましょう。

2 施術部位のデザインとマーキング

身体の広範囲な施術などの場合、施術部位を複数のブロックに区分けしてマーキングを行います。マーキングは照射漏れを防ぐために重要で、とくに表裏の境目やパーツの切り替わりに注意が必要です。

連続した照射を実施するため、ハンドピースの大きさと形状に合わせて形状を考え、マーキングしましょう。

また、一部の部位においては脱毛する箇所としない箇所（体毛を残すか所）をデザインすることが必要になります。一般にデザイン可能な部位には、もみあげ、額、眉上、うなじ、VIO（ビキ

美容医療の知識

日頃から毛抜きやワックス、除毛クリームなどを使用してムダ毛処理をしている場合、施術の2か月以上前からその処理を中断する必要があります。

これらの処理方法は毛根を取り除く可能性があるため、レーザー照射後に効果を得ることが難しくなります。

美容医療の知識

シェービングは、毛の流れに逆らうようにして、肌に対して鋭角か直角になるように電気シェーバーをあてて剃っていきます。

長い毛は、はさみでカットしてから、電気シェーバーを使用します。

シェービングは、施術前日が最適です。前日に行うことで、肌を休ませながら、毛が適度に伸びすぎない状態で照射を受けることができます。

看護ケアのポイント

VIOのデザイン

Vラインのデザインには逆三角形、卵型、スクエア型、ナチュラル型などがあります。

Iライン（小陰唇周り）とOライン（肛門周り）は肌がデリケートなため、処理が難しい部位です。とくに小陰唇の部分は、直接電気シェーバーを当てないように注意します。

ニライン）が含まれます。

デザインを希望する場合、シェービング後に患者さんに目視で確認していただき、理想となる仕上がりを目指します。

3 レーザー照射前の確認事項

顔や身体に化粧水、保湿剤以外の製品が塗られていないか確認します。日焼け止めが塗られている場合は拭き取っていただきます。

アクセサリーや時計など、照射の妨げになるものは外していただきます。取り外せないアクセサリーがある場合、できる限り照射できる範囲で施術を行い、当てられない部分があることを患者さんに伝えます。腕時計や指輪、アクセサリーをつけた状態で汗をかいた部位を照射すると微量の金属が焼灼されて色素沈着を起こすことが多いので、十分に注意します。

4 ジェルの塗布

照射を行う部位にジェルを均一に塗布します。ジェルは肌に滑らせるように塗ります。

ジェルが不足していると、疼痛が増すだけでなく、連射中に同じか所に熱が加わり、熱傷のリスクが高まります。とくに側面や骨の関節部分でジェル不足が起こりやすいため、ジェルがしっかりと塗布されていることを確認します。

看護ケアのポイント

全身を照射する場合、身体が冷えないように温めたジェルを使用します。ただし、VIO部位は疼痛が出やすいため、冷却効果をかねて常温のジェルを使用します。

5 照射位置とベッドの調整

患者さんの頭上に立ち、顎下の確認と照射を行いやすいようにベッドの位置を調整し、照射範囲を事前に確認します。

施術に際して、誤照射が起きないよう環境整備を行います。とくに顔は頭髪、眉毛、まつ毛など、脱毛を望まない部位が含まれており、誤照射のリスクが高まります。これらの部位に誤ってレーザーを当てると、患者さんの希望しない仕上がりの原因になります。

6 アイガードの装着

顔照射時には専用のアイガードを使用して患者さんの目を保護しましょう。これは、眩しさの軽減や目にレーザーが当たること

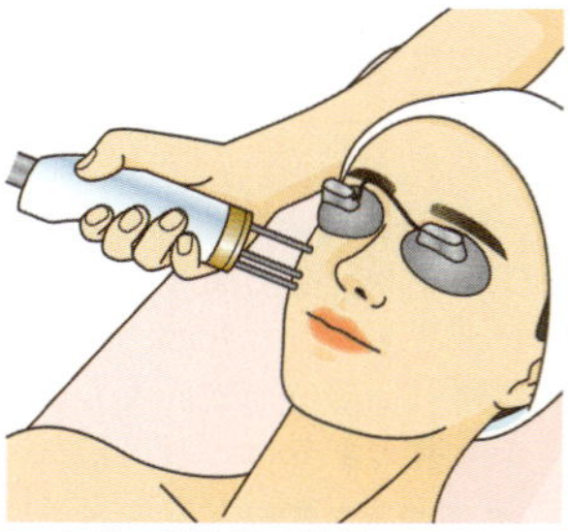
アイガード装着の様子

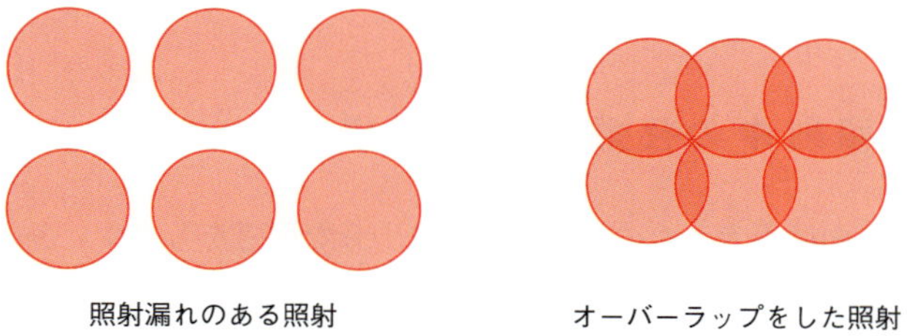

図1：照射漏れとオーバーラップ

による失明や視力低下のリスクを予防するためです。

アイガードをしていても、一部の部位でレーザーの眩しさを感じることがあるため、患者さんに説明しましょう。

施術中には、患者さんに目をしっかり閉じた状態で、目線を照射位置と反対に向けていただくように声掛けしましょう。

照射中のテクニック

患者さんへの準備が整ったら、実際にレーザー照射をしていきます。レーザーの種類や出力についてはここでは細かく触れませんが、共通して活用することのできる、看護師として必要な技術を理解しましょう。

1 照射開始時の痛みの確認

広範囲の施術では、連続した照射を開始する前に、1ショットの照射を行い、必ず疼痛を確認します。疼痛が強い場合は、出力を調整するか、麻酔クリームや笑気麻酔などの使用を検討しましょう。

2 照射面とジェルの確認

脱毛のレーザーは、照射面と冷却機能面とが異なるため、照射範囲と肌の触れる面に差があります（→ p.178：医療用レーザーの基礎知識）。

照射する際には、照射漏れが発生しないよう重ねて打ち、オーバーラップといいます。基本的には数回はオーバーラップをしながら照射するよう意識します（**図1**）。

連続照射の際の照射速度と手を動かす速度、列の重なりを考慮

看護ケアのポイント

レーザー照射の折り返し部分では熱が溜まりやすく、疼痛が強くなります。そのため、折り返しの際にはハンドピースの移動速度をやや速めることで熱の蓄積を軽減します。

看護ケアのポイント

脱毛機器の本体から遠い部位を照射する場合、機器のホースが患者さんの身体に当たって不快感を与えないよう、ハンドピースの位置に注意します。

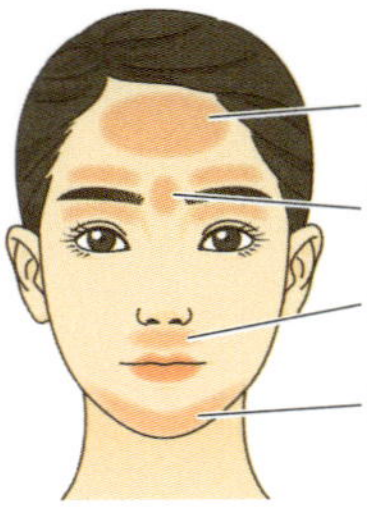

図 2：脱毛で痛みが出やすい顔面の部位

看護ケアのポイント

くすぐったさや痛みによる患者さんの体動が大きい場合、必要に応じて休憩を提案します。患者さんの快適さを最優先に考えましょう。

しましょう。

3 照射中の疼痛管理と声掛け

照射中は患者さんの疼痛や熱感に十分な配慮をします。各部位で疼痛や熱感の感じ方は異なるため、患者さんの感受性に合わせて声掛けをします。

とくに毛質がしっかりした部位や関節周囲、骨に近い部位は疼痛や熱感が出やすい場所です（図 2）。

疼痛が強い場合に備え、事前に声掛けをし、無理に我慢しないように伝えます。強い疼痛は、熱傷などの肌トラブルの疑いや、体動による照射漏れのリスクが高まるため、必要に応じて施術を中断し、医師に相談をしましょう。

照射後の看護ケア

1 ジェルの拭き取り

照射が完了したら、タオルを使用してジェルを拭き取ります。適宜タオルの面を変え、ジェルが再度肌に触れることがないように、ていねいに拭き取ることを意識しましょう（→ p.142：タオルの基本操作）。

看護ケアのポイント

VIO 部位は衛生上の観点からティッシュでジェルを拭き取ります。

2 マーキングの処理

照射後、マーキングが残らないように注意して拭きとりましょう。ただし、照射直後に強く擦ることは肌に負担をかけ、肌トラブルの原因になることがあります。

皺になりやすい部位や乾燥している部位では、マーキングが残る可能性が高いことを患者さんに説明しましょう。また、水溶性のペンでマーキングを行っているため、気になるか所があれば、患者さんに濡らしていただくとマーキングが落ちることを伝えましょう。

看護ケアのポイント

マーキングの拭き残しには注意しましょう。

とくに夏場など、肌が露出する季節には、マーキングが残っていると患者さんが不快になる可能性があるため、注意が必要です。

3 施術後の冷罨法

施術後、肌のほてりが気になる場合は、保冷薬をあてたり、清潔なタオルを肌に乗せて軽く冷やすことができます。過度な冷却は避けましょう。

照射後の日常生活における注意点

レーザー施術ごとに、熱破壊式はメラニン色素に強く反応し、濃く太い毛に対して効果的で、蓄熱式はメラニン量に左右されにくく、産毛などにも適しています。

どちらの照射方法を選んでも、最終的な脱毛の効果には大きな違いはありませんが、痛みの感じ方や経過は、肌質や毛質によって個々に異なります。

脱毛レーザーの施術後には、皮膚はダメージを受けている状態となるため、患者さんが自身で適切な管理をできるよう、指導することが必要となります。

1 脱毛施術後の経過

施術から2〜3日は照射部位に痛みや赤みが残ることがありますが、ほとんどの場合は自然に回復します。

違和感が続く場合は、熱傷や毛嚢炎などの肌トラブルの可能性があるため、クリニックで相談しましょう。

このようなケアと注意点に従うことで、レーザー脱毛の施術後に快適で健康的な肌を保つことができます（**表1**）。

美容医療の知識

エステサロンでは、光脱毛やIPL脱毛など、光を照射して一時的に毛が生えないようにする「抑毛」が行われます。

一時的な抑毛効果が期待できますが、半永久的な脱毛は難しいのが特徴です。施術者は医療従事者ではなくてもよいのが、大きな違いになります。

表1：脱毛施術後の日常生活での注意点

注意点	対応
肌への刺激	照射後は肌を強く擦ったり、刺激の強い製品の使用を控えてもらいます。
入浴	当日はシャワーのみで、入浴は翌日からにしていただきます。炎症を増悪させないように、当日は激しい運動やサウナ、飲酒など、血行を促進する行為は避けてもらいます。
シェービングと毛抜きの使用	シェービングは照射の翌日以降に炎症が沈静していれば可能です。毛抜きの使用は控えていただきます。
保湿	照射後の肌は乾燥しやすいため、保湿を促します。乾燥から湿疹を起こして肌トラブルで来院される方も多いです。とくに入浴後には保湿を行います。ふだん使っている基礎化粧品を使用するのが理想的です。アルコールやメントールが含まれる製品は刺激が強いため避けます。
紫外線	施術直後に日焼けをすると色素沈着を誘発するため、紫外線対策をします。施術後数日間は、SPFやPAの値に注意し、肌にやさしいサンスクリーン剤を使用してもらいます。
メイク	顔の照射後、通常は当日からメイク可能ですが、クレンジングは優しくしてもらいます。

2 炎症の悪化への対応

医療脱毛の後、肌は炎症を起こしており、赤み、腫れ、かゆみ、ほてり、ひりつきなどの症状が現れることがあります。これらは通常2日以内で収まることが多いです。3日以上経過しても症状がみられるときは医師の診察を促します。

症状に応じて抗ヒスタミン薬の内服、ステロイドの外用、症状が毛孔を超えて局面になっている、隆起している場合はステロイドの内服（PSL 0.2〜0.4mg/kg）が有効です。治療が後手になると色素沈着を誘発するため、早期の投薬を心がけます。

脱毛施術における注意点と禁忌

脱毛の施術は、レーザーの照射によって皮下にある細胞を破壊することを目的にしているため、皮膚の状態によっては重大な合併症を引き起こすリスクがあります（**表2**）。

施術の際に患者さんの皮膚状態を観察し、必要があれば医師の指示を仰ぐことも看護師の重要な役割になります。

1 ホクロへの脱毛施術

ホクロ（色素性母斑）は色素を含んでいるため、色素に反応する脱毛レーザーを照射することで影響がでます。脱毛レーザーもシミ取りレーザーと同様の波長を用いているため、照射に伴いホクロを焼灼します。

ホクロへの照射は、次のようなリスクがあることを患者さんに説明し、了承を得てから照射を行います。

ホクロを避けた施術の際には、照射を避けるホクロの辺縁の毛は残存することを説明しましょう。

ホクロへの照射に伴うリスク

- 一時的な赤みを伴う
- 色調が濃くなる、薄くなる
- 反応の過程で痂皮が形成または脱落することがある

美容医療の知識

タトゥー、アートメイクの方が該当の部位の脱毛を希望する場合は、針脱毛であれば適応であると伝えましょう。

小さいホクロ、平坦で色調の薄いホクロは、照射可能とされています。

また、大きいもの（直径5mm以上）、色調が極端に濃いもの、隆起したもの、近日に形態の変化があるものは、皮膚腫瘍の観点から脱毛施術においては照射を避けることが望ましいと考えられます。

表2：皮膚の症状と照射の注意点

症状	判断基準	リスクと合併症
日焼け	基本的に照射は避ける	・2週間以内の熱傷は、熱傷になるリスクが高い
ニキビ	基本的には可能	・照射した場合に、炎症により一時的にニキビが増悪する、治癒が遅れる場合がある
色素沈着	膿疱の状況によってはニキビ治療を優先する（→ p.173: ニキビ）	・熱傷のリスクがある
タトゥー・アートメイク	出力を調整して実施	・乳輪はとくに熱傷リスクと硬毛化リスクがあるため、針脱毛を推奨する
肥厚性瘢痕・手術痕	照射は避ける	・色素に反応して照射するため、熱傷や変色のリスクがある
蒙古斑・母斑	近日の形態変化がないものは照射可能	・一時的に炎症が出る可能性があるため、説明のうえで了承を得る
ケロイド	ケロイド体質の場合、レーザー照射は原則禁忌	・ケロイド自体を刺激することで肥大化させるリスクもあるため、避けて施術を行う ・肥厚性瘢痕は照射は可能だが、近日に形態に変化があるものは避けることが望ましい
先天性のアザ	赤アザ、茶アザは照射可能	・青アザへの照射避けることを勧め、照射希望が強い場合は濃くなるケースが多いことを説明する
白斑	近日に形態の変化がないものは照射可能	・照射により拡大する可能性を説明し、了承を得てから照射する
内出血	退色傾向にあるものは照射可能	・照射中の熱感、炎症を起こすことによる治癒の延長があることを説明する
アトピー	基本的には照射可能	・施術後に炎症が生じること、表皮への損傷は少なからずあるため、平常時よりも保湿を行うこと、処方された外用薬の使用を促す ・かきむしり、傷になっている部位は避ける
埋没毛	照射可能	・毛が焼灼、膨化して一時的に目立つことを説明する ・炎症も強く出る ・照射に伴うポップアップで埋没毛が治癒するケースも多い ・シェービングをすると埋没毛になりやすいため、できるだけ控えてもらう
ボルト	基本的に照射不可	・レーザーが金属に反応する可能性を説明してリスク了承で施術する ・可能であれば治療先の主治医の許可をもらうとよい
カミソリ負け	小さな擦過傷は施術可能	・炎症の増悪、治癒が遅くなる可能性を説明する ・ステロイド外用薬を当日のみ使用すると治癒がよい
大きな切創や傷	照射不可	

看護ケアのポイント

夏の紫外線の多い季節では、患者さんも気づかないうちに日焼けをしている場合があります。医師の指示のみでなく、看護師は自らの目で見て、出力が適切か確認しましょう。

2 脱毛施術の事故対策

事故の予防として、フィッツパトリックのスキンタイプに基づいて医師が照射の指示を出します（→ p.28）。院内で機械設定のマニュアルを作成することで、大きな事故を防ぐことができます。

また、波長を変えても、出力を下げても、パルス幅を延長しても、冷却時間を長くしても熱傷になるときはなることを理解しておきましょう。（林　隆洋）

アドバンス・メッセージ

脱毛の施術は、患者さんと使用する機械によって、技術を深めることができる領域です。しかし、看護師の出力設定１つで、その後も残り続ける傷ができてしまうリスクがあります。

患者さんの身体の安全を確保しながら、最大限の効果を得られる出力で施術ができるよう、常に基本的な動作を意識して技術を習得しましょう。

column

臨床写真のSNSでの扱いについて

●美容医療におけるSNSの活用

近年、美容医療における集患ツールとしてSNSが大きな役割を担っており、それに伴いSNS上での美容クリニックならびに美容外科医のアピール合戦が激化しています。

誰もが、さまざまな手段を使っていかに自らの美容サービスが優れているかをアピールしているわけですが、残念ながらなかには不誠実な方法を採用しているものも散見されます。

たとえば、「臨床写真の撮影（→ p.136）」の項でも説明するように、施術前後で微妙に顔の角度や縮尺を変えて術後がよりよく見えるような写真を使用したり、上腕の脂肪吸引において故意に腕が太くまたは細く見えるような体勢で撮影したものを使用したり、といった具合です。

●不適切な写真は患者さんを騙す行為

われわれ専門職から見れば一目瞭然で不適切な写真であるとわかるものの、美容医療の知識の少ない患者さんには見分けがつかずに、写真のままに施術の効果を得られると信じてしまう可能性があります。

さらに悪質なものでは、臨床写真を画像編集ソフトで加工して使用してしまっているものもあるそうです。これらは患者さんを騙す行為であり、厚生労働省が定める医療広告ガイドラインにも違反しています。[1)]（施術前後の比較写真をインターネット上に掲載することに関しても諸条件があります）

●医療者のモラルが大切

今後は美容看護師の個人でのSNS発信もより一般的になるかと思います。本書を読んでいる皆様は、ぜひとも正しい臨床写真を使用し、誠実な情報発信を心がけてください。　（新行内芳明）

参考文献

(1) 厚生労働省：医業若しくは歯科医業又は病院若しくは診療所に関する広告等に関する指針（医療広告ガイドライン），p6,（2024年4月閲覧）

埋没手術の実際と看護

Point

- 埋没式重瞼術は瞼の内側を糸で固定し、二重を作ります
- 手術の流れと看護師の役割りを理解しよう
- 術後合併症やダウンタイムについてアセスメントと患者指導を学ぼう

美容看護師にとっての埋没手術とは

埋没手術における看護師の役割は、術中介助と術前後の患者のケアになる。手術の流れやリスクを理解したうえで、医師に合わせて介助をできるよう、学習することが望ましい。

一般に二重整形とよばれる重瞼術（じゅうけんじゅつ）には埋没式と切開式があります。その中でも侵襲の少なさとダウンタイムの短さから、現在症例数が多いのが埋没式重瞼術であり、埋没手術とよばれています。ここでは、埋没手術について理解し、重瞼術の流れを把握しましょう。

埋没手術の基礎知識

1 埋没式重瞼術の特徴

埋没式重瞼術（じゅうけんじゅつ）は、手術の手技が比較的簡単であり、腫れも少なく、ほぼシミュレーション通りの結果が得られるため、日本国内では最も多く行われている美容外科手術です。一方で、二重の固定力は日に日に弱まっていく傾向があります。遅かれ早かれ後戻りしてしまう治療です。

また、腫れは少ないとはいっても術直後から数日は腫れぼったい状態が続く場合も多く、麻酔の注射に伴う皮下皮内出血が生じると消退まで時間を要する場合もあります。そのため、決して“まったく腫れない”“人に気づかれない”ような手術ではないこ

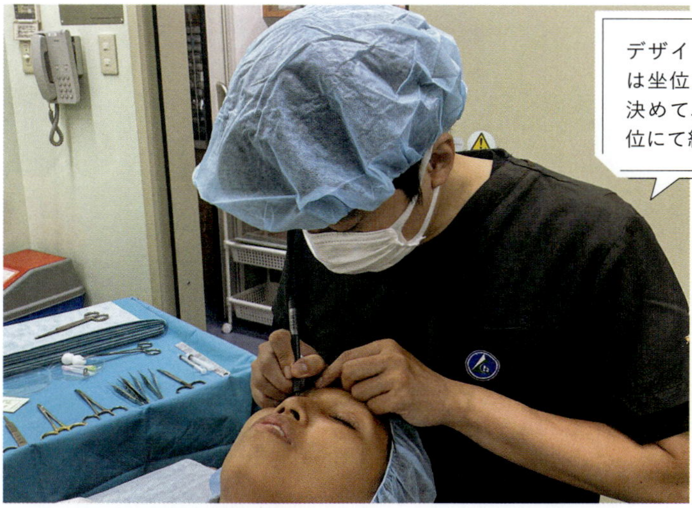

デザインの様子、まずは坐位で幅や形などを決めて、そのあと仰臥位にて細かく調整する

図 1：埋没式重瞼術のデザイン

とは、患者さんにも理解してもらう必要があります。

2 埋没式重瞼術の手術の実際

手術方法に関しては、施設や術者ごとにさまざまな工夫がされているので、施設ごと医師ごとに手術に必要な物品や手術の流れを把握する必要があります。

埋没式重瞼術の利点はシンプルで、トラブルが生じた場合は容易に糸を抜去できる点にあると考えています。そのため、筆者はデザインや通糸もできるだけシンプルに行うように心がけています。

非常にシンプルな手術であるとはいえ、デザインの結果が直接手術結果に反映されるため、正確かつていねいにデザインと手術を行うことが重要です（図 1）。

3 埋没手術の適応

二重形成を希望する多くの患者さんが治療対象になります。また、40 代以降の中高年の場合も、皮膚のたるみの改善を目的として行われる場合もあります。

一方で、皮膚のたるみが顕著な場合や、ブジーシミュレーションでうまく二重が形成されないような場合だと、比較的早期に後戻りする可能性が高く、切開による方法などがよい適応となる可能性が高くなります。

美容医療の知識

ブジーとは、金属製の細い器具で、二重の幅の確認や術前のシミュレーションに使用します。

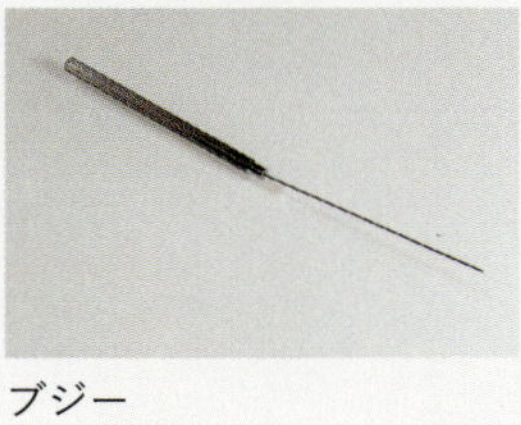

ブジー

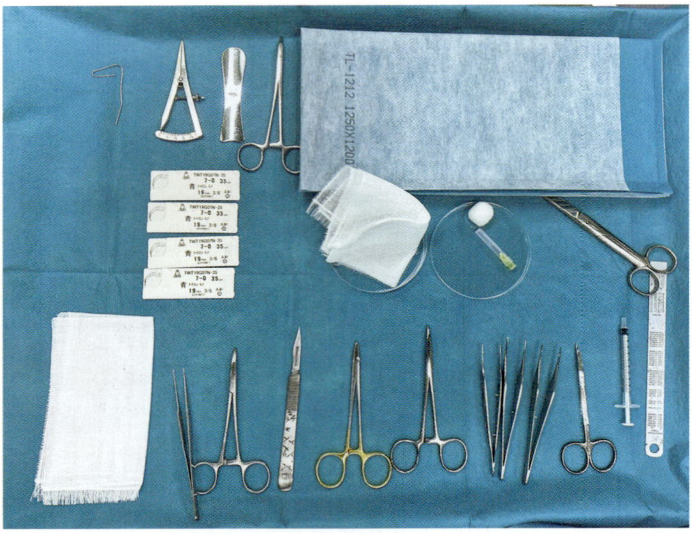

図2：埋没法に用いる手術器材の一例

埋没手術の準備

1 麻酔と術前準備物品

手術は短時間で行うことが可能であり、侵襲も少ないため、**覚醒した状態で局所麻酔下**にて行われる場合がほとんどです。眼球に近い部分を針で通糸するため、不意な体動などの可能性がある静脈麻酔は不適切です。

麻酔液は局所の腫れや出血を抑えるために血管収縮薬であるエピネフリン含有の麻酔液を使用する場合が多いです。局所麻酔に用いる針も30G（ゲージ）もしくはそれ以上に細い針を使用します。

ほかにも、手術に必要な物品を清潔台に図に示すような物品を用意しておきます（**図2**）。とくに生理食塩水と麻酔液に関しては、いずれも無色透明なため肉眼での判別は不可能なので、取り違えなどのないように十分注意が必要です。あらかじめ用意しておく場合は、シールなどで容器にラベリングをしておきましょう。

美容医療の知識

埋没手術では、笑気ガスを吸引し、麻酔が効き始めてから局所麻酔の注射を行うことが一般的です。注射は皮膚と粘膜の両方に実施します。

細い針で注射する場合、注射時にシリンジと針の接続部位に強い圧力がかかるため、針とシリンジをしっかりと接続しておきましょう。もしくはロック付きのシリンジで準備をしておくとよいでしょう。

2 手術デザインの実際

坐位にて手術のデザインを行います。患者さんに鏡を持ってもらい、医師はペンとブジーを用いて、患者さんの希望する二重の幅や形を患者さんと共有します。

埋没法は適切に行えば手術デザインとほぼ同様の手術結果になるため、正確なデザインはとても重要です。正確なデザインを行うためには、瞼や前額に力が入らない状態で、鏡とまっすぐ正対した状態で行う必要があり、看護師は患者さんをリラックスした状態に保ちつつ、正しい姿勢をサポートしましょう。

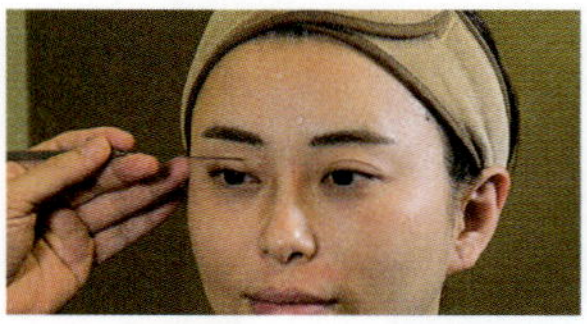
ブジーシミュレーションの様子

3 デザイン後の対応

デザインが終了したら、患者さんに仰臥位になってもらい、消毒、覆布（ドレープ）にて清潔な術野を準備します。とくに目周りの手術を行う場合は、使用する消毒薬が粘膜に使用しても問題ないものであることを確認しましょう。

これらの準備は患者さんが不安にならないように、その都度声掛けをしながら進めましょう。

看護知識の再チェック

覆布はさらさらとした吸水面が表、つるつるとした撥水面が裏となります。

術野の確保の際には、表面が施術者に向くように準備をしましょう。

埋没手術の手順

1 麻酔時の対応

まずは、皮膚側と結膜側に局所麻酔注射を行います（図3）。このとき、痛み刺激による流涙が生じることもあるので、介助に入る看護師はガーゼでやさしく拭います。

また、その際に、皮膚を強く擦ってデザインが消えたり薄くなったりしないように注意しましょう。

2 切開時の対応

11番メスにて針糸を通糸する箇所に切開をおき、皮膚から結膜（もしくは瞼板）、そして皮膚へと針糸を通していきます（図4）。看護師は、角膜板保護板を眼球と眼瞼のあいだに差し込み、眼球を保護するとよいでしょう

保護板を使わない医師もいますが、医療安全の観点により、使用することが望ましいでしょう。

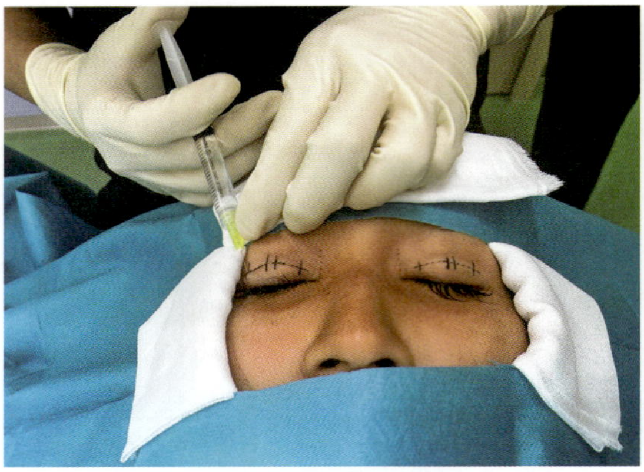

図3：皮膚側の局所麻酔注射の様子

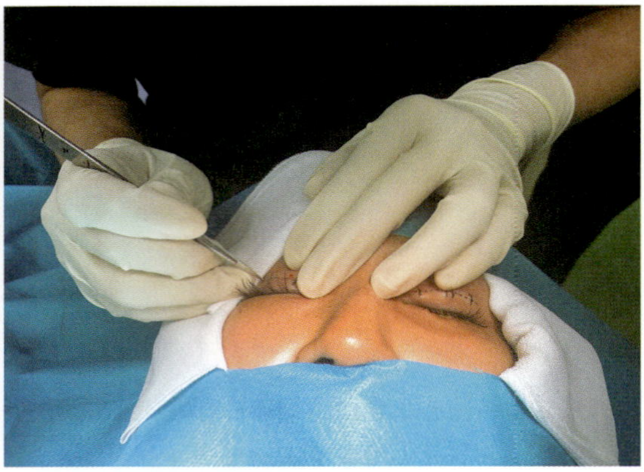

図4：針糸を通す様子

美容医療の知識

埋没は、その結紮の位置により挙筋法と瞼板法の2種類に分けられます。術式の違いを理解したうえで、医師の補助を行いましょう。

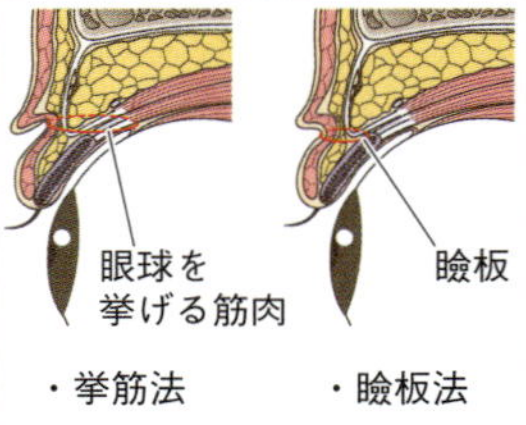

③ 結紮の対応

左右のデザインした箇所に針糸の通糸が終了したら、結紮（けっさつ）していきます（図5）。結紮の強さが一定になるように、結び目の箇所にブジーを挟んで結ぶ場合があります。

結紮が完了したら、糸を短くカットして皮下に埋め込みます。この際、多くの針糸がカットされてフリーの状態になるので、針が術野からなくならないように注意して管理しましょう。

④ 手術の終了

すべての糸の結紮、皮下への埋め込みが完了したら手術は終了となります（図6）。安静とクーリングを行い、医師の確認が終了したら患者さんは帰宅となります。

埋没手術の術後管理

瞼はなるべく触らないように、擦らないように指導します。また、埋没部位は洗顔時などに流水では流して、綿棒などで軟膏をやさしく塗布してもらいます。これを数日行ってもらいます。

通糸した箇所は早い段階で治癒しますが、炎症後色素沈着を生じる可能性はあるため、日焼けなどはしないように注意するよう促しましょう。

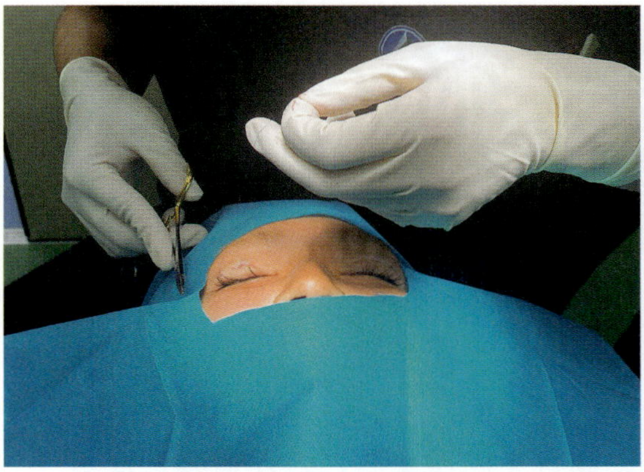

図5：糸を結紮して皮下に埋め込んでいる様子

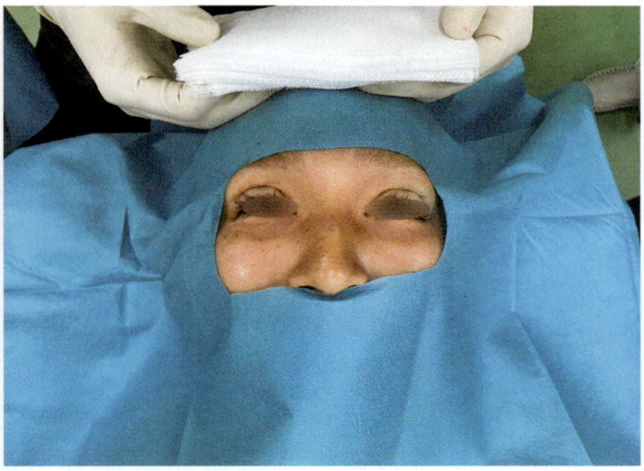

図6：手術終了直後

① ダウンタイムの患者指導

侵襲が少ない治療のため、術後の痛みは問題がないことがほとんどです。腫れや痛みがある場合は、鎮痛薬の内服で対応します。

一方で、腫れに関しては、麻酔液や皮内皮下出血による腫脹は少なからず生じます。決して、まったく腫れない治療ではなく、二重の形態の完成までに少なくとも数日程度は要することは伝えておきましょう。

② 合併症への対応

合併症もほかの美容外科手術に比べると頻度はまれで、厳密な術後管理は不要な治療ですが、糸の感染や露出などはしばしば生じます。赤みや腫れの増悪があれば早めに相談受診してもらうように伝えておきましょう。

また、きわめてまれですが、眼瞼痙攣（けいれん）などの治療が困難な合併症が生じる可能性があることも術前に伝えておきましょう。

（朝日林太郎）

アドバンス・メッセージ

埋没式重瞼術は、患者さんの意識のある中で行われます。看護師が手順などを何度も医師に確認すると、患者さんの不安を煽ってしまうので、事前に手術の流れと介助については繰り返し学習して理解をしましょう。

脱脂手術の実際と看護

Point

- 経結膜脱脂術は看護師が的確に術野を確保することが重要となる
- 手術の流れを把握することで、介助へのイメージをしよう
- 術後合併症やダウンタイムについてアセスメントと患者指導を学ぼう

美容看護師にとっての脱脂手術とは

美容外科クリニックにて症例数の多い施術であり、医師の細かな施術にあたり、看護師が術野の確保などの介助にあたる。
全体の流れを把握したうえで、どう補助することが望ましいのか、理解しておくことが必要となる。

経結膜脱脂術の基礎知識

1 経結膜脱脂術の実際

経結膜脱脂術（脱脂術、切らないクマ取りなどといわれる場合もある）は、下眼瞼（かがんけん）の結膜を切開して、眼窩（がんか）脂肪の減量を行い、眼窩脂肪による突出とそれにより生じる「影クマ」を改善する治療です（図1）。

手術の侵襲は少なく、局所麻酔で手術は可能であり、比較的手技も簡便なため、二重埋没手術と同様に、現在多くの美容外科クリニックで行われている手術の１つです。

2 経結膜脱脂術の選択

クマたるみの治療方法として広く行われている経結膜脱脂術ですが、すべてのクマたるみに最適な選択肢ではありません。クマの原因が眼窩脂肪の突出でないケースや、皮膚のたるみが強いケースにおいては、治療によりよい変化が生じないばかりか、凹みなどネガティブな変化が生じてしまいます。

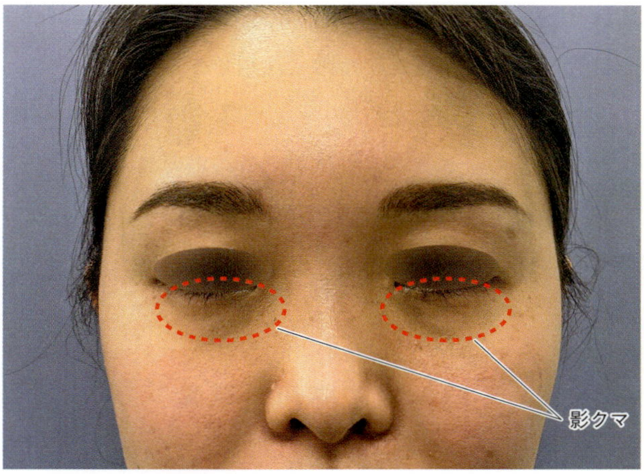

図1：施術前の影クマ

また、一度切除してしまった眼窩脂肪を元の状態に戻すことは、あらゆる治療を行っても難しいため、手術適応を適切に見極めることや、過剰に脂肪の切除を行わないように注意することが重要です。

より高齢になるほど、皮膚切除を伴う治療や、眼窩脂肪移動術が適切である傾向にあります。簡便な手術であるからといって安易に治療を提供することは控えるべきで、手術適応をしっかりと医療者側で見極めたうえで治療を提供する必要があるのは言うまでもありません。

また、皮膚切開を伴わず比較的ダウンタイムは短い治療ではありますが、腫れの経過は個人差があります。まれに皮下出血や結膜出血が遷延する場合もありますので、そのリスクについても患者さんに情報提供する必要があります。

3 脱脂手術の適応

眼窩脂肪による突出があり、比較的皮膚のたるみの少ない患者さんがよい適応になります。20代から30代の患者さんに多く行われる手術です。

一方で、皮膚のたるみが顕著で、頬の下垂があり、眼頬溝の凹みがあるケースに関しては、脱脂を行うことで中顔面が大きく凹んでしまいよい変化が得られない場合が多いため注意が必要です。

美容医療の知識

眼窩脂肪移動術は、影クマの原因になっている脂肪を移動させて固定することで、くぼみ、たるみ、ふくらみを解消し、影クマを改善する施術です。

皮膚の切開位置によりハムラ法、裏ハムラ法があります。

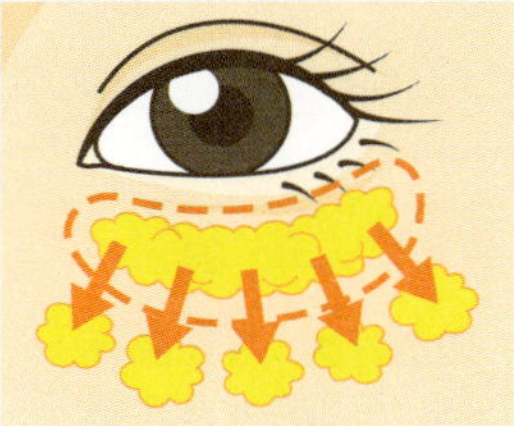

美容医療の知識

ミッドチークラインは一般には“ゴルゴライン”と呼ばれ、影クマよりもさらに下、目頭から頬にかけて斜めにできるくぼみを指します。

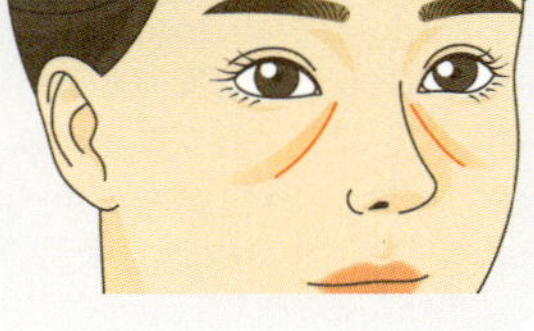

また、下三白眼傾向の患者さんは、脱脂を行うことによりその傾向が顕著になる可能性があるので注意しましょう。

昨今では「切らないクマ治療」として多くのクリニックで提供されている治療ではありますが、適応外の患者さんに治療することによる不満足や修正も非常に多く発生しています。万人にとって適切な手術では決してないことをよく理解しておきましょう。

経結膜脱脂術の準備

1 麻酔と必要物品

手術は埋没治療などと同様に短時間で行うことが可能であり、侵襲も少ないため、覚醒した状態で局所麻酔下に行われる場合がほとんどです。下眼瞼の皮膚と結膜を牽引する筋鈎と、止血用のモスキート鉗子、バイポーラは必須です。

2 脱脂部位の観察

皮膚側を切ることはなく、切開のデザインなどは不要ですが、坐位にて眼窩脂肪の突出の程度や部位をよく観察しましょう（図2）。

下眼瞼の眼窩脂肪は3か所のコンパートメント（部屋）に分かれていますが、とくに外側の脂肪を除去するかどうかを術前の観察で判断します。一度除去した眼窩脂肪は戻すことはできないので、不用意な除去は禁物です。

患者さんに仰臥位になってもらい、消毒、覆布（ドレープ）にて清潔な術野を準備します。上眼瞼睫毛は術野に重なるので、滅菌されたテープで上眼瞼に固定しておくとよいでしょう（図3）。

経結膜脱脂術の手順

1 麻酔時の対応

眼瞼結膜に局所麻酔注射を行います。眼窩下神経ブロックを併用する場合もあります。十分に麻酔が効いていることを確認後

看護知識のおさらい

筋鈎は、手術時に皮膚や組織を牽引し、術野を確保するために使用します。

先端部分の幅、深さによってサイズが異なるため、術式や医師の方針に沿って準備をすることが重要です。

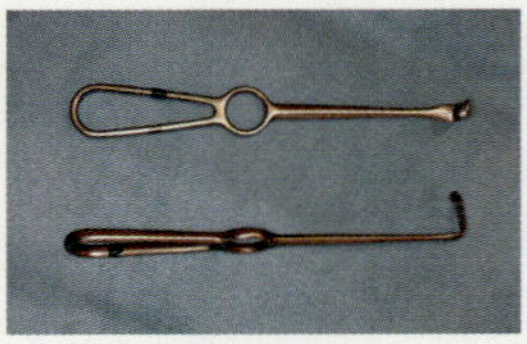

看護知識のおさらい

バイポーラはピンセットのような形状の電気メスで、挟んだ箇所を切開、止血することのできる器材です。

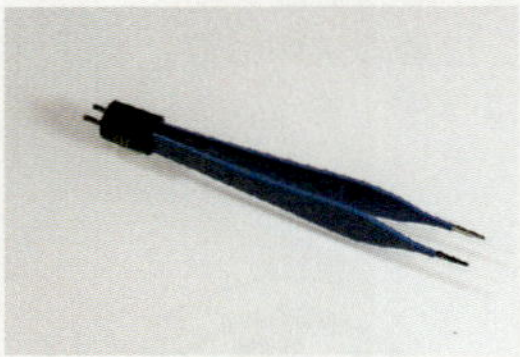

美容医療の知識

眼窩脂肪は3か所に分けられ、目頭側から内側、中央、外側と区分されています。

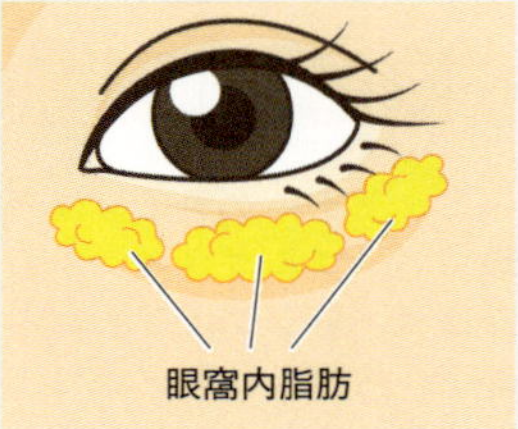

看護知識のおさらい

効果的な麻酔を実施するために、眼窩下神経ブロックの注射後は10秒程度マッサージし、5〜10分待ちます。

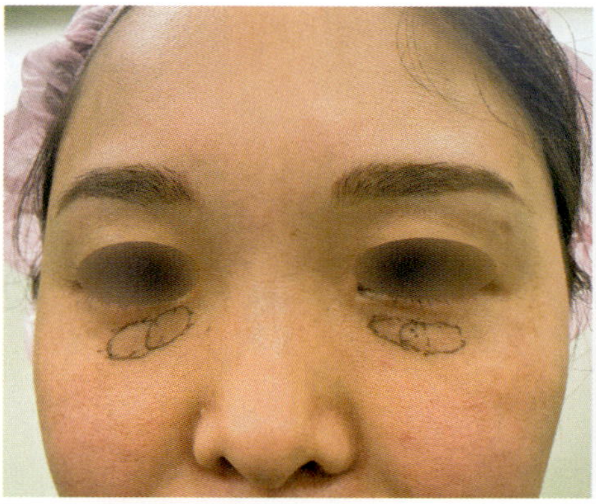

図 2：施術前の影クマ

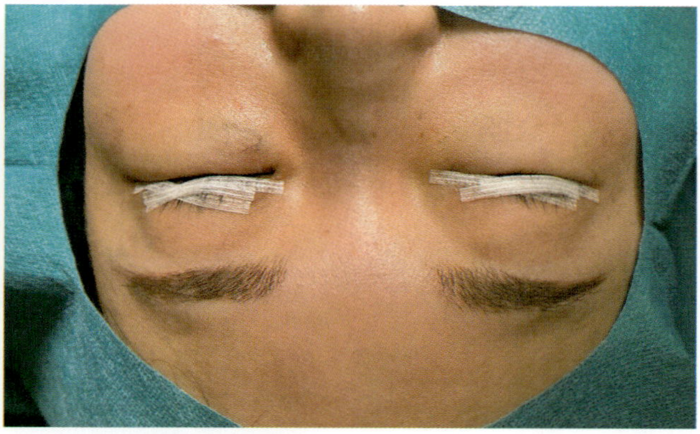

図 3：上眼瞼睫毛の固定

に、結膜側を 1 cm 程度切開します。

2 切開・脂肪除去時の対応

切開から近位の結膜にナイロン糸をかけて手前に牽引して、牽引糸の下にガーゼを引いて図のような術野を作ります（図 4）。これにより、創部からの出血をガーゼが吸収されて術野の視野はよくなり、かつ眼球保護もされます。

眼輪筋下眼窩隔膜上をモスキート鉗子などで広く剥離を行い、眼窩隔膜を切開して、適切な量の眼窩脂肪を除去していきます（図 5）。

このとき、眼窩脂肪をモスキートで挟み、眼窩脂肪を切離し、断端をバイポーラで止血を行い、モスキートの圧迫を解除して、さらに再度眼窩脂肪の断端をバイポーラで止血するというさまざまな行程を複数回繰り返すため、術者とテンポを合わせてスムーズに行うと手術は安全かつ円滑に進みます。

術者の視野の妨げにならないようにモスキートを持つなどの介助を行いながら、反対の手でバイポーラなどの受け渡しを行うとよいと思います。

3 除去後の対応

眼窩脂肪の除去を行ったら、坐位にて除去するべき箇所が適切にボリュームダウンを得られているか確認し、止血を十分に確認したら手術を終了とします（図 6）。切開した結膜は吸収糸で 1 針

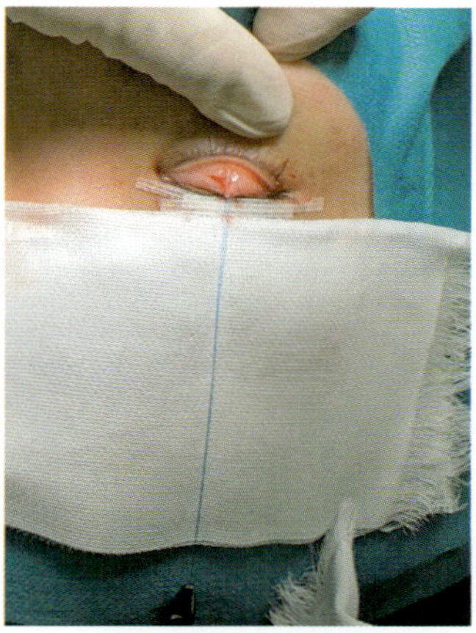

図 4：結膜牽引での術野確保

看護知識のおさらい

顔面を支配する神経領域は、大きく3つに分かれています。

経結膜脱脂術では、眼窩下神経ブロックによって麻酔を行います。

眼窩下神経ブロックは、他に人中、口角への手術でも活用されます。

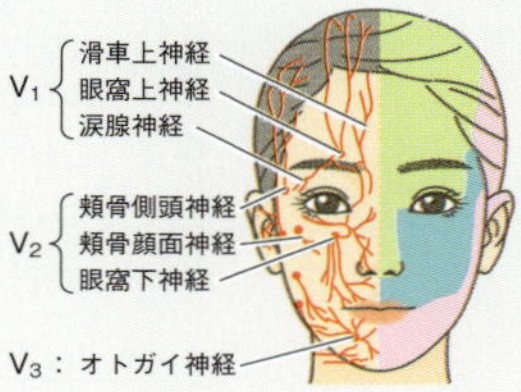

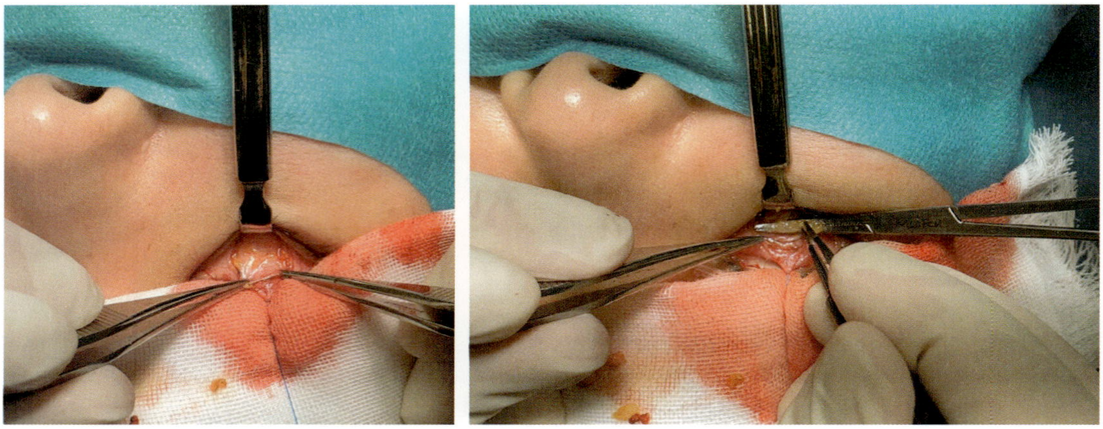

図5：眼窩脂肪除去の際の術野

ほど縫合する場合もあります。

経結膜脱脂術の術後管理

1 術後管理と注意するべき合併症

特別な管理は不要ですが、脂肪を除去した箇所の直上の皮膚をテーピングなどで数日圧迫する場合もあります。

術後洗顔時などに切開した結膜部位から血餅（けっぺい）が排出されることがあり、患者さんが驚く場合があるので事前に説明しておくとよいでしょう。

侵襲が少ない治療であり、安定した結果が得られやすい治療ではありますが、まれに結膜切開した部位に段差が生じて治癒した場合の疼痛や違和感、眼瞼の内外反、三白眼の増悪、血腫によるしこりの形成などが生じることがあります。

2 ダウンタイムの患者指導

腫れなどは翌日がピークの場合が多く、およそ1週間弱程度で気にならなくなる場合がほとんどです（図7）。数日間は黄色みがかかった腫れが下眼瞼全体に生じることが多いです。まれに発生する皮内皮下出血や結膜下出血によりダウンタイムが遷延する場合もあるので、術前にしっかり説明しておきましょう。

（朝日林太郎）

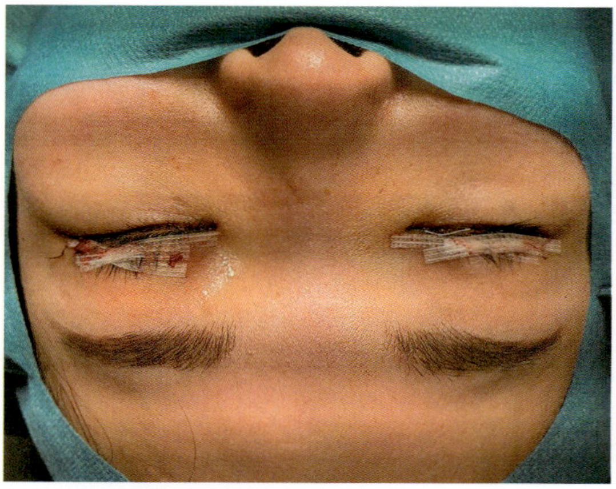

図 6：**術直後の様子**

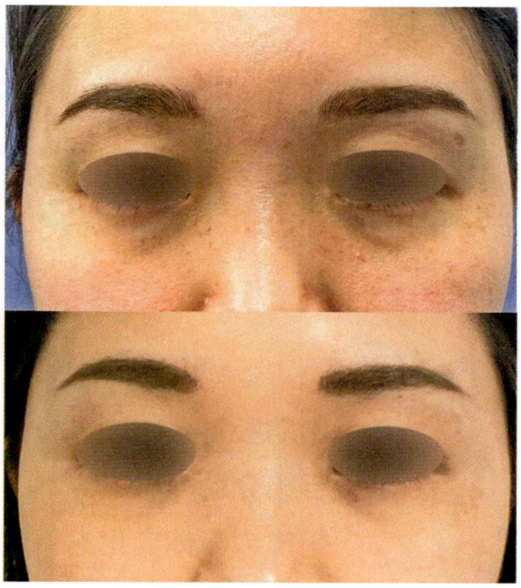

図 7：**術前後の比較**

アドバンス・メッセージ

局所麻酔で目元の施術をする脱脂手術は、患者さんにとって不安の多い施術です。施術を理解し、手技を習得することで、安心感を与えられる声掛けなども意識できるとよいでしょう。

Chapter 2
11
美容外科における
主な施術と看護

脂肪吸引手術の実際と看護

Point

- 脂肪吸引手術のメカニズムと全体の流れを理解しよう！
- 手術介助のポイントを把握しよう！
- 術後の身体変化を患者さんに説明できるよう理解しよう！

美容看護師にとっての脂肪吸引手術とは

美容外科手術の中でも、脂肪吸引手術は侵襲の大きな手術の１つである。そのため、麻酔時の全身管理や手術の補助、数か月にわたるダウンタイムの指導など、看護師が知っておくべき要素も多岐にわたる。
また、実際の介助にあたっては、器械出し看護師と、外回り看護師に分かれて手術を介助するため、それぞれのスタッフが自分の役割を理解したうえで連携をとることが重要となる。

脂肪吸引手術の基礎知識

脂肪吸引は、余剰な皮下脂肪を吸引によって除去する手術です。局所および全身の痩身（そうしん）や、体型のバランスを整え美しい体型輪郭を形成することを主な目的として行います。

脂肪細胞そのものの数を減らすことができるので、リバウンドしにくい痩身が可能です。また、顔面や乳房などへの脂肪移植のための脂肪採取を目的として実施することもあります（**図1**）。

1 脂肪吸引手術の適応

脂肪吸引の手術は、全身状態が良好で、体重減少を目的としない患者さんを適応とします。病的肥満、重度の糖尿病、心臓血管疾患、慢性閉塞性肺疾患などの患者さんは禁忌です。

また、腹部の手術歴や鼠径ヘルニアの既往、妊娠出産歴などがある患者さんには注意が必要です。

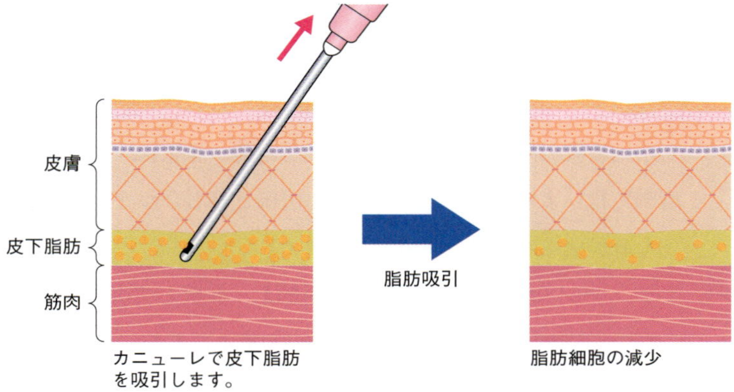

図 1：脂肪吸引の断面イメージ

脂肪吸引手術の手順

脂肪吸引は、シリンジまたは吸引ポンプを使用して陰圧を発生させ、吸引します。ほかにも、超音波や高周波を用いて吸引を円滑に行う機器などがあります。

施術の部位や、吸引する脂肪の量によって適した術式を選択しています（表 1）。

表 1：脂肪吸引の機器の種類

シリンジ	吸引ポンプ	超音波吸引器・高周波吸引器
シリンジ法は、顔面の脂肪吸引や脂肪注入用の脂肪採取によく行う方法です。 シリンジにロック機構と脂肪吸引用カニューレを装着して使用します。	吸引ポンプとカニューレをチューブで繋いで使用します。持続的に吸引圧をかけられるため、広範囲の脂肪吸引を行う場合は、シリンジ法よりも術者の負担は少なく、手術時間も短くすることができます。	超音波や高周波で脂肪細胞を遊離させ、脂肪を吸引しやすい状態にすることで、周囲の皮下組織や血管への吸引時の損傷を軽減させます。
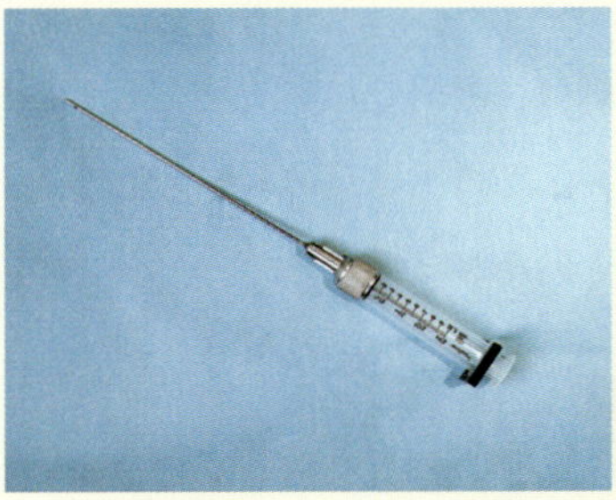	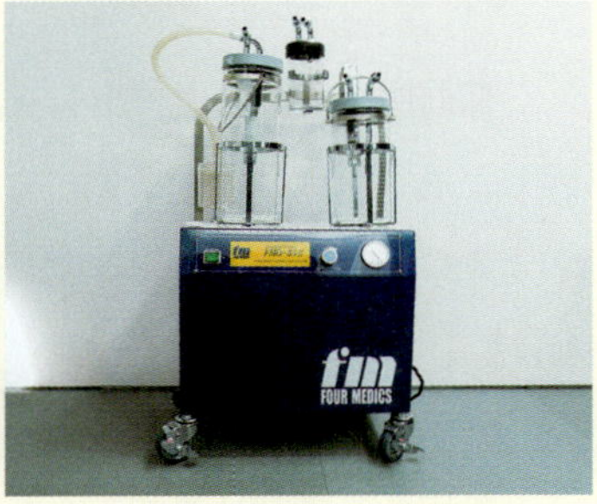	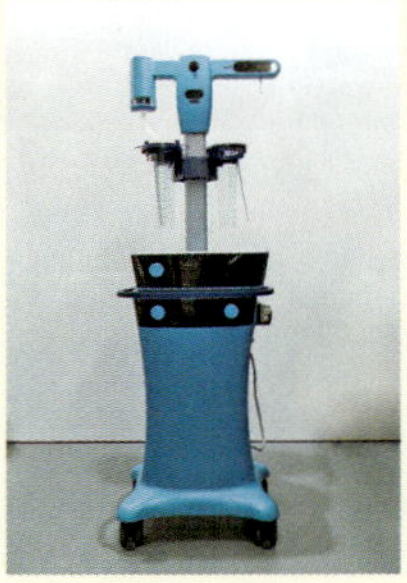

脂肪吸引手術の準備

手術は吸引部位や術式に応じて局所麻酔、静脈麻酔または全身麻酔で行います。麻酔方法を事前に医師と打ち合わせをして、適切な麻酔薬や麻酔器の準備を行います。

チューメセント（Tumescent）法は、希釈した局所麻酔液（チューメセント液）を多量に皮下注入することで、施術部位の腫脹を起こします。これにより手術操作が行いやすくなり、さらに周囲の血管や組織の損傷を抑えることができます。チューメセント液は吸引部位や範囲に応じて濃度や使用量を調整するため、事前に医師に確認し過不足なく準備します。

脂肪吸引用カニューレは太さや長さ、また吸引孔の数や配置が異なったさまざまな種類のものがあり、部位や用途によって使い分けます（図 2）。カニューレの摩擦による切開創の挫滅を防ぐために、スキンプロテクターを使用します。

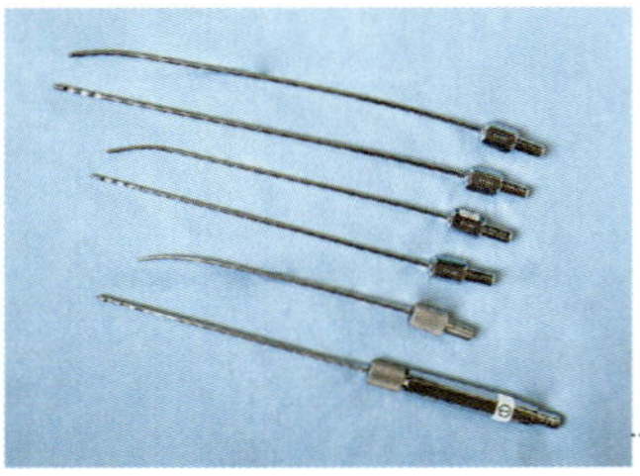

図 2：**カニューレ**

美容医療の知識

脂肪吸引の施術では、カニューレを繰り返し皮下に出し入れするため、皮膚表面に摩擦が生じる場合があります。

摩擦により創部の手術痕の治癒が遅れ、瘢痕が残るなどのリスクがあるため、スキンプロテクターを装着し、皮膚とカニューレの摩擦を緩和します。

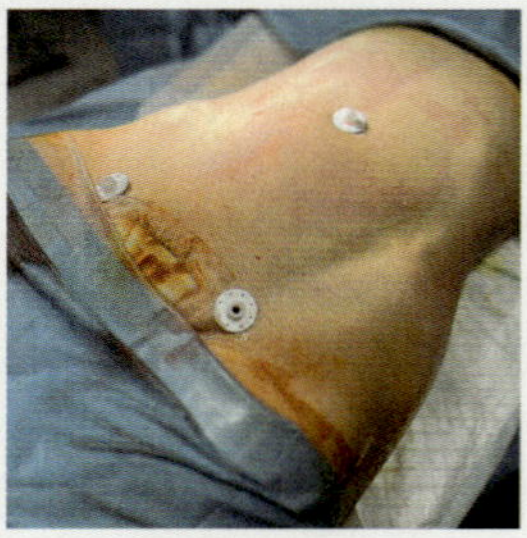

スキンプロテクター

吸引した脂肪を必要な箇所に再度注入する施術を行う場合は、滅菌状態で脂肪を加工するための専用の器具や遠心分離器を準備し、看護師が実施します（→ p.168：脂肪組織の解剖生理）。

脂肪吸引手術の手順

吸引を行う部位の付近にメスで小切開をおきます。カニューレを挿入し、チューメセント液を脂肪層に注入します。この時、器械出し看護師はチューメセント液の注入量をカウントし、医師に伝えます。次に吸引器に繋いだカニューレで脂肪吸引を行います。

1 器械出し看護師の役割

脂肪吸引の際に器械出し看護師は、吸引した脂肪量をカウントし、適宜医師に伝えます。また、医師の手技がスムーズに行えるように、身体を押さえるなどの介助をします。

2 外回り看護師の役割

外回り看護師は滞りなく手術が進行するように術者と助手をサ

ポートします。主に次のような仕事を行います。

●患者さんの周囲の環境整備

局所麻酔で手術を行う場合、患者さんは意識のある状態なので、患者さんが快適に手術を受けられるよう配慮します。

患者さんの不安を取り除くために、つどの声掛けやタッチングなどを行います。

静脈麻酔もしくは全身麻酔で行う場合は手術が長時間になることもあり、環境整備がより重要になります。全身状態の観察、点滴の管理、身体抑制、膀胱留置カテーテルの挿入や褥瘡予防など多くの役割があります。

●患者さんのバイタルサインの確認

バイタルサインの異常が見られれば、すぐに術者に伝えます。チューメセント液には血管収縮薬が含まれているため、投与後に血圧の上昇がみられることがあります（→ p.114：全身麻酔への看護）。

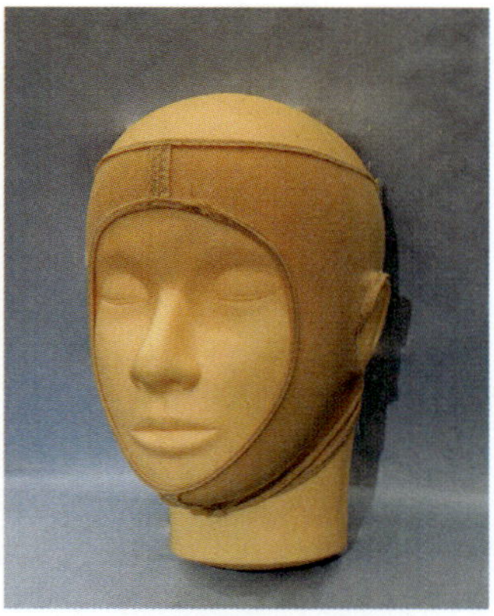
図3：フェイスバンド

脂肪吸引の術後管理

1 顔の脂肪吸引の術後

術後3日間はシャワー浴以外の時間はフェイスバンドを装着させます（図3）。首から下のシャワー浴は当日から可能で、翌日から洗髪や洗顔も許可します。術後1週間以降から吸引部位のマッサージを開始します。激しい運動は2週間ほど制限します。

2 身体の脂肪吸引の術後

術後1週間まではサポーター、ガードルあるいはコルセットを部位に応じて装着させます（図4）。翌日からシャワー浴が可能です。術後1週間以降から吸引部位のマッサージを開始します。激しい運動は1か月ほど制限します。

3 術後の注意事項

飲酒は腫脹が増強する可能性があるため、1週間ほど制限します。喫煙は末梢の血流を低下させ、治癒遅延につながるため1か

美容医療の知識

脂肪吸引の術後は、残った脂肪の層と皮膚とが接着するための重要な期間なので、固定をして安静を保ちます。

術後の激しい運動は、血流の増加により、内出血の悪化と浮腫を引き起こす要因になるため、避けるよう指導しましょう。

美容医療の知識

脂肪吸引箇所のマッサージは、浮腫の改善、拘縮の軽減を目的に実施します。

無理に力を加えると、炎症やたるみの原因になるため、気持ちいい程度の力加減でとどめ、拘縮箇所をほぐすようにマッサージするよう、患者指導を行いましょう。

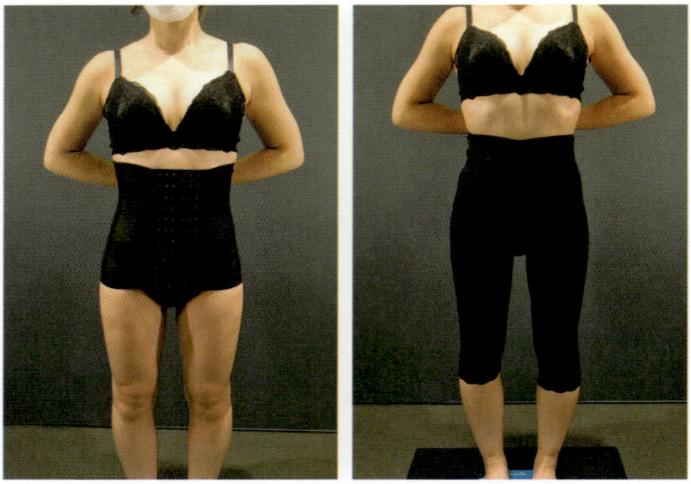

腹部用ガードル　　大腿用ガードル

図4：腹部用および大腿用ガードル

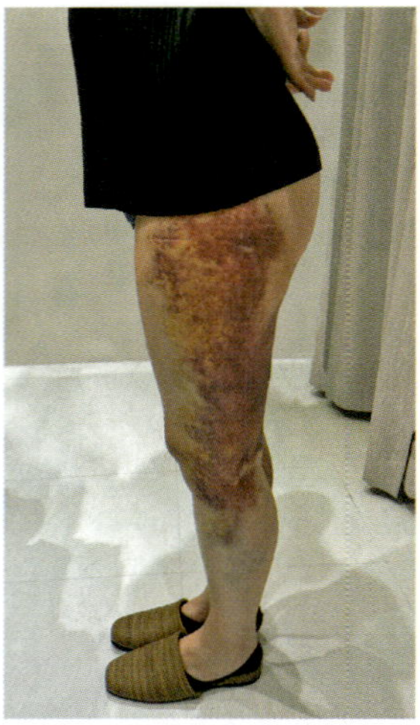

図5：大腿脂肪吸引後に皮下出血が強く出た状態（術後1週間）

月ほど制限します。また、皮下に多量に注入したチューメセント液により、術後に血中ヘモグロビン濃度が低下し、貧血症状を呈する可能性があります。

術後は非ステロイド抗炎症薬（NSAIDs）等の鎮痛薬や抗菌薬の内服薬を処方します（→ p.119：疼痛管理）。

ダウンタイムの経過と合併症

1 疼痛

術後1週間は筋肉痛のような強い痛みがあります。その後は腫脹による痛み、つっぱるような痛みへと変化していきます。鎮痛薬の内服で対応します。痛みが強い場合、術後2〜3日以降であれば湿布の貼付も可能です。

2 腫脹

腫脹のピークは1週間です。時間の経過とともに腫脹は浮腫へと変化し、3か月ほどかけて軽減します。腫脹は重力により下方向に降りていきます。

看護知識のおさらい

喫煙は、全身麻酔の手術において大きな悪影響があると言われています。人工呼吸器の使用にあたり、気道分泌物の増加や気道の炎症は肺循環を悪化させ、呼吸器合併症のリスクとなるため、一般に術前1か月は禁煙するようにと言われています。

術後の禁煙と合わせて合計2か月が禁煙の目安となります。

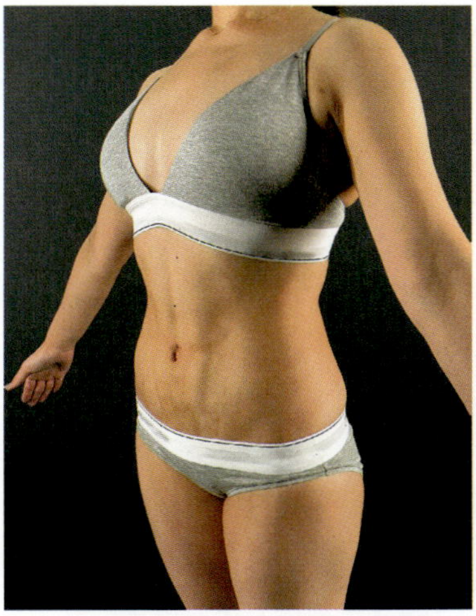

図6：腹部脂肪吸引の術後拘縮（術後１か月）

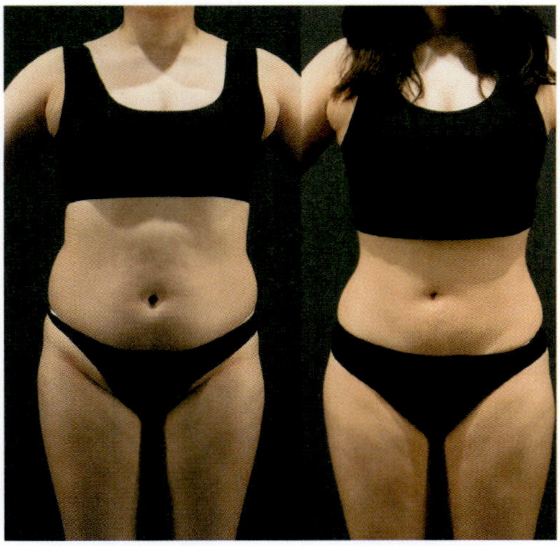

図7：腹部脂肪吸引の術前および術後３か月
（写真提供：BIANCA CLINIC 雑賀俊行）

3 皮下出血

脂肪吸引を実施した箇所は毛細血管の損傷を伴うことがあるため、はじめは赤紫色の皮下出血が生じます。経過とともに徐々に薄くなり、黄色く変色したのちに消失します。皮下出血は重力により下方向に降りていきます。通常は3週間ほどで改善します（**図5**）。

4 拘縮

術後１週間頃より皮膚が硬くなりつっぱっていきます。１か月後でも拘縮により一部凹凸がみられることがありますが、通常は数か月かけて改善していきます（**図6**）。

5 感覚障害

脂肪吸引を行った部位は感覚の鈍さやしびれが生じることもあります。半年から１年ほどかけて改善していきます。

6 外科手術による合併症

外科手術に伴う合併症としては、局所麻酔薬による中毒、出血、血腫、感染、腫脹、腹膜穿孔、横隔膜穿孔、神経損傷、血栓症、脂肪塞栓などが挙げられます。

美容外科的な合併症として、施術部位の凹凸不整、左右非対称、色素沈着、シワ、切開部の瘢痕、皮膚のたるみなどが挙げられます。

周囲よりも著明に赤黒く濃い皮下出血が見られたり、水疱形成がみられる場合、38度以上の発熱がある場合などはすぐに連絡するようにお伝えします。

（新行内芳明）

アドバンス・メッセージ

脂肪吸引手術は、ダウンタイムが長いものの、患者さんにとっての悩みが大幅に改善される結果になることが多い（図7）。

大きな規模の手術を、より安全に、正確に実施し、患者さんの満足度を高められるよう、意識していきましょう。

Chapter 3

美容看護師の知識と技術

感染対策

Point

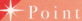

- 見た目にかかわる美容だからこそ、創部感染は仕上がりと満足度に直結する
- 創部感染は、事前のリスク管理と施術の衛生管理で予防できる
- 術後感染は、早期発見と早期対応が重要となる

美容看護師にとっての感染対策とは

感染対策は看護師にとって身につけていて当たり前の知識といえる。
まずは美容臨床の業務でそれを忘れていないか確認をしよう。
そして美容看護師は非外科的処置では標準予防策の徹底を、さらには外科的処置ではSSIを知るべきであり、手術室看護師としての知識が必須となる。消毒や器具の滅菌も任せられることも多いだろう。
感染が患者アウトカムに直結する世界であり、防げていることが当然となる。基本と実践を心がけよう。

美容医療は患者さんの整容性を改善しQOLを向上させる重要な医療分野であり、術後の手術部位感染（Surgical Site Infection：SSI）は治療の結果を低下させ健康に危険を及ぼす注意すべき合併症です。

また、術後以外でも、美容皮膚科的処置やLASER、HIFUなどの医療機器を用いる施術、フィラーやインプラントなど人工物を用いる施術、そして多岐にわたる美容外科手術など、美容医療にはさまざまな内容が含まれますが、一般的な感染制御と同様に術後感染のリスクを極力抑えるためには予防と管理が大切です。

なお、術後の創部管理方法や抗菌薬投与の有無などに関しては各クリニック、医師により方針がかなり異なる場合が多いので、事前に確認しておく必要があります。

感染の基本原則とリスク評価

1 SSIと細菌感染

SSIとは、術後30日以内（人工物埋入手術時は術後1年以内）

に手術操作を加えた部位に発生する感染症をさします。

これは一般的には細菌感染によって起こり、細菌の毒性が高いほど、汚染細菌量が多いほど、そして感染抵抗性が低いほど発生するリスクが高くなります。

細菌の種類は、患者さんあるいは医療者の皮膚常在菌や手術室環境中の浮遊菌などの弱毒菌が原因となることが多いですが、不適切な術後アフターケアや処置により、腸内細菌や土壌中の細菌等の毒性の強い細菌が原因となることもあります。

2 感染管理の原則とは

感染管理では、細菌量を減らすために適切な管理が必要です。

感染抵抗性を下げる原因としては（**表1**）に示すようなリスク因子があげられます。隠れたリスク因子がないか、基礎疾患や既往歴、過去の治療歴等を事前に必ず問診で確認することが大切です。また、手術部位によっても感染リスクは異なります。一般に血流のよい頭頸部は感染しにくく、四肢末端は感染しやすい傾向があります。

このような感染の基本原則を理解し、感染のリスク評価を適切に行うことが感染対策のスタートとなります。

看護知識の再チェック

感染は、
①感染源、
②感染経路、
③感染性宿主（感染抵抗性、感受性）
の条件が揃うことで成立します。

事前に患者さん（③感染性宿主）のリスクを把握し、①感染源、②感染経路をできる限り排除することが望ましいです。

表1：感染の発生時期とリスク因子

発生時期	要因	リスク因子
術前	**患者**	高齢、低栄養、肥満、喫煙、糖尿病、高血糖、遠隔部位の感染、細菌の定着状況、免疫低下、ステロイドや免疫抑制薬の内服
	医療者	術前の皮膚の清潔、除毛の方法と時期、手術前手洗い、予防的抗菌薬
術中	**環境**	環境の清浄度、手術器材の滅菌不十分、手術時の着衣、ドレーピング
	手術手技	止血、挫滅組織、血腫・死腔、糸やインプラントなどの人工物の使用・ドレーンの留置状況
	手術時の汚染	創部の汚染、手術時間
術後	**患者**	不適切な自宅処置、運動、喫煙、自己判断での他の治療追加
	医療者	ドレーンの管理状況、不適切なドレッシングや処置

感染対策の実際

1 標準予防策（スタンダードプリコーション）

皮膚常在菌なども含めて人体は必ず病原体を保有していると考え、施術や処置時の前後で手指衛生を行い、血液・体液・粘膜などに曝露する可能性のある場合にはマスクや手袋等の個人防護具（PPE）を用いる必要があります。

美容皮膚科的処置やフィラーなどの注射処置、医療機器を用いる施術などの非外科的処置では標準予防策と局所の清浄、消毒等で実施することができます。

2 環境の清潔化

手術室や処置室などの環境が不潔になりにくいよう、機材等の整理と手術台、器具等の清掃を行い、環境を清潔に保つ必要があります。血液で汚染された場所はただちに拭き取り水・洗剤や必要に応じて次亜塩素酸ナトリウムなどで消毒します。

3 器具の滅菌

使用後の手術器具は手洗い洗浄、酵素洗浄、超音波洗浄などで付着した血液やタンパク質を除去した後、オートクレーブを用いた高圧蒸気滅菌を行うのが一般的です。複数のパーツや異なる素材を含む器具もあるため、マニュアルを作成して滅菌方法をスタッフで共有するとよいでしょう。

また、美容治療ではさまざまな機械、器具、医療材料などが使用されるため、それぞれに適切なメンテナンスや滅菌処置がなされていること、使用期限内であることを定期的に確認しましょう。

4 手術時の手洗いやユニフォーム

CDCの手指衛生ガイドラインでは、ブラシを使わずにスクラブ剤を用いて手洗いを行った後、擦式消毒用アルコール製剤を手指から前腕に十分に擦り込むラビング法が推奨されています。手洗いには必ずしも滅菌水を用いる必要はなく、水道水でも同様の

看護知識の再チェック

標準予防策（スタンダードプリコーション）は、感染症の有無にかかわらず、すべての患者さんに対して実施する感染予防です。

患者さんや周囲の環境に接触する前後に手指衛生を実施、血液、体液、粘膜などに曝露するリスクがあるときは個人防護具を用います。

看護知識の再チェック

高圧蒸気滅菌は、121℃〜134℃の高温になるよう、飽和水蒸気の中で加熱する滅菌方法です。

浸透性が高く、残留毒性がないことが最大の特徴です。熱や水分に弱い器械には使用できないので注意しましょう。

看護知識の再チェック

手洗いには、①日常的手洗い、②衛生学的手洗い、③手術時手洗いの３種類があります。

手術時手洗いでは、指先から前腕までの皮膚常在菌を減少させることが目的となります。洗い残しのないようていねいに実施しましょう。

看護知識の再チェック

米国疾病管理予防センター（CDC）の手指衛生のガイドラインは、2002年に発表され、清潔操作のために医療現場において実施すべき内容を記しています。

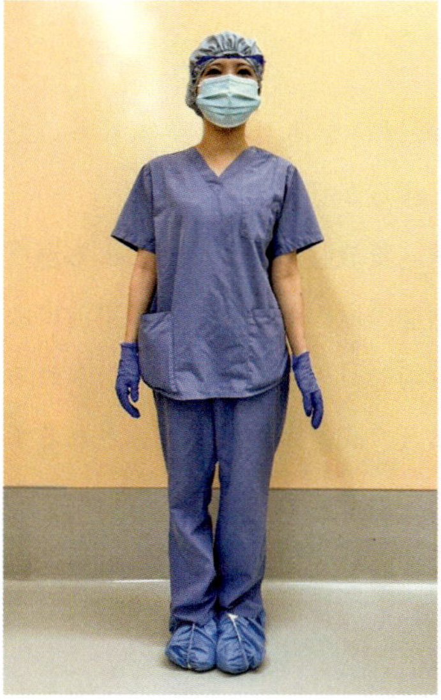

図1：手術室入室の際のユニフォーム

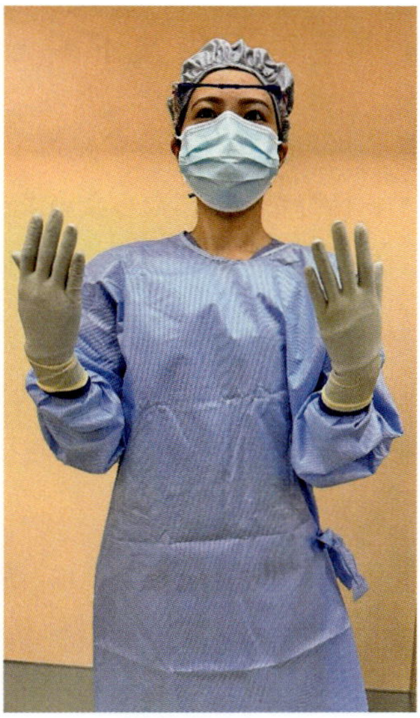

図2：手術介助時のユニフォーム

清潔効果が得られます。

手術室に入室するスタッフと患者は、髪の毛を完全にカバーする帽子をかぶるようにしましょう（図1）。

手術介助のため術野に入る際には滅菌手袋の着用やガウンテクニックに習熟する必要があります（図2）。

5 術野皮膚の剃毛、消毒、ドレーピング

カミソリなどによる皮膚損傷からの感染を防ぐため、必要時には手術直前に専用のクリッパーで有毛部の除毛を行います。また、耳や臍など皮脂が付着しやすい部位は消毒前にやさしく拭き取りましょう。

体位をとった後、ポビドンヨードを用いる場合には、溶液の状態で長時間皮膚と接触していると皮膚炎を生じる可能性があるため、未滅菌のタオルなどを手術台と体の間に挟み、消毒薬の背中への流れ込みを防ぎ消毒後にタオルを除去します。

術野の消毒にはWHOのガイドラインでは、禁忌でなければクロルヘキシジンを基本としたアルコールベースの消毒薬を推奨していますが、部位に応じて適切な消毒薬を選択する必要があります（表2）。手術の術式に応じて、術野範囲の適切な消毒とドレーピングを行います。

看護知識の再チェック

ポビドンヨードは、大量使用や、長時間の曝露によって、接触皮膚炎のリスクが上がります。

そのため、長時間触れることの無いよう管理し、余分な薬液は適切に拭き取ることが重要です。

看護知識の再チェック

クロルヘキシジンは消毒として幅広く使用されていますが、創部や粘膜への使用は禁忌とされています。手術部位の皮膚消毒に用いる場合は、消毒箇所に傷がないかを確認して使用しましょう。

看護知識の再チェック

体内へのガーゼ留置は確実に感染を引き起こすので、ガーゼカウントを行うか、閉創前に必ずガーゼの置き忘れがないか確認を行いましょう。

6 手術、術後ドレッシング

美容外科では特殊な機械や医療材料を使用する手術も多いため、術野が不潔にならないように注意が必要です。

長時間の手術、術後出血、血腫、漿液腫や手術侵襲による過度の組織損傷も術後感染のリスク増加の原因となります。事前に医師を含めた手術スタッフ全員で手術の具体的な内容、予想される手術時間などの情報を共有しておき、潤滑に手術が実施されるよう介助しましょう。

術直後のドレッシングは、皮膚切開部の清潔以外にも、術後出血や血腫・漿液腫予防のための圧迫や、可動部の運動制限などの役割もあり、とても大切です。ドレッシングの範囲や方法もスタッフ内でしっかり情報共有しましょう。

7 術後感染予防抗菌薬

手術中の細菌汚染を体の防御機能が十分機能できる数まで減少させる補助的目的で、手術の内容によっては皮膚切開前に抗菌薬を点滴することがあります。

通常は黄色ブドウ球菌や連鎖球菌などの皮膚常在菌をターゲットとして、セファゾリンなどのセフェム系抗菌薬が用いられます。手術後の経口抗菌薬は有効性のエビデンスが確立しておらず、必須ではありません。

表2：**一般的な皮膚消毒薬**

消毒薬	使用濃度	留意点
ポビドンヨード （商品名） イソジン イオダインM ネグミン　など	原液	・残存効果は比較的少なく、作用発現に時間がかかる、血液で不活化されやすい ・消毒効果が出るまでに薬液が乾燥する2分間程度必要 ・アルコールや洗浄薬を含むポビドンヨードは、粘膜や創部、首から上の消毒には使用不可
クロルヘキシジン （商品名） ヒビテン マスキン ヘキザック　など	0.05%	・残存効果が最も高いが、作用発現には時間がかかる、血液で不活化されにくい ・0.5%液などの高濃度液を用いるとショック発現の可能性がある ・眼周囲皮膚にもアルコールを含まない0.02%クロルヘキシジンは使用可能
エタノール （商品名） 消毒用エタノール	0.5%	・速効性だが残存効果はなく、芽胞には抵抗性がある ・粘膜や創傷部位の消毒には使用不可 ・可燃性があるため乾いていない状態での電気メスの使用で引火の危険性がある

術後創部の感染対策

入院手術後の創部処置と異なり、美容外科手術後の処置は自宅で患者本人が行う場合がほとんどです。患者に感染予防の重要性を理解してもらうようしっかり説明し、できれば処置方法をメモに記載して渡すのが好ましいでしょう。

1 術後の創部処置

手術後の創部処置でも創部を清潔に保つよう適切な処置法を実施します。手術内容によっては、シャワー浴での洗浄が可能な場合もありますが、ドレーン留置されている場合などはドレーンの逆行性感染を起こさないよう配慮した処置を行います。

2 感染徴候のアセスメント

創部処置の際に、創部の発赤、熱感、圧痛、長引く腫脹や自発痛などの徴候を見逃さずに早期発見し、報告することが大切です。

感染が明らかになった場合には、抗菌薬治療やドレナージ、切開排膿、洗浄などの処置が必要になることもあります。

（野村紘史）

アドバンス・メッセージ

術後感染は美容医療の質を低下させ、患者のQOLと健康を害する避けるべき合併症です。手術部位感染の発生リスクは適切なリスク評価と感染対策によって大幅に削減することができます。

そのためには感染に対する正しい知識を持ち、清潔操作等の手技に習熟することがとても大切です。

参考文献

1）日本手術医学会編：手術医療の実践ガイドライン（改訂第3版）．日本手術医学会誌, Vol.40. Suppl. 2019

2）World Health Organization：Global Guidelines for the Prevention of Surgical Site Infection. 2016

3）日本化学療法学会，日本外科感染症学会ほか編：術後感染予防抗菌薬適正使用のための実践ガイドライン．2016

4）Centers for Disease Control and Prevention：手術部位感染の予防のためのガイドライン，2017

看護知識の再チェック

手術部位には、血液、滲出液の排出を目的にドレーンを留置する場合があります。

ドレーンは体内に通じているため、適切な清潔管理と、排液からの情報収集が重要となります。

ドレーンの排液が混濁していれば、創部感染を疑います。

また、留置部位に応じて排液の色はどのような経過をたどるのか、事前に把握してから観察し、正常経過との差異をアセスメントしましょう。

美容医療における麻酔の種類と注意点

Point

- 局所麻酔、全身麻酔の種類と特徴について理解しよう
- 局所麻酔の効果の範囲と時間を把握しよう
- 全身麻酔は侵襲度が高いため、バイタルサインをはじめとする全身管理が必要となる

美容看護師にとって麻酔とは…

患者さんの安楽を維持し、安全に施術を実施するために必要不可欠である。
美容医療では、皮膚科の注入治療やマイクロニードル治療、外科の埋没手術など、局所麻酔で意識のある中で施術を行う場面も多く、テープ麻酔、クリーム麻酔は医師の指示により看護師が患者さんに実施します。
そのため、作用、副作用を把握したうえで、適切な使用が求められる。

美容医療では、外科、皮膚科ともに、施術の侵襲度によって麻酔を使用して施術を行います。看護師は、患者さんの疼痛に配慮したうえで、医師が施術に集中できるようサポートすることが重要です。

適切な麻酔の使用と患者さんへの声掛けは、施術の満足度に大きくかかわるため、十分な知識と手技を身につけることが重要です。ここでは、美容看護師が知っておきたい麻酔の知識について把握しましょう。

局所麻酔の知識

1 局所麻酔の基礎知識

局所麻酔は、手術を行う部位にのみ行う麻酔です。麻酔によって、鎮痛と止血の効果があり、3時間程度で効果が切れることが特徴です。目元の手術、鼻の手術など、幅広い美容外科手術に用いられます。

多くの場合、1～2%のキシロカインにエピネフリンが入った

ものを使用します。

目元、鼻等、顔面の手術開始時の麻酔には34 G等の細い針を使用すると、比較的痛みが抑えられます。麻酔が効いた後の追加時は、30 G等が一般的に使用されます。

2 局所麻酔の実際

局所麻酔の実施に際して、手術時であれば先に清潔術野を準備します。外来での処置においても清潔野を確保できるよう準備します。施術をスムーズに行えるよう、必要物品などは事前に準備しましょう。

局所麻酔の注射は医師が実施するため、看護師は、吸い上げまでの準備と、安楽のための介助を担当します。

麻酔注射時の看護師の役割

- **施術で使用する麻酔を医師に確認し、1 cc～2.5 cc等のシリンジを用意し、薬液を吸い上げる。**
- **麻酔の薬液、注入部位からの流血で、患者さんの衣服を汚染しないよう、患者さんの襟元をタオル等で覆う。**
- **刺入時の疼痛緩和のため、麻酔施行の直前に保冷剤で注入部位を5～6秒程度クーリングする。**

ほかにも、振動を用いる場合や、スクイーズグッズなどによって意識をそらす方法もあります（**表1**）。

ブロック麻酔の知識

1 ブロック麻酔の基礎知識

ブロック麻酔は、神経ブロックによる麻酔です。神経叢（しんけいそう）に麻酔薬を注射することで、その神経が支配する部位を麻痺させることができます（**図1**）。

それぞれの神経の走行を理解することで、注射部位に対する麻酔領域を把握することができます。無痛効果は高いですが、痛み

美容医療の知識

一般に麻酔薬は酸性のため、単体で注入されるとしみるような痛みがあり、麻酔時の痛さが強調されることがあります。メイロン（炭酸水素ナトリウム）を混注することで、pHを整え、痛みを緩和させられることがあります。

美容医療の知識

34 G、35 Gなど注射針が細くなればなるほど値段が高くなります（1本500～1000円位）。

細い針ほど、リキャップ時に針先が当たると曲がってしまいやすいため、注意が必要です。

自費診療だからこそコストとして把握しておくとよいでしょう。

美容医療の再チェック

用意する物品の例
- シリンジ（1 cc～2.5 cc等、適切な容量のもの）
- 34 G等の針（患者さんに刺入する用）
- 23 G～21 G針（麻酔のボトルから吸い上げる際に使用）
- 消毒（ジアミトールなどの非アルコールの消毒液を用いる）
- 滅菌済みのガーゼ数枚
- 止血用の清潔綿棒数本
- 小さめの保冷剤（麻酔注入部位を事前に冷やす）

看護ケアのポイント

クーリングには、冷却用の器具または、市販の保冷剤（凍らせて使用するもの）がよく利用されています。

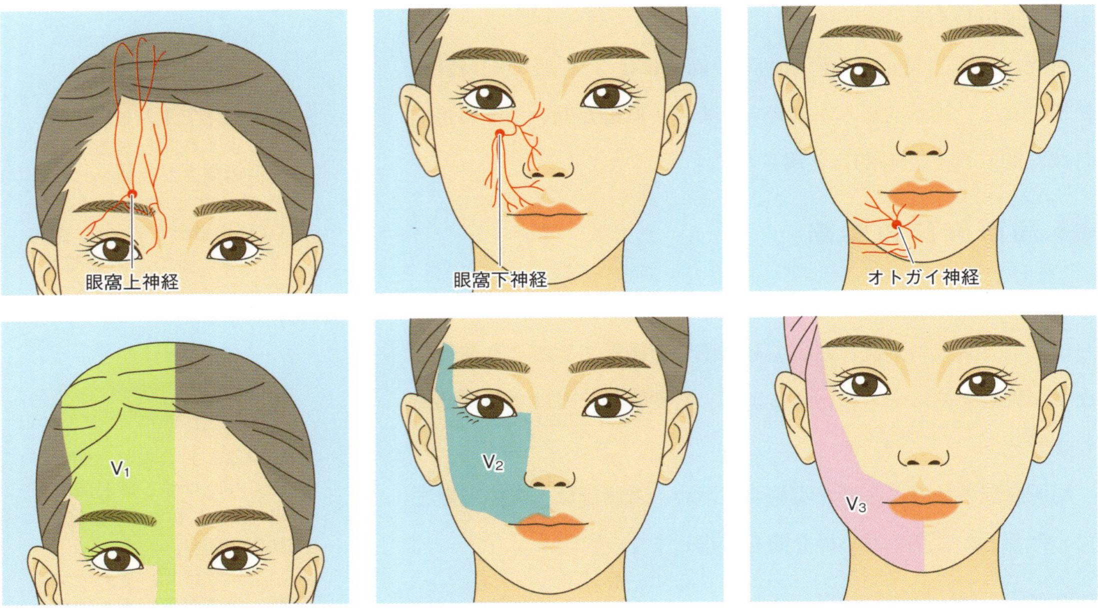

図 1：顔面の神経叢と注射部位、麻痺領域の例

表 1：麻酔導入時に使用できる緩和方法

振動機器の使用	スクイーズグッズの使用
注射時の痛み緩和のために、振動を与える道具を使用することで、振動により痛覚が緩和されます。	スクイーズグッズ等を握ることで、意識が注射部位へ集中してしまうことが緩和され、リラックスできます。
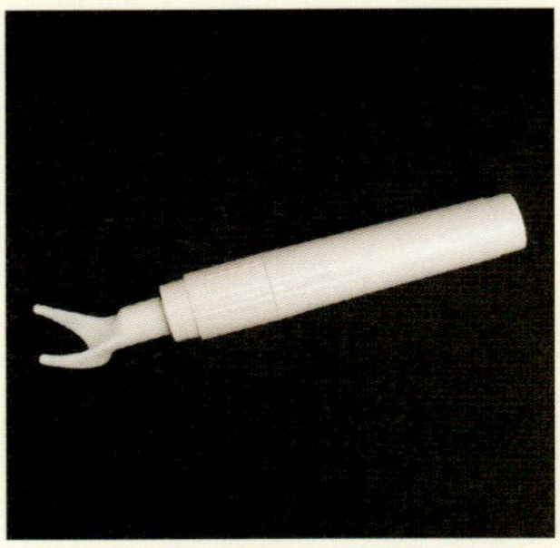	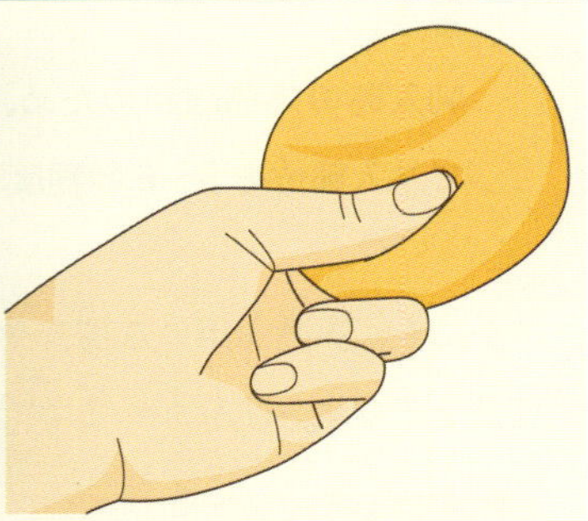

以外の感覚は残ることが特徴です。

ブロック麻酔が用いられる代表的な施術としては、スレッドリフト挿入、ヒアルロン酸注入、下瞼の脱脂＋脂肪移動術などがあります。

2 ブロック麻酔の副作用

ブロック麻酔の副作用として、実施した部位に“顔から仮面が剝（は）がれなくなったような違和感”や、“頭にきついヘルメットを被っている感覚”などが訴えられることもあります。

麻酔部の不快感により、冷汗や気分が悪くなる場合もあります。患者さんが異常を訴えた際には、施術を速やかに中断し、バイタルサインの確認を行い、休んでいただきましょう。

3 ブロック麻酔の術後の注意点

●額へのブロック麻酔の注意点

額のヒアルロン酸注入時には、薬液の注入される感覚を不快に感じる方が多いので、事前に説明します。また、額に施行した場合、術後3時間程度はヘアアイロン等の使用による熱傷に注意するよう説明しましょう。

●口元へのブロック麻酔の注意点

口元に麻酔を実施した場合、術後3時間程度は飲食に注意が必要です。麻酔が切れる前の飲食では、熱い飲み物での熱傷、食べこぼしなどが起こる可能性もあります。3時間程度経過したら、まずは常温の水などを少量飲み、口元の感覚を確かめてから飲食をするよう説明します。

表面麻酔の知識（侵襲度の低い局所麻酔）

1 テープ（ペンレス）麻酔、クリーム麻酔

テープやクリームなどを対象となる皮膚に使用して、皮膚表面に麻酔を行います。

レーザー照射やダーマペン、ヒアルロン酸注入の際の痛みの緩和できるため、侵襲度の低い施術の際に利用されます。

麻酔は塗布および貼付後10～30分程度で効果があらわれます。

薬剤例：ペンレステープ，リドカインクリームなど

2 点眼麻酔

点眼によって行う麻酔です。埋没法や経結膜脱脂など、瞼の内側から手術する際に、局所麻酔前のプレ麻酔として施行します。

薬剤例：ベノキシール点眼薬など

看護ケアのポイント

血圧測定、酸素投与等を施す場合もあるため、血圧計、パルスオキシメーターや、酸素投与の準備や酸素ボンベを事前に用意しておくことも重要です。

看護ケアのポイント

クリーム麻酔は、体温にて柔らかくなり目に入ったり衣服に垂れてしまう場合があるため、注意が必要です。

臥位での実施が望ましいが、起坐位で行う場合は襟元をタオル等で保護しておきましょう。

また、クリーム麻酔塗布後は浸透を促す目的で、ラップ等で保護することもあります。

表 2：**全身麻酔の種類と特徴**

麻酔名	笑気麻酔	静脈麻酔
概要	笑気ガスを吸うことで、気持ちがリラックスした状態になる 施術や手術が終了間際になったら笑気を中止し、酸素のみを 10 分程度流し、覚醒を促す	点滴で眠り薬（プロポフォール、ミタゾラムなど）を投与し行う
実施者	医師，医師の指示のもと看護師	医師
意識	入眠することはあるが意識はある	眠るが、痛み刺激（針を刺された時など）で覚醒することがある
メリット	麻酔導入の手技が簡易である 禁飲食が完全でなくても投与が可能	挿管と比較すると侵襲は少ない 短時間の施術で完全に眠りたいときには適している
注意点	・無痛にはならない。施術中に患者さんが朦朧状態で動くことがあり目元の施術の際等は危険が伴うこともある ・**急に嘔吐する場合がある。**声掛けをして、嘔吐に備えてビニール袋や膿盆等を近くに用意する ・笑気麻酔前は、直前の食事は控えて頂く（できれば 3〜4 時間前から）水やお茶は摂取可能 ・高濃度（60〜70%）での投与は吸入開始後数分とし、効果が実感されたら濃度を中等度（30〜40%）に下げてキープする	・効きすぎると呼吸が弱くなり、急遽ラリンゲルマスクや気管挿管に切り替える場合もある ・自発呼吸に頼っているので、術中のモニタ観察が重要となり、SpO_2 低下がないか常に観察する ・手術前に、患者監視装置のアラーム設定を必ず確認すること。（SpO_2 90%以下でアラームが鳴ること。血圧の上限と下限アラーム設定）血圧測定の間隔は 2.5 分〜5 分とする ・**美容整形は顔の手術が多く、胸部付近まで清潔な覆布で覆われ胸部の動きや自発呼吸の確認がむずかしいので、注意深い観察が必須**
施術例	ハイフ、サーマクール、スレッドリフト、局所麻酔手術の際の恐怖感の緩和など	ハムラ法、短時間の鼻手術、スレッドリフトなど

全身麻酔の知識

全身麻酔は、侵襲度の高い施術の際に実施する麻酔です。術式により、笑気ガス、静脈麻酔薬、吸入麻酔が使用されます（**表2**）。

麻酔の種類と程度によって、意識の有無、疼痛緩和の程度が異なり、看護師が全身管理を行う項目も異なります。それぞれの特徴と注意点を理解したうえで、医師が施術に集中できるようサポートしましょう。

（大竹泰子）

アドバンス・メッセージ

麻酔は、患者さんが安全に安楽に施術を受けるために必要不可欠です。しかし、効き方や切れ方には個人差が大きいため、気を配っての観察と管理が必要になります。まずは扱う麻酔の知識から確実に学びましょう。

麻酔名	吸入麻酔
概要	点滴で眠り薬を投与、口と鼻から笑気とセボフルラン（吸入麻酔薬）を投与（吸わせる） 気管の中まで管を通して行う場合、気管口までラリンゲルマスクを挿入する場合がある 気管の反射（咳が出る）を止める薬剤を投与して行う
実施者	麻酔科医
意識	完全に眠る 自発呼吸も止める場合もあるため、人工呼吸器またはラリンゲルマスクで呼吸管理を行う
メリット	意識と反射を抑えるため大きな手術を実施することができる
注意点	・侵襲度が高いため、身体への負担が大きい ・静脈麻酔時同様、術中のモニタ観察、および患者さんの自発呼吸の状態の観察が重要
施術例	フェイスリフト、豊胸、肋軟骨採取を伴う鼻中隔延長、エラ削り、頬骨削り、広範囲の脂肪吸引、など

column

セボフルラン使用時の注意点

美容外科の施術において、気管支拡張、筋弛緩作用の持続目的のため、セボフルラン（吸入麻酔薬）を使用する場合も多くあります。

セボフルラン使用時は患者さんの呼気の排気が室内に漏れてしまうと、医療者にも影響が生じることがあります。そこで、長いホース等を用いて、患者さんの呼気は確実に屋外へ排気します。施設の設備上、屋外への排気がむずかしい場合、専用のフィルターを装着して排気しましょう。

排気が不十分な場合、医師や看護師たちが眩暈、頭痛等の気分不快になる場合もあるため、注意が必要です。

また、セボフルランには催奇形性があるため、妊娠中・妊娠の可能性があるスタッフはオペ室に入らないことが原則です。

（大竹泰子）

美容外科における全身麻酔への看護

Point

- 全身麻酔の実施前には、物品の準備、患者さんの事前準備の確認を行う
- 全身麻酔中は、スムーズな介助と全身観察を実施する
- 全身麻酔後は合併症に注意し、安全に帰路につけるよう支援する

美容看護師にとって全身麻酔の看護とは

侵襲度の大きな手術において、患者さんの安全を守り、医師の施術を補助する重要な役割がある。
また、全身麻酔においては身体管理が必要となり、術前の不安とリスク管理、術後の安全管理や合併症の早期発見に務める必要がある。
手術全体の流れを把握するだけでなく、それぞれのケアで必要な注意点を把握することで、手術の補助に役立てられる。

美容外科において、侵襲の大きな手術の際には、全身麻酔下で実施します。看護師は患者さんの麻酔の導入準備から、術後の管理まで一貫してケアにかかわるため、全身麻酔の手順、その身体変化について把握しておく必要があります。

全身麻酔の適応

全身麻酔は、医師が適応であると判断した場合に笑気ガス、静脈麻酔、ラリンゲルマスク、気管内挿管の方法で実施されます。また、美容医療においては、患者さんが希望した場合には局所麻酔で執刀可能な手術であっても全身麻酔をする場合もあります（→ p.112、表 2：全身麻酔の種類と特徴）。

全身麻酔が実施される美容外科手術の例

- 肋軟骨採取を伴う鼻中隔延長
- エラ削り、頬骨削り
- 広範囲の脂肪吸引
- 背面の脂肪吸引　など

全身麻酔は、心臓病、糖尿病、高血圧をはじめ、その他の基礎疾患がある場合、合併症リスクが高いと言われています。高齢になると、合併症のリスクが高まるため、80歳以上では全身麻酔が難しい場合もあります。

また、全身麻酔の実施にあたり、事前に検査（血液検査・胸部X線検査・心電図等）が必要となります。美容クリニックによっては血液検査は外部業者への委託がほとんどのため、結果が出るまでに数日かかることもあります。

事前に術式や手術内容を決定する際に、当日までの準備事項を案内しましょう。

全身麻酔の事前準備

全身麻酔を実施する施術において、看護師は物品の準備と、患者さんの準備の確認を行います。

とくに物品については、美容クリニックによっては、設備や備品に差があるため、必要な物品が揃っているか、確認することが重要になります。

1 使用部品の確認

●物品を準備

前日までに器械（患者監視装置・シリンジポンプ・全身麻酔機・人工呼吸器・吸引機など）の動作確認をしておきましょう。

中央配管の設備がない場合、酸素、笑気ガスの残量、予備ボンベを術前日までに確認、準備します。

麻酔科医が常駐していないクリニックの場合、外部の麻酔科医と事前に打ち合わせを行い、備品の位置（とくに薬品庫、救急措置に要する物品）、全身麻酔機の機種、仕様等を共有します。

圧縮空気を備えている麻酔器も少ないため、代替えとして全身麻酔の際に笑気ガスを使用する場合もあります。

●準備した物品のダブルチェック

必要物品のすべてを前日までに準備し、ダブルチェックをします。各院のマニュアルに沿って、施術にあたる医師に合わせて準備しましょう。

美容医療の知識

全身麻酔は、クリニックによっては別途費用がかかることがあります。
（例：使用薬剤の費用や麻酔科医の手配のため、約2万円〜15万円）

看護知識の再チェック

長時間の手術の際には、褥瘡の発生を予防する必要があります。仰臥位における褥瘡の好発部位は、後頭部、肩甲骨、仙骨や踵などがあります。

美容医療の知識

シリンジポンプを1台しか置いていないクリニックでは、優先的にレミフェンタネル等をシリンジポンプで投与し、プロポフォールは1滴あたりの滴下量の少ない点滴セットにて投与する場合もあります。

看護知識の再チェック

患者監視装置はとくにアラームの上限値、下限値が適正に設定されているか確認しましょう。

手術票

様　　才　　♀ ♂ G モ

術前チェック

内服薬	持病	確認事項	確認	担当	確認事項	確認	担当
		血圧　／			体温		
		脈拍			身長　cm		
		コンタクトレンズ			体重　kg		
		貴金属			最終摂取		
風邪症状等	アレルギー	洗顔			最終摂水		
		ボラP			義歯（+・−）		
		同意書					
		歯磨き・イソジン含漱					
		ベノキシール点眼					

術中事項

手術日		担当医師		
手術部位	コスト	NS	手術時間	
			～	分
			～	分
			～	分
			～	分

術後

処方		備考
セファレキシン（1×3）×	ゲンタシン軟膏	
ロキソプロフェン（1×3）×	エコリシン眼軟膏	
トラニラスト（1×3）×	タリビット点眼	
消毒綿球	サンテゾーン点眼	
ガーゼ	ヒアレイン点眼	

図1：術前のチェックリストの例

2 患者さんの準備の確認

美容クリニックにおいては、手術当日に来院して麻酔の実施となるため、施術および全身麻酔が決定した際に、事前に患者さんに当日の準備について案内します。

来院した患者さんが、当日の準備を遵守し、その日に本当に全身麻酔での手術が可能か、情報収集して確認し、必要時は医師に相談しましょう。

クリニックごとにチェックリストなどを作成していることも多いため、適切に活用しましょう（図1）。

万が一の盗難トラブル等を回避するため、高額なアクセサリーや毛皮等は、手術当日は着用しないでご来院いただくよう、事前に説明をしておきましょう。

美容医療の知識

全身麻酔覚醒後、患者さんが自身の持ち物について、「亡くした、盗られた」とおっしゃることがあります。これは麻酔覚醒による混乱であると考えられていますが、看護師は適切に管理をしていたことを示す必要があります。

クリニックによっては、鍵付きのロッカーなどに荷物を預けていただき、防犯・事故防止に努める場合もあります。

当日までに必要な準備の例

- 誤嚥防止のため、指示した時刻から禁飲食をしてきたか
- コンタクトレンズ、アクセサリーを除去しているか
- ジェルネイルは落としているか

＊また、降圧薬などの内服が必要な薬は、医師に相談のうえ、飲水可能な時間内に少量の水で服用する場合もあります。

これらの確認ができ次第、洗顔や着替えを促し、手術の準備を行います。

〈全身麻酔の導入までの流れ〉

- **着替え、洗顔を実施していただきます。**
- **心電図モニタ、パルスオキシメーターを装着し、点滴ルートを確保します。**
- **深部静脈血栓症予防のため、弾性ストッキングの装着、間欠式空気圧迫法（各種フットポンプ等）を実施します。**
- **脂肪吸引など大量に点滴を投与する施術の場合や長時間の全身麻酔の場合は、膀胱留置カテーテルを挿入します。**

麻酔中の全身管理

全身麻酔の手術は、基本的に麻酔科医が担当するため、看護師は患者の観察と医師の補助を行います。

麻酔科医がいる場合は、術中の投薬、記録等は麻酔科医が担当しますが、麻酔科医が不在の場合（執刀医が全身麻酔を施術する場合）、心電図モニタやバイタルサインの観察を注意深く行いましょう。

とくに、血圧下降、頻脈、血中酸素飽和度の低下等が起きた場合、速やかに医師に報告し、指示を仰ぎます。

逆に、患者さんの体質などにより麻酔の効果が十分に得られず、術中に覚醒してしまうこともあります。その場合もすぐに医師に報告し、指示を仰ぎましょう。

看護ケアのポイント

「手術前日21時以降禁食、当日午前5時まで飲水可能、以降禁飲食」など、クリニックや手術開始時間によって指示が違うので、各クリニックの指示に従うよう説明しましょう。

禁飲食時間が守られていなかった場合、麻酔科医に報告し、指示にて胃管カテーテルを挿入することもあります。

看護知識の再チェック

目元以外の手術の際にも、角膜乾燥による事故を防ぐため、コンタクトレンズは必ず除去します。

看護師は、術野だけでなく全身の観察がとても重要になります。

全身麻酔実施後の対応と注意点

全身麻酔による手術が終了してから、患者さんが安全に帰宅できるよう、術後合併症の確認やバイタルサインの確認を行います。

患者さんの麻酔からの覚醒は、全覚醒や半覚醒といいます。

全覚醒の定義

- **1 分間に 10 回以上の自発呼吸**
- **呼びかけに応じて開眼したり、手を握るなどの反応ができる**

覚醒後、一時的に悪心・嘔吐が生じる場合があるため、患者さんの安楽を保てる姿勢を支援しましょう。

術後 2〜3 時間は、全覚醒後をして意識があったとしても、麻酔が体内に残っているため、転倒転落のリスクが高く、患者さんには原則として安静にしてもらいます。

また、全覚醒後であっても、舌根沈下による気道閉塞を予防するため、枕の使用は避けましょう。

その後、トイレ歩行を行い、問題がなければ点滴等を除去し、帰宅します。

（大竹泰子）

アドバンス・メッセージ

全身麻酔の事前準備、当日準備、術後のケアまで一貫して実施することは、美容外科の看護師として備えておきたいスキルです。

患者さんの身体管理、麻酔前後の不安や混乱への対応、合併症やトラブルのリスクマネジメントを、総合的に実施できるよう意識しましょう

Chapter 3
4
知っておきたい！
美容外科で活かす
看護の
基礎知識

疼痛管理

Point

- 薬剤での疼痛管理は、先制鎮痛法と多角的鎮痛管理法があります
- 施術によって、疼痛管理は自宅で継続する場合があります
- 患者さんが適切な疼痛管理ができるよう、情報提供を行いましょう

美容看護師にとって疼痛管理とは

痛みは、快・不快の感情にかかわるため、患者さんの安楽に直結する。
しかしながら、侵襲のある施術を実施するため、痛みそのものをゼロにすることは難しい。
そのため、的確な鎮痛方法を知り、患者さんに寄り添うケアを実施することが安楽の確保、ひいては満足度の向上につながる。

美容外科領域で術後に痛みを伴いやすい手術として豊胸術、広範囲の脂肪吸引、軟骨採取部、骨切り術、フェイスリフトなどが挙げられますが、注入治療や美容皮膚科的施術においても適切な痛みのコントロールは大切です。

疼痛管理の手段、効果を理解したうえで、適切な選択を患者さんに提案できるようにします。

美容外科手術後の特徴

美しくなることを目的に実施する施術も、術直後は創部の腫れや内出血などにより、痛々しい外見になります。創部の痛みは精神的苦痛も伴い、容易に結果に対する不安やクリニックへの不信感につながりやすいため、美容外科術後の疼痛管理はとても大切です。

美容外科手術は日帰り手術がほとんどで、入院での管理はまれです。術後回復室に滞在している間は医師、看護師が管理できますが、帰宅後は患者さん自身あるいは家族が術後管理をする必要があり、適切な投薬、指導が必要です（図1）。

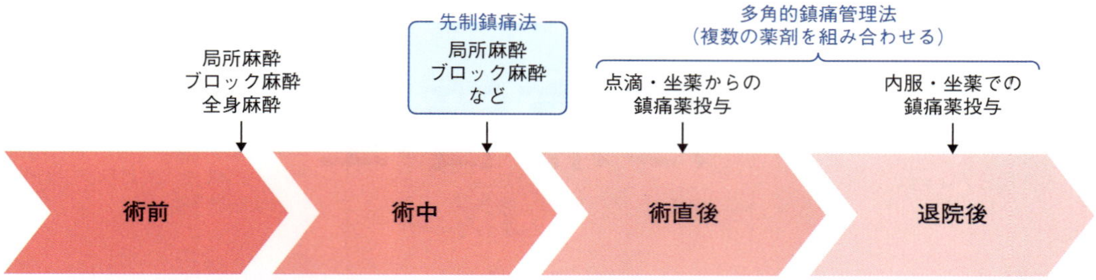

図1：**術前後の疼痛管理法**

看護知識の再チェック

疼痛のアセスメントには、NRS（numerical rating scale）という0から10までの11段階の数字で痛みを示すスケールなどの、客観的指標を用いて評価しましょう。

また、疼痛の程度だけでなく、ズキズキする痛み、引きつるような痛みなど、質的な評価も聴取することで、異常の早期発見に活かすことができます。

美容外科手術前後の疼痛管理

1 先制鎮痛法（Pre-emptive analgesia）

先制鎮痛法とは、手術終了時に積極的に術野への局所麻酔の追加投与、ブロック麻酔などを行う鎮痛方法です。術直後に創部の痛みがないか軽い方が望ましいので、手術中に行う先制鎮痛法は大変有効です。

硬膜外麻酔薬の追加投与も有効ですが、血圧低下、呼吸抑制などのリスクがあり回復室でのバイタルサインのチェックが必須です。

最近では、長期持続型局所麻酔薬としてエクスパレル®が美容外科領域でも頻繁に用いられています。

エクスパレル®は、二重層構造脂質カプセルに包まれた局所麻酔薬がゆっくりと放出され、投与後約72時間にわたって鎮痛効果が持続する非オピオイド局所麻酔薬です。長時間にわたって鎮痛効果が得られるように設計されています。

先制鎮痛法によって、どの薬剤を使用したかを把握することで、患者さんの疼痛の発生時期の予測に役立てましょう。

2 多角的鎮痛管理法（Multimodal analgesia）

術後痛の発生機序の多様性から、単一の鎮痛方法では十分な効果が得られない場合があります。

周術期鎮痛を十分に図るために、異なる機序、作用部位の鎮痛方法を組み合わせることで投与量が少なく、副作用が少ない多角的鎮痛管理法を行うことができます。

患者さんの状況ごとの疼痛管理

1 院内での疼痛管理

術直後は内服薬が使用できないため、疼痛管理は点滴からの鎮痛薬投与、坐薬などで行います。

必要に応じて作用部位が異なる薬剤を、組み合わせて投与します（**表1，図2**）。例として、坐薬で末梢に効くボルタレン® 坐薬を用い、点滴から中枢に効くアセリオを用いるなどがあります。

2 帰宅後の疼痛管理

帰宅後の疼痛管理は内服薬、坐薬が主体となります。処方例として、末梢に効くロキソニン® を内服で用い、中枢に効くワントラム® を頓服で用います。

使用する薬剤の副作用についてしっかりと理解し、制吐薬、胃薬なども併用しながら患者さんの負担を最小限にするよう管理します。

創部痛は通常３日間で大部分消失します。術後４日以上経過し

看護ケアのポイント

帰宅後の疼痛管理は、内服薬の自己管理となるため、疼痛に過敏に反応する患者さんは用法用量を超えて使用してしまうリスクがあります。

看護師からも内服指導をするとともに、冷罨法や温罨法などの薬物療法以外の疼痛管理も指導しましょう。

表1：病院と自宅で使用される主な薬剤と特徴

	投与方法	種類・一般名	代表的な鎮痛薬	注意点・副作用など
院内で使用する鎮痛薬	点滴	オピオイド	フェンタニル、アルチバ®	呼吸抑制、悪心、嘔吐
		NSAIDs	ロピオン®	血圧低下、腎障害、胃腸障害、喘息
		アセトアミノフェン	アセリオ	悪心、肝機能障害
	局所麻酔・ブロック麻酔	リドカイン	キシロカイン®	眠気、悪心、嘔吐
		ブピバカイン	エクスパレル®	悪心、便秘
	硬膜外麻酔	ロピバカイン	アナペイン®	呼吸抑制、血圧低下
帰宅後に使用する鎮痛薬	内服	NSAIDs	ロキソニン®、ボルタレン®	血圧低下、腎障害、胃腸障害、喘息
		アセトアミノフェン	カロナール®	悪心、肝機能障害
		弱オピオイド（トラマドール）	ワントラム®、トラマール®	便秘、悪心
	坐薬	NSAIDs	ボルタレン® 坐薬	血圧低下、腎障害、胃腸障害、喘息
		アセトアミノフェン	アンヒバ® 坐薬	悪心、肝機能障害

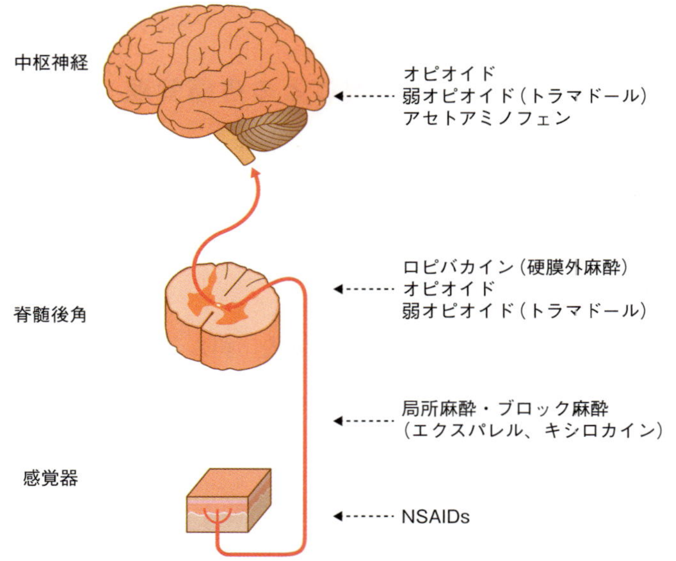

図2：**麻酔の種類と標的器官**

てからの痛みは、感染などの合併症を疑う必要があり、注意が必要です。（大場教弘）

アドバンス・メッセージ

術後どの時期に、どのような痛みが発生するかを予測することで、異常の早期発見に役立てられるだけでなく、患者さんとの信頼関係の構築や満足度の向上にも役立てることができます。

クリニックで実施している施術や使用薬剤をまずは細かく理解してみましょう。

column

適切なダウンタイムの情報源

●退院後不安なダウンタイムを過ごす患者さん

ダウンタイムについて不安になり、患者さんはインターネットでの情報などを参考にして過ごすことがあります。しかし、ネット上には確かとは言い難い情報なども多々あり、不適切なセルフケアを実施しかねません。

●適切な情報源の案内

施術の前後で適切な患者指導を行うことは、看護師にとって重要な役割のひとつといえます。しかし、限られた機会での関わりだけでは十分な情報を伝えきることは難しいです。その場合、次のような情報をご案内するのもよいでしょう。

各種治療内容ごとに考えられる反応とその期間、適切なアフターケア等は、下記のサイトの情報が参考になります。

（野村紘史）

一般社団法人 日本形成外科学会：
形成外科で扱う疾患
https://jsprs.or.jp/general/disease/
（2024 年 8 月閲覧）

The International Society of Aesthetic Plastic Surgery（ISAPS）：Procedures
https://www.isaps.org/discover/patients-home/procedures/
（2024 年 8 月閲覧）

Chapter 3
5
美容看護師の
基本手技

接遇、マナー

Point

・美容医療では患者さんは“お客様”という側面を持っている
・接遇では、身だしなみ、挨拶、表情、言葉遣い、態度・立ち振る舞いが重要となる
・接遇次第で、患者さんが安心して施術を任せたくなる看護師に近づける

美容看護師にとっての接遇、マナーとは

保険診療である病院とは異なり、接客業という面もある美容医療においては、とくにホスピタリティの高さが満足度とリピートにつながる。
患者さんを第1に考えた接遇を身につけることで、より質の高いケアを行うことができる。

美容医療は自費診療です。そのため、美容医療のクリニックを受診される患者さんは、“お客様”という側面をより強く持っているといえます。

もちろん「患者さんから選ばれる医療」を提供することはすべての看護師にとって欠かせない要素ですが、とくに自費診療である美容医療のクリニックにおいては、信頼を築き“お客様”としての満足度を高めていくことは責務であり、中でも“接遇”と“マナー”は美容看護師が確実に身につけておきたい技術となります。

みなさんがご存じのように自費診療において提供される医療は、決して安いものではありません。また、時に痛みを伴う治療を提供することになり、患者さんの不安な気持ちや要望に寄り添い、心地よく安心して治療を受けていただくことを目指さなければなりません。

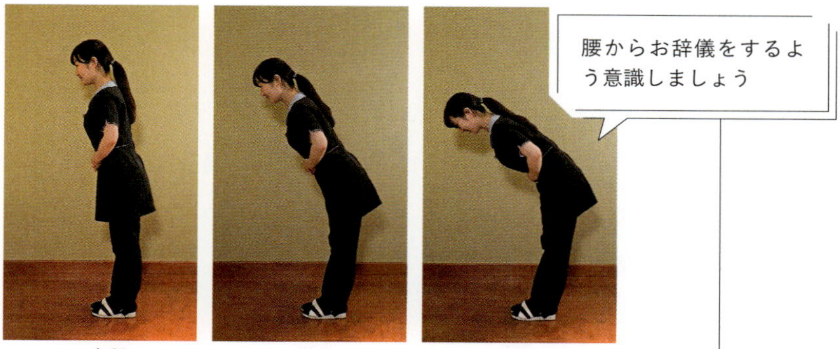
腰からお辞儀をするよう意識しましょう
・会釈
すれ違う時
・敬礼
あいさつや
お見送り時
・最敬礼
謝罪時

図１：**お辞儀の角度と場面**

接遇の５つの要素

“接遇”は、身だしなみ、挨拶、表情、言葉遣い、態度・立ち振る舞いの５つの要素で構成されています。信頼のおける関係づくりのために、豊かな表情、清潔な身だしなみ、明るい挨拶、思いやりのある態度、正しい言葉づかいを意識します。

1 身だしなみ

美容看護師は、医療者であることから、清潔感のある印象が重要になります。髪は整え、派手でないメイクを選びます。

また、施術の際には近い距離で長時間接するため、汗や香水など、不快感のない香りで接するよう制汗剤などの選択にも配慮が必要です。

2 挨拶

挨拶は、明るい声のトーンで滑舌に気をつけましょう。

一般的にクリニックは、静かに過ごす場所という印象があるため、声量に頼らずハキハキとした話し方を意識しましょう。

お辞儀をする際には角度にも意識をして、誠意を持った挨拶になるよう意識します（図１）。

看護ケアのポイント

自分に自信があるとき、人は自然とハキハキと話し、相手の目を見て話すことができます。

意識しなくても自分に自信が持てるよう、日頃の自己研鑽を行うことが重要となります。

③ 表情

患者さんには笑顔と明るい態度をもって迎えることが大切です。マスク越しの場合は、マスクがない場合と比べて冷たい印象になることもあります。それを避けるために、目元の表情づくりを意識することも必要です。

④ 言葉遣い

初めて美容医療を受けにくる患者さんはとても緊張していることが多いです。ていねいな言葉遣いで、患者さんが安心感を持ち、リラックスできる雰囲気を作りましょう。

患者さんへの声掛けは施術中にもこまめに行うため、正しい敬語を自然に使えるようにしましょう（**表1**）。

また、会社員としての表現を身につけることも重要です。

看護ケアのポイント

例えば、患者さんとの会話の中では、医師のことを“先生”と呼ばずに、呼び捨てで「弊院（へいいん）の西川」などの表現を使用します。

⑤ 態度・立ち振る舞い

高価なサービスを提供する、接客という側面のある美容医療では、患者さんとの接し方や看護師の態度は常に見られていることを意識しましょう。

美しい姿勢で立ち振る舞い、患者さんにていねいに接することで、患者さん自身が「綺麗にしてもらえる」という意識を持つことにつながります。

安心と信頼を感じていただけるよう、患者さんの目に映る場所では、とくに次のことに注意します。

●立ち方、座り方

背筋を伸ばしてまっすぐ患者さんに向き合います（**図2**）。動作にはメリハリをつけてきびきびと動きましょう。

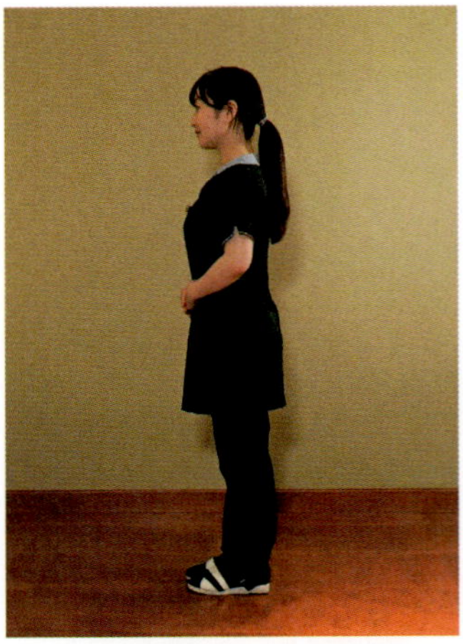

図2：理想的な立ち姿勢

表1：美容クリニックで間違えやすい敬語表現

間違った敬語	正しい敬語
どちらさまでしょうか	お名前を伺ってもよろしいですか
了解しました	かしこまりました／承知しました
○○様でございますね	○○様でいらっしゃいますね
お手洗いはあちらになります	お手洗いはあちらでございます
10,000円からお預かり致します	10,000円頂戴します

立位、坐位ともに足をそろえることも大切です。

●歩き方、ご案内の所作

歩くときには足を引きずらないよう意識し、ご案内の際には手をまっすぐそろえて行先を示します。歩く速度は患者さんに合わせ、ゆったりとした歩調を意識します。

●物の受け渡しの際の持ち方、手の添え方

診察券の受け渡しや、施術に関する物品の持ち方や置き方なども配慮が必要です。必ず両手で動作を行い、片手で物を渡す際にも、もう片方の手を添えましょう。

これらのほかに、患者さんへ対応する際には、自分自身の感情を抑え、冷静で落ち着いた態度を保つことが重要です。患者さんニーズに的確に対応し、信頼を築くプロフェッショナルとしての振る舞いを意識しましょう。　（滝沢まい）

アドバンス・メッセージ

美容の看護師は患者さんに通ってもらいながら継続的に関係づくりをしていきます。選ばれ続けるために、ていねいなマナーと、接遇で、患者さんからの信頼を得られるよう心がけましょう。

常に自分の振る舞いを振り返り、改善することが大切です。

参考文献

1) 医療タイムス社教育研修事業部編：新版　医療の接遇　基本マニュアル＆演習．医療タイムス社．2024
2) 三瓶舞紀子：看護の現場ですぐに役立つ 患者接遇のキホン，ナースのためのスキルアップノート．秀和システム．2018
3) 小学館大辞泉編集部編：大辞泉　増補・新装版，小学館，1998

美容看護のケアのポイント

電話応対のしかたやビジネスメールの書き方などの一般的なビジネスマナーと教養を身につけておくことは、自身の仕事の幅を広げることとなります。

問診票の読み取り方

Point

- 美容における問診票は、コンプレックスや理想を聞き取る最初のツールとなる
- それぞれの項目をなぜ聴取するのかを理解し、必要時には追加で患者さんに確認し、補足をする
- 患者さんの希望する施術が、既往歴などで禁忌になっていないか確認する意識を持てるようになろう

美容看護師にとって問診表とは

患者さん自身が記載する患者情報のうち、施術の適応か禁忌かの判断や、患者さんの今後のニーズも把握できるツールである。
問診表を最大限に読み解くためには、目的を持った情報収集が必要である。

患者さんが来院してから、最初に記入するのが問診表です。医療者にとって問診票は、患者情報をはじめに取得し、それをもとに情報収集や治療計画の相談を行う重要なツールです。

問診票の項目をなぜ聴取しているのか、それぞれを看護師も理解しておくことが必要となります。

問診票とは

問診票には、患者さんの主訴や既往歴、内服薬の確認など、医療業為を行うにあたり医療者が知っておくべき情報が記載されています（図1）。

診察や施術の前に担当する患者さんの問診票を確認することで、診療をスムーズに行えるだけでなく、医療ミスや合併症などを未然に防ぐ手助けにもなります。

また、問診票を記載することにより、患者さん自身の思考がまとまり、医師に自分の訴えを伝えやすくさせる目的もあります。

問診票

フリガナ		生年月日（大正・昭和・平成・令和）	歳	男・女
お名前		年　月　日		
ご住所	〒　　－	電話番号	自宅	
			携帯	

1. 本日の来院のきっかけとなった最も改善したい症状、お悩みを1つお選びください。

□しみ　□くすみ　□肝斑　□そばかす
□たるみ　□ほうれい線　□しわ
□ほくろ　□首いぼ　□ニキビ跡
□毛穴の広がり　□巻き爪　□薄毛
□ピアッシング　□医療脱毛
□その他（　　　　　　　　）

部位はどこですか。
右の図に印をつけてください。

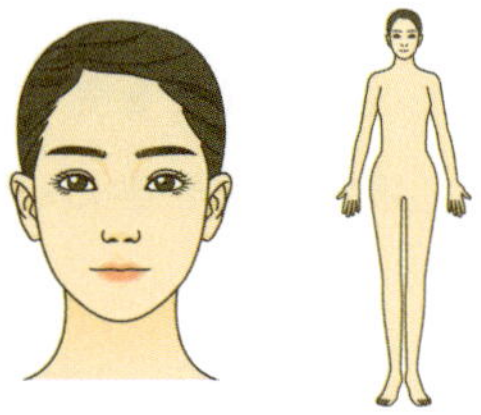

2. 美容施術を受けたことがある方は施術内容・使用していた薬剤をわかる範囲でご記入ください。

（　　　　　　　　　　　　　　　　）

3. ご予算の目安をお聞かせください。

（～10000円／月　　～20000円／月　　20000円／月～）

4. 次のうち、当てはまるものがあればお選びください。

□妊娠中（　　カ月）　□授乳中　□日光過敏症　□ケロイド体質
□金属を埋め込む手術歴（ペースメーカーや人工関節など）

5. 既往歴をお聞かせください。

（　　　　　　　　　　　　　　　　）

6. 伝えておきたいこと、ご要望があればご記入ください。

（　　　　　　　　　　　　　　　　）

図1：問診票の例

問診票の読み方

1 主訴

患者さんが最も気にしていることや、希望する施術が記載されます。患者さんの悩みが具体的に書いてあることもあれば、「何をやればよいのか教えて欲しい」といった抽象的な訴えも多く見られます。医師は記載された患者さんの悩みに対して、適切な解決策を提示するためのアセスメントを行います。

具体的な希望施術が記載されている場合でも、その希望を単純に受け取るのではなく、本当に適応のある施術であるかを検討する必要があります。

② 美容施術歴

これまでに受けてきた美容皮膚科施術や美容外科手術などを確認します。この項目は、治療計画を立てるにあたり最も重要な情報となります。

たとえばシミを主訴に来院された患者さんで、これまでにレーザー治療や光治療などを受けたことがあると記載されていれば、その際の治療経過や再発状況などを詳しく聞き取る必要があります。

「Q スイッチレーザーでのシミ治療を受けたことがあるがあまり効果を感じられなかった」という記載があれば、今回はピコレーザーや光治療、またはハイドロキノン等を含むスキンケアでの治療を提案するなど、さまざまなアセスメントにつながる情報となります。

看護ケアのポイント

美容施術歴について、患者さんが既往を適切に伝えられない場合があります。

医師の診察では緊張してしまい、言いにくい場合や、大きく意識していなかったが皮膚施術やHIFUなどを受けたことがあるなど、看護師には伝えやすいということもよくあります。

もちろん、悪気があって申告しないのではないケースがほとんどです。

看護師だからこそ、気付ける、聞き取れる場合があるため、ていねいに聴取するようにしましょう。

③ 既往歴

保険診療と同様、美容医療においても既往歴の確認は非常に重要です。たとえば、糖尿病や高血圧などの基礎疾患がある患者さんでは、創傷治癒遅延や感染のリスクが上がります。

また、これまでに手術の際に麻酔が効きにくかったことがあるか、麻酔による気分不快が起きたことがあるかなどを確認し、自院で麻酔をする際の参考にします。

④ 内服薬、外用薬

現在治療中、もしくは自主的に内服している薬剤やサプリメントを確認します。外科手術の前には抗血小板薬や抗凝固薬をはじ

表 1：術前に休薬する必要のある薬剤例

	薬剤の例	製品の例
出血のリスクが上がる薬剤	抗凝固薬、抗血小板薬、血管拡張薬、冠血管拡張薬、脳循環・代謝改善薬など	ワーファリン、リクシアナ®、バイアスピリン®、プラビックス® など
血栓症のリスクが上がる薬剤	黄体・卵胞ホルモン薬（経口避妊薬）、骨粗鬆症治療薬	ヤーズ配合錠、エビスタなど
創傷治癒遅延のリスクがある薬剤	抗悪性腫瘍薬	アバスチン®、サイラムザ® など
出血のリスクが上がるサプリメント		DHA 製剤、コエンザイム Q10、青汁など

め、さまざまな内服薬を休止する必要があります。

また、術後に処方する抗菌薬や鎮痛薬が、以前から内服しているものと被らないように配慮します（**表1**）。

5 アレルギー

食物や薬剤、金属に関するアレルギーを確認します。アレルギーとして記載された薬剤や金属を使用しないことはもちろんのこと、一見関係がないようにみえる項目にも注意が必要です。

たとえば、バナナやアボカド、キウイフルーツ、クリ、トマト、パパイアなどの食物にアレルギーを持つ方はラテックスアレルギーを発症する可能性があるため、施術時にはラテックスフリーの手袋を使用します。

また、静脈麻酔薬のプロポフォールには精製卵黄レシチンおよびダイズ油が含まれているため、卵や大豆アレルギーの患者さんには使用できません。

6 妊娠、授乳の有無

母体への美容施術による胎児や乳児への影響は確認されていないものも少なくないため、妊娠の可能性がある女性や授乳中の母親への施術はなるべく避けたほうがよいでしょう。

また、妊娠初期にはボトックス投与により流産や奇形児妊娠の可能性が高まるという指摘もあり、ボトックスの注入は妊活中の女性だけでなく、男性も避けるべきであるとされています。

7 喫煙、飲酒

周術期における喫煙や飲酒は、感染、血腫、創傷治癒遅延などの合併症のリスクを上げる可能性があります。問診票で確認したうえで、患者さんへの禁煙、禁酒の指示をします。

8 身長、体重

BMI＝体重（kg）÷（身長（m））^{2} を算出します。強い肥満の患者さんは手術や麻酔時の合併症や中毒のリスクが上がることを理解しましょう。

看護知識の再チェック

日本肥満学会によると、BMI の基準値は 22 が標準、25 以上が肥満とされている。

問診票でとくに重要なこと

問診で意識しておくべきことは、患者さんによっては問診票にすべての情報を記載しないことがあるということです。

問診票に記載がないからといって、既往歴やアレルギーなどがないと確信せずに、再度問診で確認することもときには必要です。

ほかにも趣味や職業などのパーソナルな項目があれば、施術中の患者さんとの何気ないコミュニケーションの手助けになるうえ、施術後には屋外での紫外線は避けるように、といった注意喚起を促すこともできます。

問診票の確認不足による医療ミスを避けるために、新しい患者さんのみならず、既存の患者さんでも新しい施術を行う際などには適宜問診票を確認するようにしましょう。　（新行内芳明）

アドバンス・メッセージ

問診表は医師が診断や施術の選択をするうえでとても大きな意味があります。診察をスムーズに進め、的確な医療を提供できるよう、看護師がもれなく情報収集をすることがとても重要です。

Chapter 3
7
美容看護師の
基本手技

カウンセリングでのコミュニケーション

Point

・カウンセリングは患者さんにとって、施術の方針やイメージを医療者に聞いてもらう重要な場です
・カウンセリングでは、傾聴、受容、共感の３つのことを意識しましょう
・患者さんの思いをできる限り細かく聞き取り、施術のプランを一緒に考える姿勢が重要になります

美容看護師にとってカウンセリングとは

患者さんのニーズを把握し、アセスメント、プランという看護過程を展開するうえで、重要な情報収集と関係構築の機会となる。
このクリニックで施術を受けたい、と前向きな思いをもっていただけるか、看護師のかかわりがとても大きな要素となる。

美容医療においてのカウンセリングとは、患者さんが自分の悩みや希望を医療者に伝える機会です。

理想通りの施術が実施できるかどうか、患者さんが安心して施術に向かえるかは、カウンセリングでのかかわり方が大きく影響します。

クリニックによってカウンセリングを看護師が実施する場合、カウンセリング専門のスタッフがいる場合がありますが、患者さんの施術のプランを立てるうえで、悩みや思いをくみ取り信頼関係を作る重要な機会です。

カウンセリングの役割

患者さんは、それぞれの外見について、悩みや要望を抱えて来院します。看護師は患者さんごとに要望を聞き、侵襲の大きさや予算との折り合いから、実現可能な範囲で施術を提案することもあります。

患者さんに向き合って目線を合わせ、話を聞きましょう

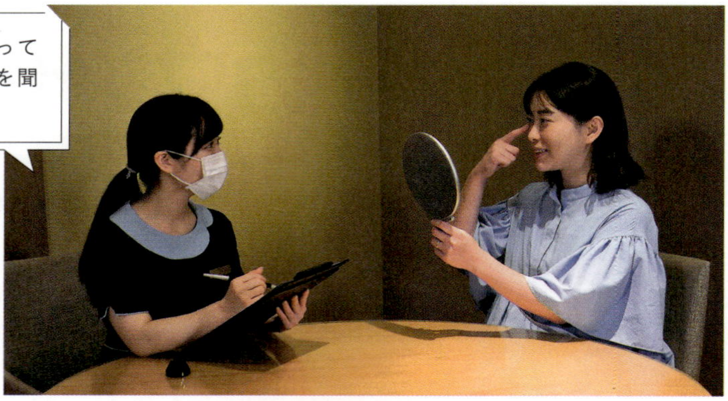

図1：カウンセリングでの姿勢と目線

身体の構造や金銭的に、ときに理想と現実が離れている場合もあります。そのようなカウンセリングの場面でも、患者さんの思いは否定せず、最後まで聴くことが大切です。

そして、ていねいにアセスメントをしながら、ゴール設定と治療方針への同意を目指すのが、信頼関係の構築には重要となります。

コミュニケーションの大切な３要素

カウンセリングの中で、患者さんのニーズを的確に聴取するために、コミュニケーションの３つの要素を理解して、実践しましょう。

1 傾聴

患者さんの話を聴くことを表す傾聴では、患者さんの目線や声のトーンに合わせて、話に心を傾け、関心を向け、患者さんを尊重していることを態度で伝えていきます（図1）。

会話の中で、自分の意見や感想を言うのではなく、患者さんの話を遮ることなく最後まできちんと聞きましょう。

また、ゆっくりとしたペースで相づちや頷きを入れることで、患者さんは自身の話が届いていることに安心し、スムーズに話が進むでしょう。

看護知識の再チェック

傾聴には、ロジャーズの３要素という原則があります。
①自己一致
わからないことはわからないと、聞き返しながら、患者さんの考えを自分の中に整理して理解すること
②共感的理解
患者さんの立場になって、考えを理解すること
③無条件の肯定的関心
善悪や好き嫌いの評価をせずに話を聴くこと
これらを意識しながら、患者さんとかかわりましょう。

2 受容

カウンセリングの中で、患者さんの思いを医療者として受け入れる姿勢が重要です。

患者さんの話をそのまま、評価を加えず受け止めます。立場や考え方を批判せず理解しましょう。

3 共感

患者さんの悩みや要望に共感の意を示し、患者さんの立場になって理解するよう心がけましょう。

治療において、協力して対応していく姿勢を示すことで、今後のプランについて一緒に考えることができます。

プライバシーと個人情報の尊重

プライバシーとは個人や家庭内の私事・私生活・個人の秘密、それらが他人から干渉・侵害されない権利です。患者さんのプライバシーは必ず尊重することが求められます。

治療に役立てるため、信頼関係を作り上げるための会話から得た情報や画像情報の取り扱いに気をつけましょう。

美容医療において、看護師は保健師助産師看護師法に守秘義務の規定があることを認識し、心がけて従事しましょう。

（滝沢まい）

アドバンス・メッセージ

患者さんのニーズを聞きとる中で、カウンセリングではよかれと思ってさまざまな種類の施術をご案内し、看護師が主体となって会話を進めてしまうことがあります。

患者さんの立場になると、話をさえぎられてメニューを提案されるより、話を聴いてくれる看護師からの提案のほうが聞き入れやすくなります。

同じ施術でも、気持ちよく選んでいただけるかは、カウンセリングでの看護師のかかわり方にかかっています。

看護ケアのポイント

患者さんの持っているボディイメージを理解することを心がけてかかわりましょう。

看護知識の再チェック

個人情報とは氏名・生年月日・住所などの個人を特定できる情報のことです。

第３者の目や耳に触れることのないように持ち出しや漏洩に細心の注意を払いましょう。

臨床写真の撮影

Point

- 臨床写真は手術の仕上がりを医師と患者さんがともに確認するために撮影する
- 前後の比較が適切に行える写真の撮影が重要となる
- 代表的な臨床写真の角度の例を理解しよう

美容看護師にとって臨床写真の撮影とは

施術の前後を正確に記録するために必要不可欠な技術である。
臨床写真によって施術の効果、病変の程度、治療経過を客観的に記録することができる。
施術の前後比較は、医師の施術の効果を示すだけでなく、患者さんにとっても施術の満足度を高める効果が見込めるため、適切で誠実な撮影技術が必要となる。

美容医療では、施術の効果を客観的に記録するために、施術前後で臨床写真を撮影します。臨床写真はカルテに使用する個人情報の１つに位置づけられるため、医療者にとっても患者さんにとっても、重要な役割があります。

臨床写真撮影の意義

美容医療を受ける患者さんは、肌や形態の見た目の変化を期待して施術を受けます。

施術前後の臨床写真の撮影は、治癒経過の記録を行い、施術の比較検討や治療計画を立てるため、また患者さんへの説明用として、さらに写真上での計測、統計上の記録など、さまざまな理由でとても重要です。

とくに美容医療においては、有害事象や患者不満足などの訴えがあった際に、術前の状態との比較を行ったうえでの説明が必要になります。さらに研究・教育の場においても非常に大切な一面を持っています。

適切な臨床写真は、下記のような条件を満たす必要があります。

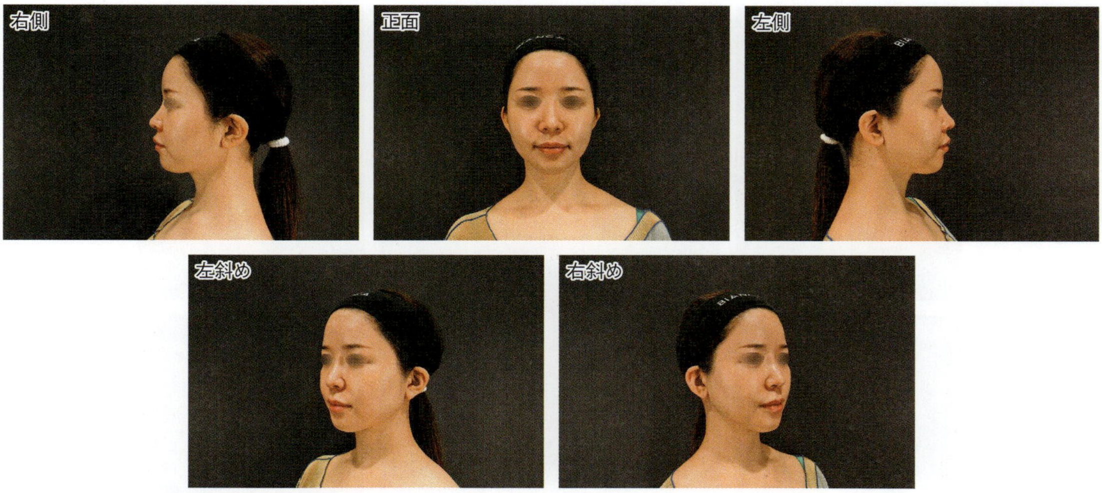

図1：適切な顔面の臨床写真の例

よい臨床写真の条件

- 色調や明るさが正確で、ピントが合っている
- 顔や施術をする身体部位の全体が写っており、背景は整然としている
- 基本的にメイクやカラーコンタクトはせず、笑顔等もない無表情である

＊クリニックによっては、メイクやカラーコンタクトに関しては患者さんの都合に合わせて有無を問わない場合もあります。

臨床写真の基本的な撮影方法

1 撮影環境の準備

明るさや撮影部位にかかる影を一定にするために、撮影は常に同じ場所、同じ照明の下で行います。一般的に臨床写真では正面、両側斜め、両側側面の５方向の撮影が基本です（図1、図2）。

顔でも身体でもピントを合わせたい部位と同じ高さにカメラを構えます。

美容医療の知識

最近のカメラでは、自動で色調調整がされるものや、スマートフォンであればフィルター加工がなされるものもあります。

基本的に撮影者の技量に左右されないよう、オートモードで撮影し、画像加工が自動的に行われないよう確認しましょう。

また、カメラのフラッシュは正確な撮影を妨げるため、室内の明るさや別途用意した照明を使用しましょう。

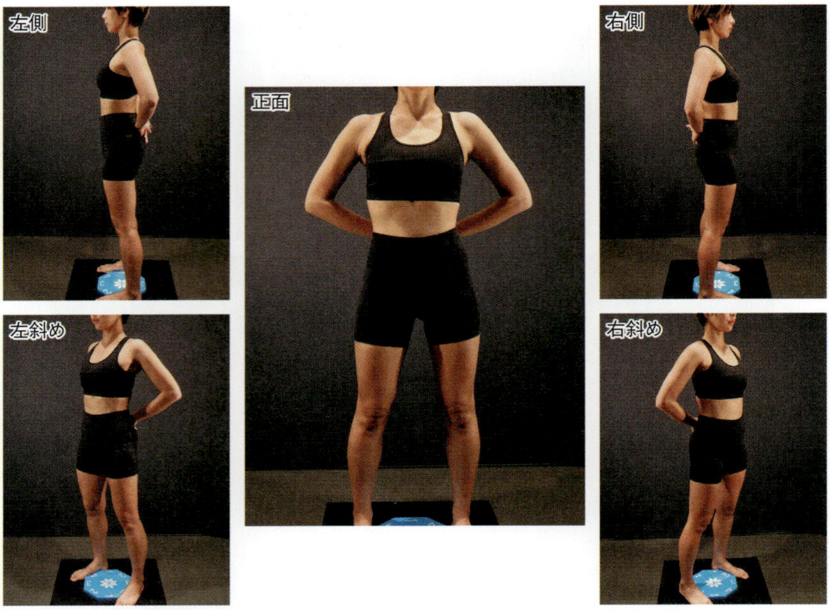

図 2：適切な身体の臨床写真の例

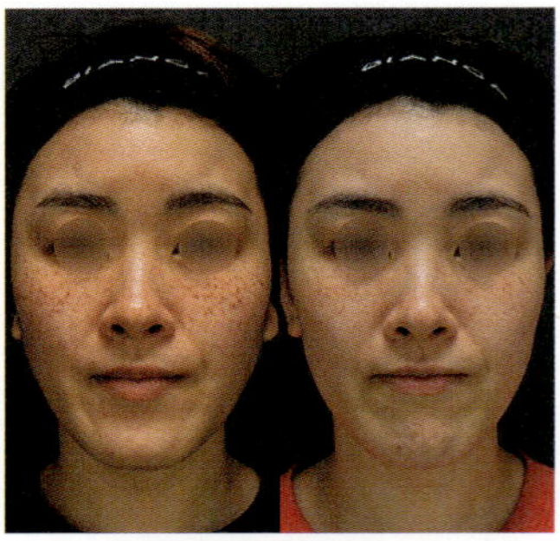

図 3：皮膚科施術（シミ治療）の施術前後の比較写真
PICO レーザースポット照射 1 回＋PICO レーザートーニング照射 3 回施術後

2 患者さんの撮影準備と撮影方法

顔の撮影では、患者さんはヘアバンド等で前髪を上げた状態とし、顎を出したり引いたりしないよう指示し、頭の傾きが地面と垂直になるように調整します。

正面はカメラ目線で、瞳孔が目の中央に位置するように撮影します。斜めと側面を撮る際には、患者さんの顔だけを回すのではなく、身体ごと回転するように指示します。

斜めは 45° の角度が基本ですが、施術前後の比較写真を作成する際に微妙な角度のズレがあると正確な比較ができないため、少しずつ角度を変えながら何枚か撮影することをお勧めします。

側面では反対側の眉毛や睫毛が写らないように真横から撮影します。

皮膚になんらかの異常がある時や、顔の手術の際など、とくに詳細に記録を残したい部位がある場合は、顔全体を写した写真に加えて各部位を拡大した写真も撮影することが望ましいでしょう。

臨床写真の例

代表的な施術の臨床写真の撮影方法を示します。

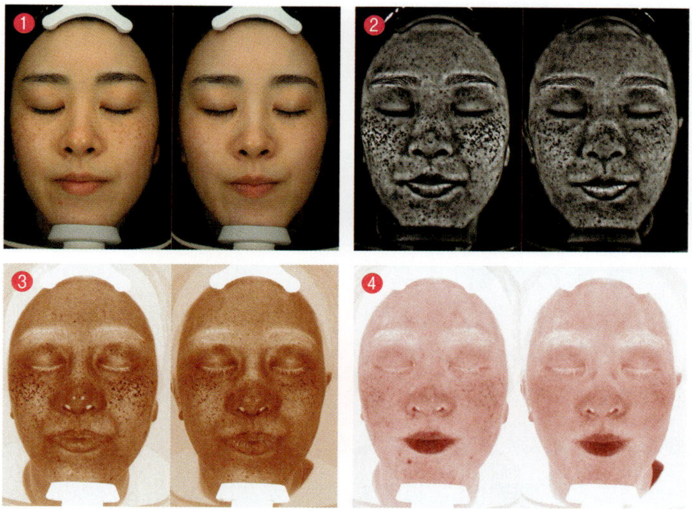

図4：VISIA® を使用した臨床写真の例
図3と同じ症例の施術前後の比較写真
①通常の写真　②紫外線シミを抽出した写真
③茶色いシミを抽出した写真　④赤みのある部位を抽出した写真

1 肌施術

シミの色味や毛穴の陰影などは、撮影場所の照明によって大きく見え方が変わってしまいます。施術前後の正確な比較をするためにも、明るさや調光といった条件は常に一定にしましょう。

VISIA® 等の皮膚画像解析システムを使用すれば、同一条件下でより精度の高い臨床写真を撮影でき、さらにシミや赤みなどの状態をそれぞれ抽出してより見やすい画像を作成することができます（図3、図4）。

2 ボツリヌストキシン療法

ボツリヌストキシン製剤による筋弛緩作用の効果測定のために、施術前には施術部位の表情筋を収縮させた写真を撮影します。製剤の効きすぎや左右差などの合併症が発生した場合、施術前の写真を確認しながら対処法を検討します（図5）。

3 顔面の施術

●目

開瞼時と閉瞼時で撮影します。上目づかいや伏し目にならないよう注意します。カメラを向けられると無意識に目に力を入れる

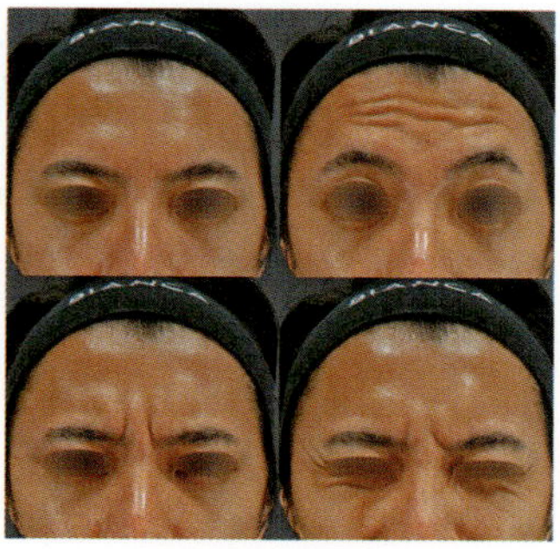

図5：ボツリヌストキシン療法を行う際の、顔面の表情筋を収縮させた臨床写真の例

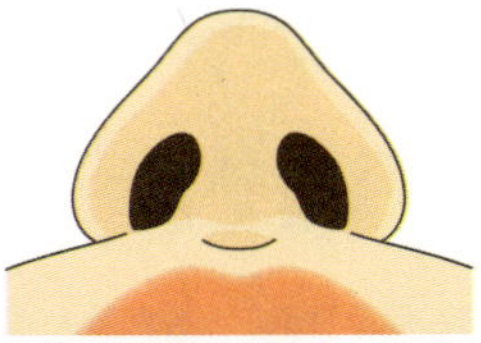

鼻尖，鼻翼の前後比較ができるよう，下から撮影します

図6：鼻のあおりの撮影角度

患者さんも多いので、力を抜いて自然な開瞼状態になるよう指示します。

●鼻

基本の５方向に加え、顔を下から撮った「あおり」の撮影が必要です（図6）。

4 身体の施術

基本の５方向に加え、部位によっては背面なども撮影します。腹部の撮影の際には、腕は“気をつけ”の状態や腕をあげた状態、腕を後ろに組んだ状態などで撮ることが多いですが、術前後で統一することが重要です。男性スタッフが女性の患者さんの撮影をする際には、必ず女性スタッフを同席させます。

看護ケアのポイント

術前後で同じ位置からの撮影を行うために、撮影前に臨床写真を確認し、撮影した写真についても施術前の写真と恣意的な相違がないか、確認をすることが望ましいでしょう。

不適切な比較写真

臨床写真として、撮影の角度や患者さんの体勢を故意に変化をつけて、施術の効果を意図的によく見せる行為は不適切です。そのため看護師はどのような画像が不適切かを把握し、そのような撮影にならないよう、細心の注意をすることが必要です。

不適切な臨床写真の例

- **角度の違う比較写真：施術前後の比較写真において、角度が違うだけで印象は大きく変わります。**
- **姿勢により見え方が変わる写真：顎の引き具合や腕の開き具合などで、写真における見え方は大きく変わります（図7）。患者さんには身体の緊張を解くように指示し、施術前後で同じ姿勢で撮るように心がけましょう（図8）。**

姿勢の取り方で写真上の形態は大きく変化して見えます。適切な写真比較のために、施術前後では必ず姿勢を統一させます。

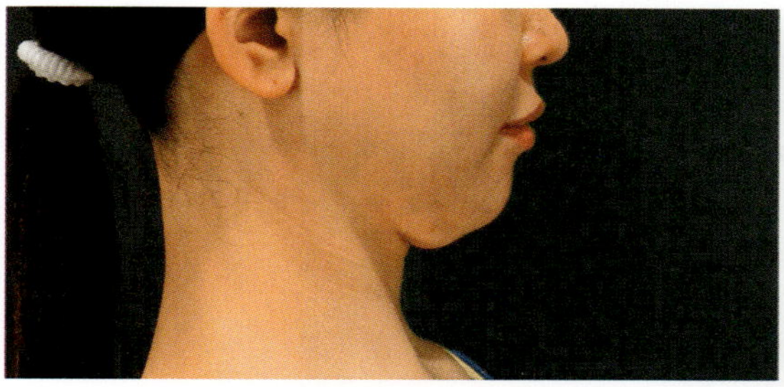

顎を引いた状態

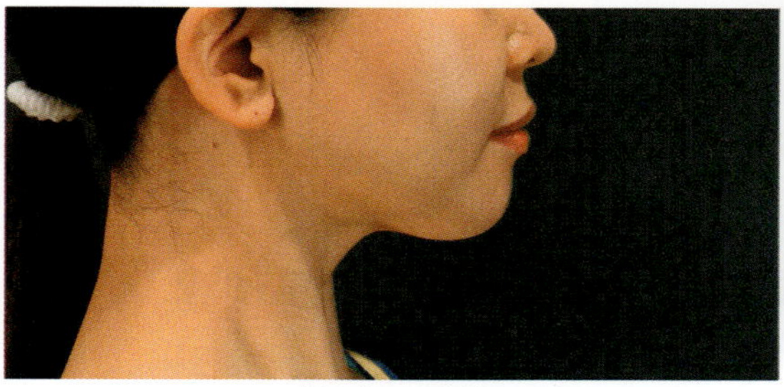

顎を出した状態

図7：顎を引いた状態と顎を出した状態の比較写真

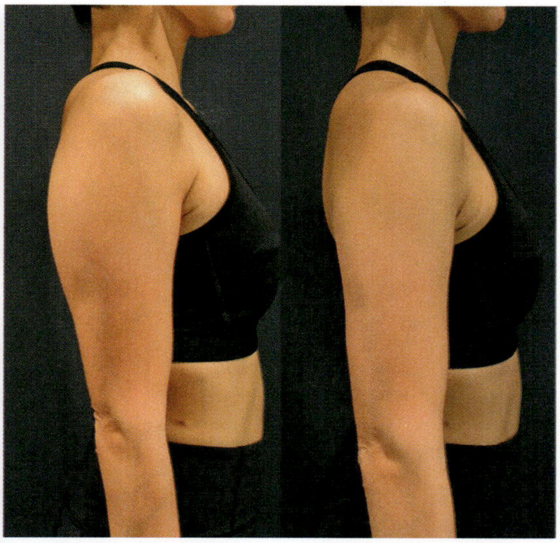

腕を押し付けた状態　　腕を少し浮かせた状態

図8：腕を身体に押し付けた状態と少し浮かせた状態の比較写真

臨床写真の外部使用

学会発表や論文執筆などに臨床写真を使用する際には、患者さんとの間で臨床写真の外部使用に関する説明および契約を交わし、患者さんのプライバシーに十分配慮する必要があります。

また、臨床写真をSNS上に掲載する際も同様に、患者さんとの間でモニター写真使用の契約を交わします。

通常は顔面であれば目隠しをする、もしくは目元の症例であれば目元だけを提示します。ただ、全顔を出してもよいという契約を患者さんと結んでいる場合は、その限りではありません。また、身体の写真では顔面をトリミングして使用します。（新行内芳明）

アドバンス・メッセージ

臨床写真は、クリニックの広告や実績に使用される、いわば看板のような役割があります。適切な臨床写真を撮影することで、医師の実績を最大限に記録しながら、患者さんが施術を受けてよかったと感じられることにつながります。

日々の実践で正確に撮影できるよう訓練しましょう。

看護ケアのポイント

臨床写真の比較において、メイクアップのみならず、術前は髪を上げているが術後はセットをしている場合など、全体として「なんだか綺麗に見える」という要素をつくることも、不適切であるといえます。

術者、患者さんへの尊敬の念も込めて、適切な撮影を心がけましょう。

Chapter 3
9
美容看護師の
基本手技

タオルの基本操作

Point

- タオルの活用は、患者さんの皮膚の保護、保温、羞恥心への配慮のために実施する
- 顔へのタオル使用では、顔面の施術時の薬液垂れの予防があり、適度な強さで巻く
- ホットタオルの準備と使用について理解する

美容看護師にとってタオルの基本操作とは

患者さんが安心して、安全に施術を受けるうえで必要不可欠な技術である。タオルを上手に使用することで、施術をスムーズに行うことができ、満足度の向上にもつながるであろう。

美容医療施術において、患者さんが安楽に施術を受けられるかどうかは、円滑で的確なタオル操作のテクニックが重要となります。

タオルの活用にはどのような目的があるのかを意識することで、どのように使用するか、どのような声掛けをすれば良いか、目的を持ったケアが可能になります。

美容施術におけるタオルの役割

- 薬剤、レーザーなどから施術の術野外を保護する
- 羞恥心に配慮する
- 身体を保温する

顔周辺へのタオル操作

顔周辺へのタオルの使用は、薬剤等が髪、耳の中、衣服に付着しないようにするのが目的です。そのためタオルを当てる際は、顔に密着させることが重要となります。

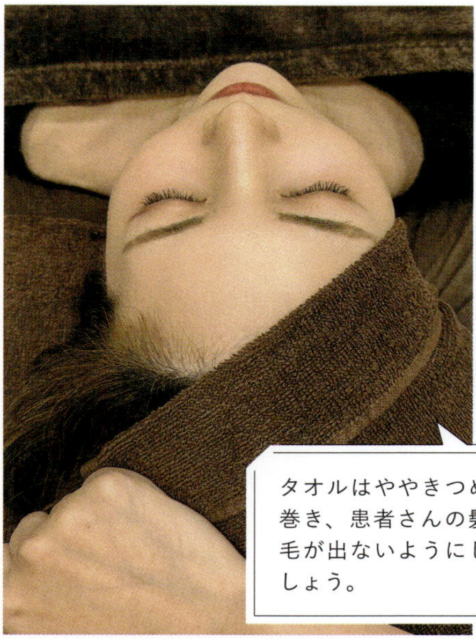
タオルはややきつめに巻き、患者さんの髪の毛が出ないようにしましょう。

図1：**輪郭へのタオルの巻き方**

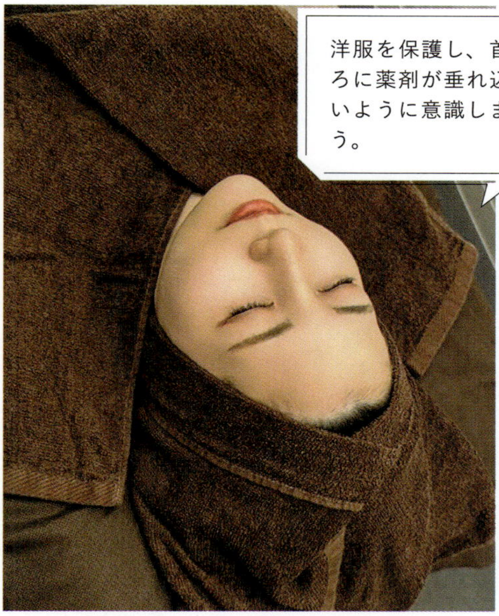
洋服を保護し、首の後ろに薬剤が垂れ込まないように意識しましょう。

図2：**首元へのタオルの当て方**

タオルは常に清潔なものを使用し、また顔の周りは肌がとくに敏感であることが多いため、擦れたりすることが無いよう、肌への刺激を最小限に抑えるようにします。

タオルの巻き方は、主に次のような、輪郭周りと首元の２種類があります。

◆輪郭へのタオルの巻き方

輪郭にタオルを巻く際には、薬液などが垂れないよう肌に密着することを意識しましょう。

〈輪郭にタオルを巻く手順〉

❶フェイスタオルを広げ、長い辺から5 cm程折り返す。

❷折り返した面を下にして、仰臥位になった患者さんの頭の下に敷く。

❸両側から持ち上げて、輪郭に沿わせて被せる（図1）。

❹頭頂部で重なったタオルの先を折り返す。

❺タオルの中で、患者さんの耳が折れ曲がっていないか確認し、痛くないか、不快でないかを確認する。

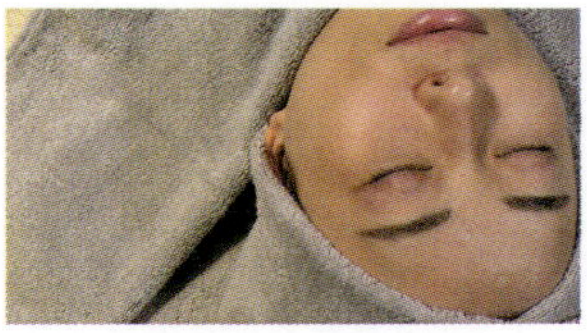

●不十分なタオルの巻き方
耳をはさむことで、顔面とタオルにすき間ができます。
不快感、薬液垂れの原因となります。

〈首元へのタオルの巻き方〉

首元にタオルを巻く際には、密着しすぎてしまうと息苦しさ

を感じるため、適切な位置に置くような意識で巻きましょう。

❶タオルを広げ、縦半分に折る。

❷タオルの中央を折り返してＶ字にする。

❸タオルのＶ字が首に当たるように置き、首に沿わせて被せる（図2）。

身体の施術へのタオル操作

全身の施術においても、保温や羞恥心への配慮のために、タオルを使用して患者さんの身体を保護します。施術中は、患者さんの快適さを考えつつプライバシーを守るために、施術に支障のない範囲のみを最小限になるように露出します。

脱毛、ピーリング、レーザー、痩身などの施術では、施術によって、図のような領域に分けてタオルで保護して施術を行います（図3、図4）。

ホットタオルの準備と操作

美容医療の施術において、次のような場面では、ホットタオルを使用してケアを行います。

ホットタオルの効果

- **薬剤やジェルを拭き上げる。**
- **施術の効果を高めるために肌を温める。**
  （グリコールやサリチル酸系の薬剤は、肌への浸透が上がり、効果が高まる）

ただし、レーザー施術の術後は、毛嚢炎（もうのうえん）のリスクを高めるため、温めないようにしましょう。

多くのクリニックにおいて、看護師がホットタオルの準備から実施します。施術をスムーズに実施するために、ホットタオルを準備しましょう。

〈ホットタオルの作り方〉

❶フェイスタオルの短い辺を縦半分に折る。

❷長い辺を横半分に折り、もう一度横半分に折る。

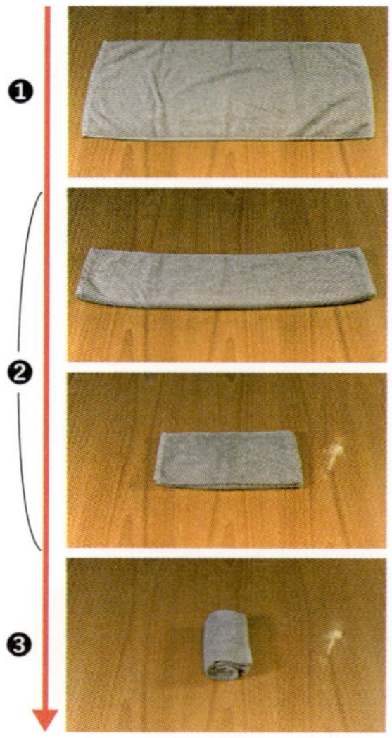

ホットタオルを使う際は一度二つ折りの状態まで広げ、熱ければ振って冷ます。必ず自分の腕の内側で温度を確かめてから患者さん肌に乗せる。

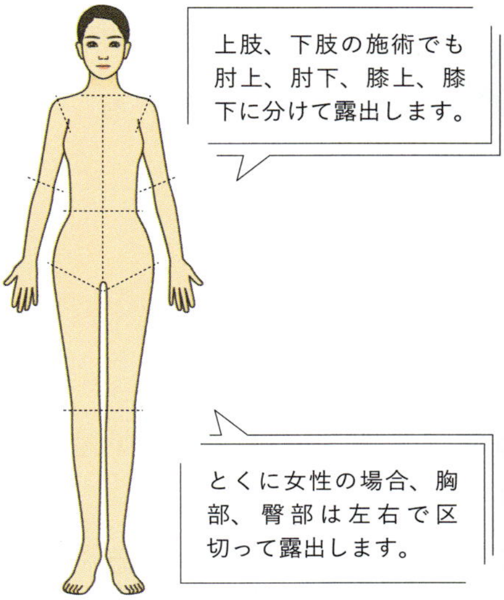
上肢、下肢の施術でも
肘上、肘下、膝上、膝
下に分けて露出します。
とくに女性の場合、胸
部、臀部は左右で区
切って露出します。

図 3：**施術ごとの部分的な露出の目安**

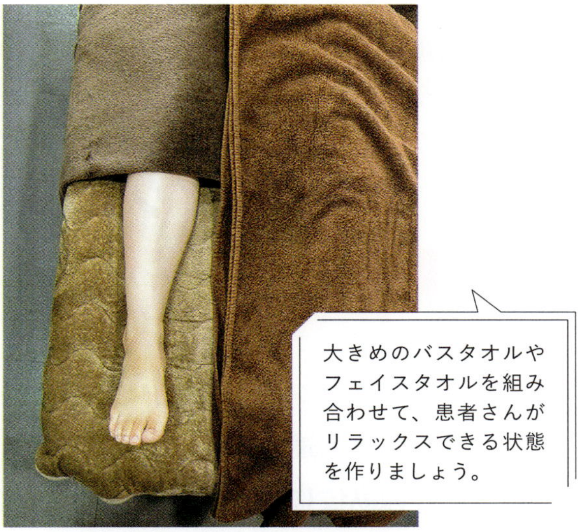
大きめのバスタオルや
フェイスタオルを組み
合わせて、患者さんが
リラックスできる状態
を作りましょう。

図 4：**膝下施術の際の露出部位の例**

❸ 45〜50°Cのお湯に浸し、くるくると棒状に丸める。

❹すぐに使用しない場合は、タオルウォーマーに入れておく（図5）。

ホットタオルの用途のうち、吹き上げについては、的確な手技を身につけることで、患者さんの安楽を確保できます。

〈ホットタオルでの拭き上げ方〉

❶タオルの短い辺を半分におり、広げた手の平に巻きつけるように持つ。

❷薬剤を拭きとったら、同じ面を使わないように持ち替えて使用する。

❸ホットタオルは広い面を活用して使用し、細かいところはホットコットン、ホットスポンジで拭きとる。

（滝沢まい）

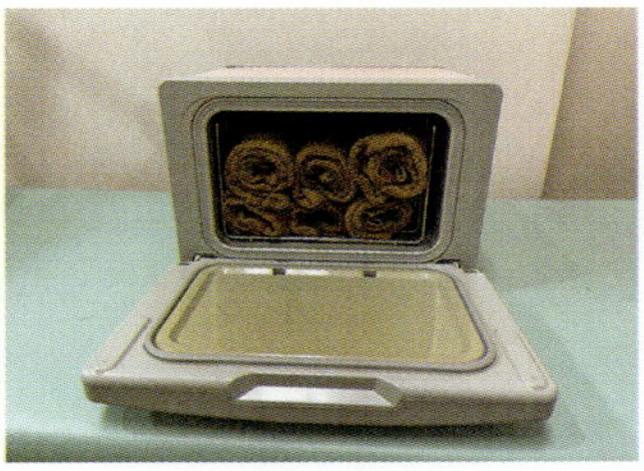

図 5：**ホットタオルとタオルウォーマー**

＊タオルウォーマーがない場合、ビニール袋かラップで包んでからレンジで 500 w で 1 分再加熱する。

アドバンス・メッセージ

施術の部位だけでなく、全身の状態や安楽にも配慮することが、美容施術における看護師の役割となります。患者さんに適宜声をかけながら、必要に応じて柔軟に対応しましょう。

Chapter 3
10
美容看護師の
基本手技

クレンジング、洗顔の技術

Point

- クレンジング剤は、種類によって洗浄力と皮膚へ負担が異なるため、肌と用途に合わせて選択する
- 仰臥位になっている患者さんに適切なクレンジング、洗顔を実施できるようにしよう
- 適切なクレンジング、洗顔について患者さんに口頭でも説明できることを目指そう

美容看護師にとってクレンジング・洗顔とは

患者さんがより快適に、安全に施術を受けるために行う重要な準備である。単に顔を洗うというだけでなく、専門職として質の高いケアを提供することが求められる。
また、施術前に患者さんの皮膚状態を十分に観察する機会になる。皮膚疾患や異常の早期発見をできるよう、注意を払ってかかわることも大切である。

クレンジング、洗顔は次に行う美容施術の効果を最大限に引き出すための下準備です。

施術前のクレンジング、洗顔施術の目的は、患者さんの肌を清潔で健康的な状態に整えることです。

適切なクレンジング剤を使用してメイクや角栓などの油性の汚れを取り除き、洗顔で古い角質や皮脂、クレンジングの残りなど水性の汚れを落として肌を清潔な状態にします。

クレンジングの目的

一般に美容医療のクリニックでは、患者さんはメイクをした状態で来院し、クリニックで用意してあるクレンジング剤を使用して洗顔を行い、施術を受けます。

クレンジングの際、患者さんがノーメイクであると告げられた場合も、化粧水、乳液、日焼け止めクリームなどの基礎化粧品の使用が施術の効果に影響してしまう場合もあるため、必ずクレン

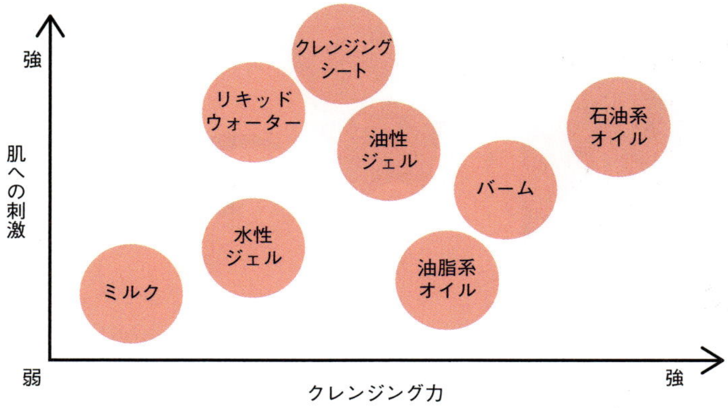

図1：クレンジングの効果と負担

ジングを行うよう声掛けをします。

クレンジングは患者さんの肌に最初に触れる施術です。安心感を与えるような声掛けをし、お肌を細かく観察しながらていねいに行いましょう。

クレンジングの基本操作

1 事前準備

クレンジング剤や洗顔料、タオル2枚、ホットコットンまたはスポンジ、ホットタオルを用意します。

頭と首元にタオルを巻き、服や髪の毛が濡れないよう施術部位のみを露出します（→ p.142：タオルの基本操作）。

患者さんの肌タイプや特有の悩みを確認し、適切なクレンジング剤を選びます（図1）。クリニックでは、クレンジングの後に施術を実施するため、低刺激なクレンジング剤を使用します。

2 ポイントメイククレンジング（アイメイク、リップメイク）

はじめに、目元や口元の層の厚いメイクを、ポイントメイク落とし用のリムーバーを使用してクレンジングします。

クレンジング剤を、コットンがひたひたになるくらいたっぷりと浸し、瞼から眉の上に置きます。メイクとクレンジング剤が馴染んだのを確認してから、片目ずつ拭き取ります。

美容医療の知識

クレンジング剤は、単に洗浄力とメイクの関係だけでなく、患者さんの肌質が乾燥肌なのか、皮脂が多いのか、毛穴汚れが気になるのかなど、悩みに合わせて選択します。

化粧品選びという観点だけでなく、皮膚状態のアセスメントから、適切なクレンジング剤を指導できるとよいでしょう。

美容医療の知識

ウォータープルーフのメイクは落としにくく、美容施術当日のメイクとしては適さないことを事前にお伝えしておくことも重要です。

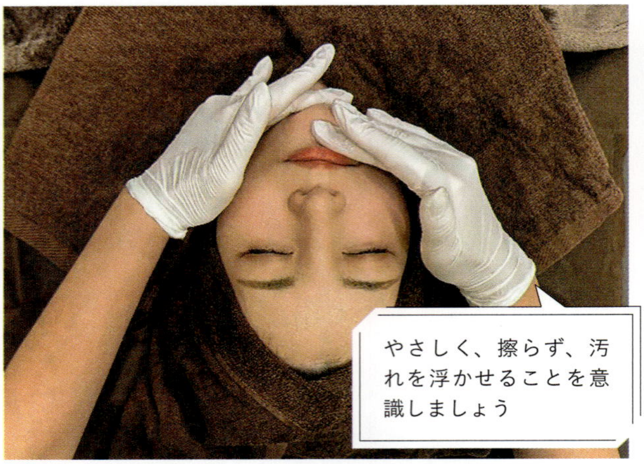

やさしく、擦らず、汚れを浮かせることを意識しましょう

図2：看護師からみたクレンジングの様子

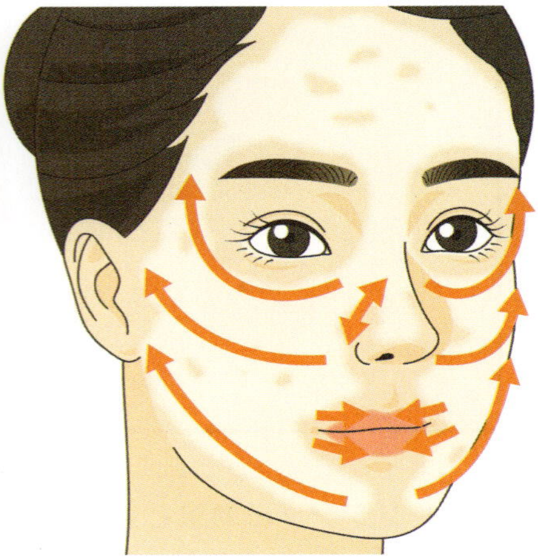

図3：クレンジング・拭き上げの方向

口元は左右に分けて口角から中心に拭き取ります。皮膚が繊細で柔らかい部位なので、力のかけ方はとくに優しくし、摩擦の少ないよう拭き取りましょう。

3 ベースクレンジング

ベースクレンジングは、顔全体に使用している基礎化粧品を落とすことを目的に実施します。

クレンジング剤を適量（500円玉サイズ）手に取り、額・両頬・鼻・顎の5か所に置き、顔全体に優しく伸ばします。指の腹を使い、円を描くようにくるくると動かすとよいでしょう。

洗う際の指の流れとして、顎先から頭頂部、顔の中心部から外側に流れるように拭いていきます（**図2**）。

ただし、口だけは口角から中心に向かって、鼻は鼻筋と小鼻に沿って上下に指を沿わせるように洗います（**図3**）。

クレンジング剤を肌に乗せている時間は1～2分程度で、なるべく短時間で実施することを目指しましょう。

4 クレンジング剤の拭き上げ

クレンジング剤、洗顔料を優しく拭き上げます。なぞる方向については、クレンジング同様に顔面の下から上、中心から外側へ向かうように実施します（**図3**）。

はじめはホットタオルで顔を蒸らし、広い面を使用して少ない

看護ケアのポイント

頬を上から下になぞる動作や、外側から内側に力をかける動作はしないように注意します。

肌をリフトアップしたい患者さんは不快になることに加え、スレッドリフトなどの施術歴がある場合は使用している糸の影響によって激しい痛みを伴う場合もあります。

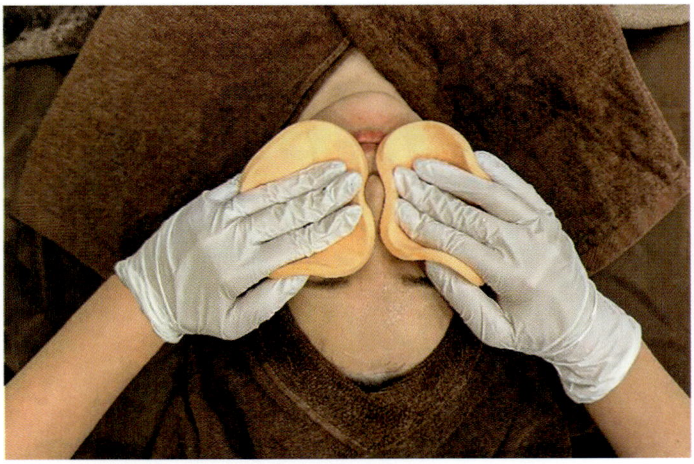

図4：指の腹を広く使った拭き上げ

回数で終えられるよう意識しましょう。また、小鼻や目元、口元などの細かい箇所は、クレンジング剤の残りがないようホットコットン、またはホットスポンジで拭き上げます。

タオルやコットンは、大きい面を使用して拭き、内側に折り込みながら、違う面を使用するようにして使用します。タオルは手の平を広く使うように、コットンは指に巻きつけるようにして扱います（**図4**）。

水道で流す際には、少量のお湯をつけて、また馴染ませて乳化させることで、スムーズに流すと綺麗に流れます。

施術の仕上げとして拭き上げをする場合は、最後に化粧水、乳液を使用します。

（滝沢まい）

アドバンス・メッセージ

ていねいなクレンジングは、施術の効果を最大限引き出すだけでなく、患者さんにとって気持ちの良い時間を過ごしてもらえます。

患者さんが普段自宅で実施するクレンジングの手本となるよう、手際よく実施することが必要とされます。日々の業務の中で繰り返し実践しましょう。

看護ケアのポイント

使用するスポンジ、コットンは事前に十分にお湯に浸して準備しましょう。

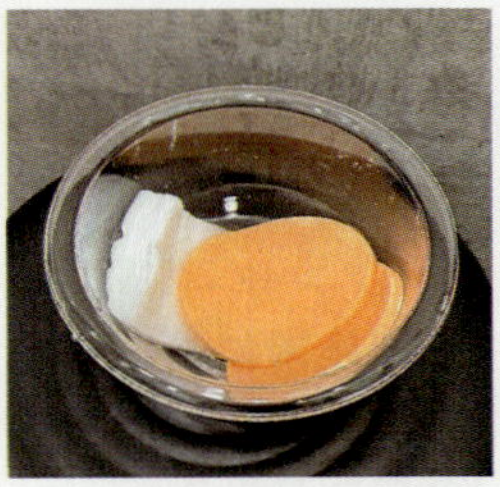

スポンジ、コットンの準備

Chapter 3
11
美容看護師が
掘り下げておきたい
解剖生理

皮膚の解剖生理

Point

- 皮膚の解剖生理への理解は、美容外科、皮膚科ともに不可欠となる
- 表皮は角質層、顆粒層、有棘層、基底層の４層、真皮は乳頭層、網状層の２層からなる
- 基底層から細胞分裂をして皮膚が入れ替わる代謝をターンオーバーという

美容看護師にとっての皮膚の解剖生理とは

切開やレーザー治療など、美容施術において必ずと言っていいほど、かかわる器官である。
皮膚の機能を学ぶことで、施術部位がどのような変化をするのか、見通しを持つことができる。
構造理解だけでなく、代謝として循環する皮膚の状態について理解を深め、患者さんの課題の解決に努めるとよい。

皮膚は、美容施術において、外科的にも皮膚科的にも侵襲を及ぼす器官であり、その解剖と生理の理解は必要不可欠です。

皮膚の機能、構造、代謝を学び、すべての美容領域に共有する基礎を身につけましょう。

皮膚の６つの機能

皮膚には、６つの機能があります。

●保護

外部の刺激からのバリアとして機能します。細菌やウイルスが体内に侵入するのを防ぎ、物理的な衝撃からも守ります。

●温度調節

皮膚の汗腺が暑くなると汗をかくことで熱を逃がします。また、寒いときには血管が収縮して熱を保ちます。これにより、体温を一定に保つことができます。

●感覚

皮膚に感覚受容体があり、触覚、痛覚、温度感覚を感じ取りま

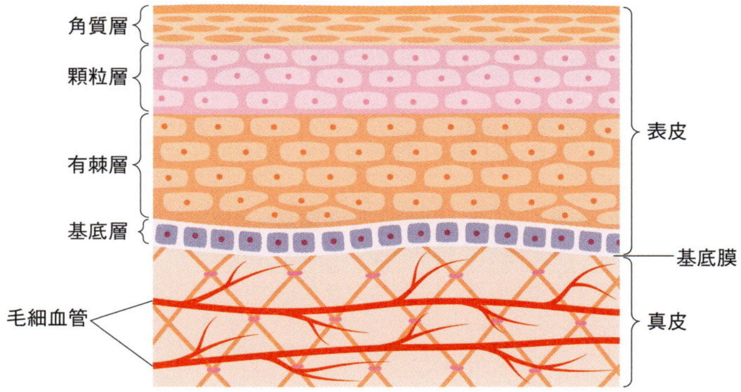

図１：皮膚の断面

す。これにより、触れたものの形状や温度を感じたり、痛みを感知して危険を察知することができます。

●排泄

汗を排出することで、体内の老廃物や塩分を排泄します。体内の温度、酸塩基バランスが保たれます。

●ビタミンＤの生成

皮膚は紫外線を浴びることでビタミンＤを生成します。ビタミンＤは、骨格を健康に保つために必要となります。

●貯蔵

皮膚は脂質や水分を貯蔵する能力があります。脂質はエネルギー源や、衝撃を吸収する役割があり、水分は保湿、柔軟性を維持します。

皮膚（表皮/真皮）の解剖

表皮は角化細胞（ケラチノサイト）から構成されており、その役割や構造から、以下の層に分類されています。各層が連携して、外部環境から守り、皮膚内部の健康を保つ役割を果たします（図１、表１）。

真皮は表皮の下に位置し、線維結合組織から構成されています。

皮膚組織にある器官

皮膚には、それぞれ個別の役割を持つ器官が散在しています

表 1：**皮膚の各層の名称と特徴**

皮膚層	名称	特徴
表皮	**角質層**	角質層は、表皮の最も外側に位置する層である この層は角化した細胞で構成されて、体を外部の刺激や細菌、ウイルスから守るバリア機能がある また、水分の蒸発を防ぐ役割もあります。角質層は剥がれ落ちることで、新しい細胞に置き換わる
	顆粒層	顆粒層は、角質層のすぐ下に位置する この層では、細胞がケラトヒアリンというタンパク質で生成して角質層の成分となる 細胞はここで脂質を放出して水分保持、バリア機能を強化する
	有棘層	有棘層は、表皮の中で最も厚い層をなす細胞層で、8～10 層の生きた細胞が棘のような突起を持っている 皮膚の強度と弾力性を保つ役割を果たし、ランゲルハンス細胞という免疫機能を持つ細胞もここに存在し、外部からの侵入物を識別する
	基底層	基底層は、表皮の最も内側の層で、表皮と真皮を分ける境界にある ここで皮膚細胞が生成され、上の層に向かって移動する この層にはメラノサイトがあり、メラニン色素を生成して、紫外線からの皮膚を保護する（→ p. 28：色素病変）。
真皮	**乳頭層**	薄い層で、血管が豊富に分布して表皮に酸素、栄養を供給する 真皮乳頭が存在し、感覚受容器が豊富に存在し、注射などで針がこの層を通過するときに痛みを感じる
	網状層	厚い下部の層で、コラーゲンとエラスチン線維が豊富にあり、皮膚の強度と弾力性を保つ

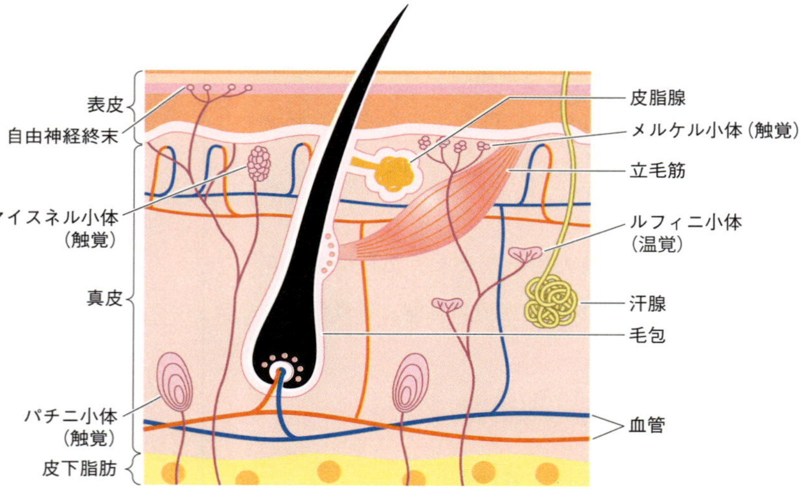

図 2：**皮膚の器官**

（**図 2**）。身体の部位ごとに、各機関の密度は異なり、汗腺が多い部位、神経が集中している部位など、部位ごとの特徴もそれぞれ学習するとよいでしょう（**表 2**）。

皮下組織

皮下組織（皮下脂肪）は、皮膚と筋肉のあいだに位置し、脂肪細胞が豊富で体温保持、衝撃吸収、エネルギー貯蔵の役割を果た

表 2：皮膚組織にある器官

名称	特徴
汗腺	汗を分泌する器官で、エクリン汗腺とアポクリン汗腺の 2 種類がある エクリン汗腺は全身にあり、体温調節のために水分と塩分を含む汗を分泌する アポクリン汗腺は腋の下や耳の中、乳輪、陰部など特定の部位にあり、ストレスや緊張時に汗を分泌する 皮脂腺と混ざり、タンパク質や脂質を含む粘性の汗を分泌し、特有のにおいを発生させることがある
皮脂腺	皮脂腺は、皮脂を分泌する器官である 皮脂は皮膚を潤し、柔らかく保つ役割を果たす また、皮脂は細菌から皮膚を保護するバリアとしても機能する
毛包	毛包には毛乳頭という毛に栄養を供給する部分があり、毛の成長を促す 毛包は毛幹とつながっており、皮脂腺と接合し、皮脂を毛に供給する (→ p.156：体毛の解剖)
感覚受容体	皮膚には感覚受容体があり、触覚、痛覚、温度感覚を感じ取る 触覚受容体は、触れたものの形態や質感を感じ取る 痛覚受容体は、痛みを感じ取り、体を守るための警告システムとして機能する 温度受容体は、温かさや冷たさを感じ取る
血管	表皮には存在せず真皮には毛細血管が分布して、血管は皮膚に酸素と栄養を供給し、老廃物を排出する 血管の収縮と拡張によって体温を調節する
神経	真皮と皮下組織に存在し、感覚受容器からの情報を中枢神経に伝達する

しています。

これらの器官が機能することで、皮膚は外部の環境に適応する能力を持つ臓器となっています。

皮膚の代謝

皮膚の代謝は、基底層で皮膚細胞が生成されてから、角質層まで順に移行していき、剥がれ落ちるまでの過程（ターンオーバー）をさします（図3）。

皮膚は栄養素を取り込み、老廃物の排出、細胞の生成と再生を行っています。ターンオーバーは、皮膚の健康と機能維持のために不可欠なプロセスです。

1 ターンオーバーのプロセス

①基底層の増殖

ターンオーバーの起点は、基底層の細胞分裂から始まります。基底層は表皮の最も深い部分に位置し、基底膜によって表皮と真皮は隔てられています。

基底層にはケラチノサイトの幹細胞が存在し、細胞分裂して新しいケラチノサイトを生成します。メラノサイトもこの層に存在

美容医療の知識

角質層が剥がれ落ちると、いわゆる垢として老廃物となります。

アカスリやピーリングは、この角質層をこすり落とす施術であるため、一時的に肌が艶めいて見えます。

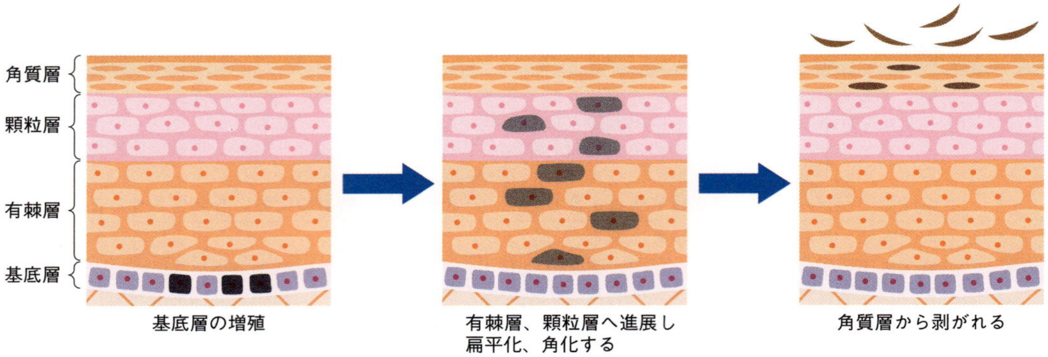

図3：ターンオーバーのメカニズム

し、メラニンを生成してケラチノサイトに供給します。

②有棘層への進展

新しく生成されたケラチノサイトは基底層から上昇し、有棘層に入ります。有棘層は細胞分裂を行うごとに扁平になっていきます。

③顆粒層への角化

ケラチノサイトはさらに上昇し、顆粒層に到達します。

この層ではケラチノサイトがケラトヒアリン顆粒と脂質を生成し、細胞の角化を進めます。ケラトヒアリン顆粒は角質層の形成に必要なフィラグリンを含みます。

④透明層での準備

手掌や足底では、ケラチノサイトは透明層を通過します。この層は透明な細胞で構成され、角質層に移行する準備をします。

⑤角質層への変容

最終的にケラチノサイトは角質層に到達し、完全に角化した角質細胞となります。

角質層の細胞は細胞死を迎え、硬いプロテイン層を形成して、外部の刺激や病原体から保護します。

角質層の細胞は最終的に剥がれ落ち、新しい細胞に置き換えられます。

美容医療の知識

角質層の形成に必要なフィラグリンは、バリア機能を正常にはたらかせるためには重要で、フィラグリン変異があると、正常な角質層の形成ができません。

国内においてはアトピー性皮膚炎の約1〜2割がフィラグリン遺伝子異常を持っていると言われています。

表3：ターンオーバーの影響因子

影響因子	ターンオーバーへの影響
年齢	加齢により細胞分裂の速度が遅くなり、ターンオーバーが遅延します。それにより皮膚の弾力性や保湿機能が低下し、シワや乾燥が生じる。
ホルモンバランス	ホルモンバランスの変化は、皮膚の代謝や皮脂分泌に大きな影響を与える。とくに、エストロゲンではターンオーバーの促進、アンドロゲンはターンオーバーの抑制など、皮膚の状態に顕著に現れる。
栄養状態	栄養状態は、皮膚だけでなく、体細胞全体に大きく作用する。とくに、ビタミンA、C、E、亜鉛などは正常なターンオーバーに重要である。
紫外線	紫外線は皮膚の細胞を損傷し、ターンオーバーを促進したり、阻害することがある。
乾燥と水分	適切な保湿は角質層の剥離を正常に保つ。乾燥した環境や肌の乾燥は正常なターンオーバーを阻害する。
生活習慣	スキンケア、十分な睡眠、ストレス管理、禁煙などの生活習慣は正常なターンオーバーをサポートする。

2 ターンオーバーの速度と影響因子

●正常なターンオーバー周期

健康な成人の皮膚のターンオーバー周期は約28日です。年齢、健康状態、環境要因によって変化します（**表3**）。

若年者ではターンオーバーが速く、高齢者では遅くなる傾向があります。

3 代表的なターンオーバー異常による疾患

●乾癬（かんせん）

乾癬は、皮膚のターンオーバーが異常に速くなり、未熟な角質細胞が蓄積し、厚くて鱗状の皮膚を形成した状態です。

●アトピー性皮膚炎

アトピー性皮膚炎では、ターンオーバーの異常が皮膚バリア機能の低下を誘発して、炎症や乾燥を伴います。

（林　隆洋）

アドバンス・メッセージ

患者さんの皮膚トラブルの原因の解決や、術後の管理のために、ターンオーバーを正しく理解し、患者指導に役立てましょう。

看護知識の再チェック

ストレスの高い状態が継続すると、コルチゾールというホルモンの増加によって、ターンオーバーが遅くなることが知られています。

美容医療の知識

女性ホルモンのひとつであるエストロゲンが、ターンオーバーに関与しているため、更年期以降は女性ホルモンの減少によってターンオーバーが遅れ、シミなどの増加に繋がっています。

ターンオーバーを理解すれば、そのほかの肌トラブルについても知識を結び付けてアセスメントすることができます。

Chapter 3
12
美容看護師が
掘り下げておきたい
解剖生理

体毛の解剖生理

Point

- 体毛はバルジ、毛乳頭、皮脂腺開口部のはたらきで生えてくる
- 体毛の生え変わりのサイクル、毛周期を理解しよう
- 部位ごとの体毛の特徴や毛周期を把握しよう

美容看護師にとっての体毛の解剖生理とは

脱毛の施術を実施するうえで、その標的となる体毛に関する組織を理解することは必要不可欠である。
体毛をアセスメントすることで、患者さんに合った出力の調整、施術の経過を把握することができる。
また、毛周期に合った施術を提案することで、専門職としての信頼を得ることができる。
安心して繰り返し通院していただくためにも、組織解剖の十分な理解が必要不可欠である。

体毛には、紫外線や摩擦、衝撃などから身体を保護し、塵埃やウイルスなどの異物が侵入しないよう防ぐ役割があります。また、体温を調整する役割も担っています。

一方、現代においては容姿の美しさや清潔感という観点から、体毛が不要とされるケースも増えています。

脱毛の施術に携わるうえで、より的確で、効果的な施術を実践するために、体毛の基礎知識を学びましょう。

体毛にかかわる器官の解剖

体毛は毛乳頭や毛母細胞を起点にした**毛球**、立毛筋やバルジ、皮脂腺を含む**毛根**、そして私たちの目に見えている**毛幹**で構成されています（図1）。

このうち、体毛が生える過程は、毛包において発毛の指令を出すバルジと、実際に発毛を行う毛乳頭、毛の成長にかかわる皮脂腺の開口部のはたらきによって成り立っています。この過程を繰り返すことで、抜けた後にも、同じように新たな毛が生えてきます。

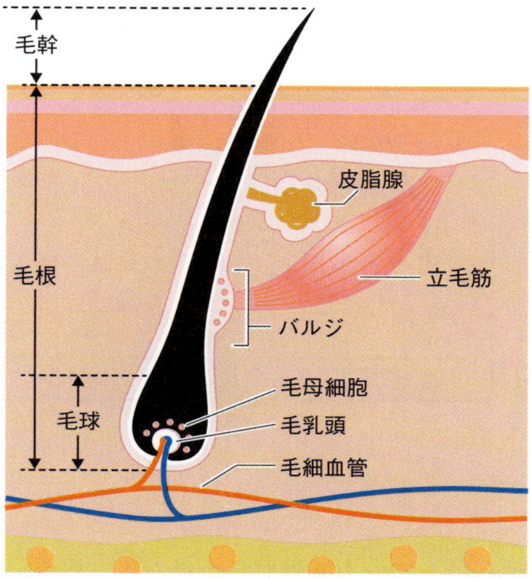

図1：体毛をつくる皮膚器官

1 バルジ

バルジは、細胞間の情報伝達の役割を担うサイトカインとよばれる物質を分泌し、毛を生み出す働きがある毛乳頭に対して発毛の指令を送る働きがあります。バルジ領域、毛包幹細胞、色素幹細胞ともよばれています。

2 毛乳頭

毛乳頭は、バルジからの司令を受け、発毛を行います。毛細血管から栄養素を取り入れ、毛の材料となる毛母細胞へ栄養を供給することで、毛をつくり出しています。

3 皮脂腺開口部

皮脂腺開口部は、毛が成長するために必要なサイトカインや栄養素を毛包に供給しています。

発毛のサイクルの生理学

体毛の成長と脱落には、毛周期とよばれる成長サイクルがあり、成長期→退行期→休止期を繰り返しています（**図2**）。毛周期（もうしゅうき）の長さは、部位によって異なります。

美容医療の知識

近年の脱毛において、バルジの破壊が脱毛効果の鍵であるという説が広まっています。しかし、実際にこのバルジ領域がどこからどこまでか（領域がどこまで分布しているか）は厳密には確定されていません。

したがって、確実な脱毛を実現するためには、バルジだけでなく、毛乳頭の周囲にある外毛根鞘と、毛の成長を促進する皮脂腺開口部付近を合わせて破壊する必要があると考えられています。

美容医療の知識

レーザー脱毛を受けた後、2〜3週間ほど毛が伸びてきてから脱落することがあります。

この現象はバルジが破壊されたものの、毛母細胞が残存しているために、蓄積された栄養により、一定期間生育して起こるものと考えられています。

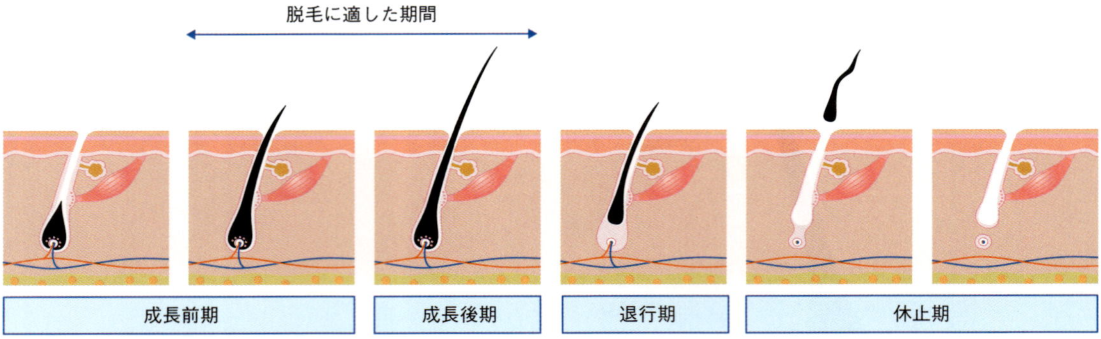

図 2：毛周期の時期ごとの毛根の様子

体毛は、現在生えているものだけではなく、皮膚の下に休止中の毛が控えており、皮膚表面に見えている毛はそのうちの約10%の一部にすぎません。実際には、皮膚の下には何倍もの毛根が潜んでおり、成長サイクルに従って新しい毛が生えてきます。

1 成長期

成長期は、細胞分裂が活発に行われ、毛の成長が開始される段階です。この時期、毛母細胞は積極的に毛を生成し、伸ばしていきます。

2 退行期

退行期は、毛母細胞の分裂が終了し、毛穴が収縮していく段階です。

3 休止期

休止期は、体毛が脱落してから次の体毛は発育するまでの期間です。退行期に続き、毛穴がさらに収縮し、毛が自然に抜け落ちます。そして、新しい毛を生み出す準備が始まります。

身体の部位ごとの毛周期

毛周期のペースは身体の部位によってそれぞれ異なります（図3）。たとえば、頭髪の毛周期は通常 2〜6 年に及び、眉毛の場合は約 4〜8 週間です。脇の毛は約 2〜4 か月、腕の毛は 2〜6 か月

看護ケアのポイント

レーザー脱毛は、毛の成長が停止している退行期や休止期に施術を行っても、脱毛効果が得られません。

脱毛したい部位の毛が成長期にあるタイミングで、毛周期に合わせてレーザーを照射する必要があります。

美容医療の知識

全身脱毛を何度か施術していて一部の毛が繰り返し生えてきてしまう場合、その部位の毛周期には合っていない場合があります。

通院のペースについて医師と患者さんで相談してみるとよいでしょう。

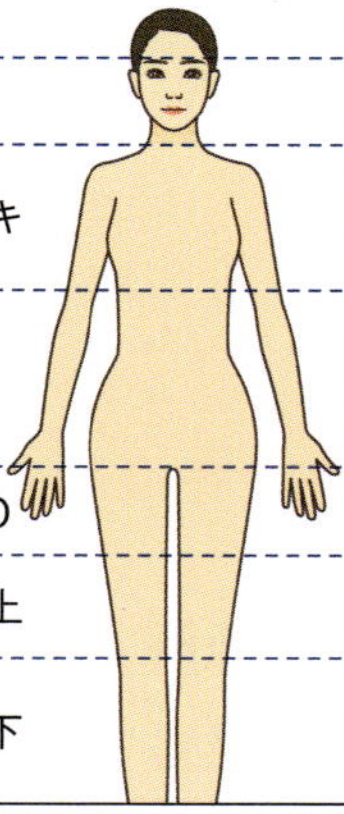

部位	成長期	退行期・休止期
頭	2〜6年	3〜4カ月
顔	1年	2カ月
ワキ	3〜5カ月	3〜5カ月
腕	3〜4カ月	4〜5カ月
VIO	4〜5カ月	3カ月
膝上	4〜5カ月	4〜5カ月
膝下	3〜4カ月	3〜4カ月

図3：**部位ごとの毛周期**

ほどのサイクルを持っています。毛の長さと成長期の期間の長さは比例していると考えていいでしょう。

体毛における個人差

毛の生え方や量はもちろん、太さや色、肌の性質にも個性があります。そのため、同様の脱毛施術を行っても、すべての人に同じ結果が期待できるわけではありません。1人ひとりの毛や肌の状態を評価し、適切な方法で脱毛を施す必要があります。

とくに日本人や東洋人の皮膚は分厚く、毛は深い位置から生えています。これに対して欧米人は、皮膚が薄く、色も淡いうえ、毛は浅い位置から生えています。

患者さんの皮膚の厚さや体毛の濃さなどをもとに個人差をアセスメントし、適切な施術を実施しましょう。　（林　隆洋）

アドバンス・メッセージ

脱毛の施術にかかわるスタッフは、施術中やカウンセリングで患者さんに発毛のしくみを説明する機会があります。この項の内容は繰り返し復習をして、口頭で他者に説明ができることを目指しましょう。

美容医療の知識

体毛を観察する際には、
- 太さ
- 長さ
- 生えている方向
- 密度
- 密度にムラがないか

をアセスメントしましょう。

体毛の濃い部位は、レーザー脱毛による痛みが強くなることがあります。出力の調整や、クーリング時間の調整、こまめな声掛けで対応しましょう。

Chapter 3
13
美容看護師が
掘り下げておきたい
解剖生理

顔面の解剖

Point

- 上顔面、中顔面、下顔面の領域分類、部位ごとに名称を理解する
- 顔面を脂肪、筋肉、神経に分けて階層ごとの注意点を把握する
- 顔面の施術で頻出の上眼瞼、下眼瞼、鼻の器官と構造を知ろう

美容看護師にとっての顔面の解剖とは

顔面を明確な基準で評価することで、医師への伝達と情報共有を画一的に行うことが可能である。主訴の箇所、施術時、異常発生時、に的確な表現で伝えられるよう、繰り返し復習し、部位と名称を対応させることが必要である。
また、構造を理解することで、医師の施術が何を標的にしているのか、どのような異常を早期発見する必要があるのかなど、施術前後の観察に役立てることができる。

美容医療において、顔面はとくに取り扱いの多い部位です。

カウンセリングやカルテ記載においては顔面の的確な部位の表現が求められ、外科的な手術の介助においては解剖の理解が必要であり、皮膚科においてはレーザー施術などで介入する際の注意点を把握する必要があります。

顔面を医学的に表現できること、筋肉や神経、血管の走行を把握すること、顔面の器官の詳細を理解することが求められます。

顔面全体の解剖

顔面は大きく上顔面、中顔面、下顔面に分けて、概観を評価します。患者さんのコンプレックスがどこにあるのか、希望する施術で本当に悩みが解消できるのかなど、顔全体の印象から区分けをして評価していくことが必要です。

1 上顔面

上顔面とは、髪の生え際から、眉の下までを指します。他者と接するとき目線のいきやすい上顔面の印象は、その人の印象に大きく左右します。

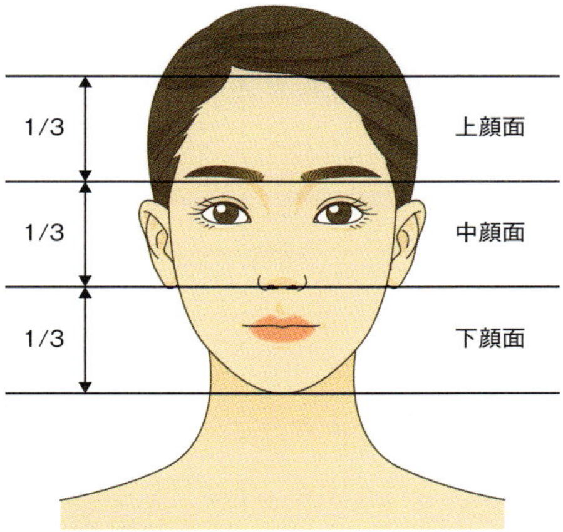

図 1：顔面の領域

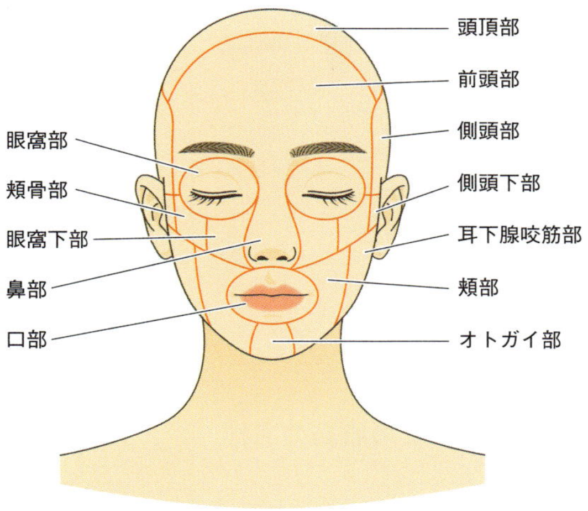

図 2：顔面の部位の名称

2 中顔面

中顔面とは、医学的には眉の下から鼻の下までの部分のことをさします。 鼻が高く口元が引っ込んでいると、中顔面が立体的に見えやすく、中顔面が短いと顔全体のバランスが整って見える傾向があります。加齢によりたるみが生じることで、長く見える印象になります。

3 下顔面

下顔面とは、鼻の下から顎・フェイスラインまでを指します。マスクの着用などで隠すことができますが、目元などと異なり、メイクによって大きく印象を変更できない点があります。

4 顔面の各部の名称

顔面は領域ごとにそれぞれ図のように表現されます（**図 2**）。患者さんの状態を医師に報告する際、カルテに記録する際には、正式な用語で情報共有することで、明確な伝達が可能になります。

顔面における脂肪の解剖

顔全体は、一層の皮下脂肪層で覆われ、この厚さは個人により差があります。眼輪筋部では薄い結合組織のみで、脂肪がほとんどないか非常に少ないことがわかっています（**図 3**）。

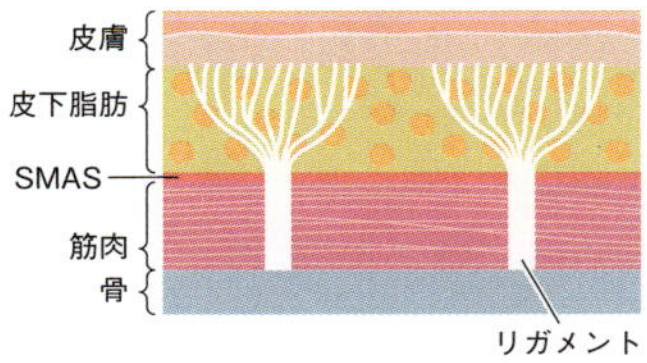

図 3：顔面の立体的な解剖

美容医療の知識

上顔面、中顔面は、メイクによって印象を大きく変化させることができます。

アイメイクを強調するのか、ノーズシャドウで鼻筋の印象を変えるのか、チークによる頬の印象の強調など、どのようなメイクをすればどの領域に効果があるか、学習を深めるとよいでしょう。

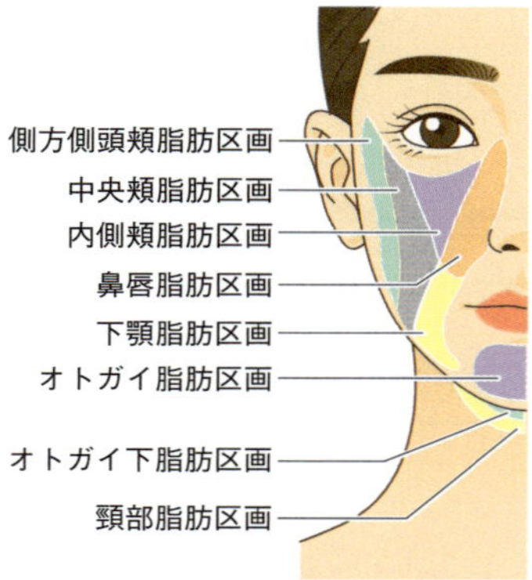

図 4：**区画ごとの脂肪の名称**

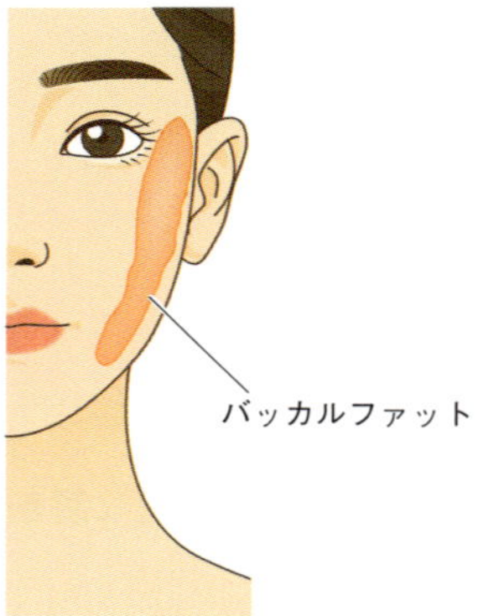

図 5：**バッカルファット**

美容医療の知識

ligament によって、皮膚はたるみにくくなっています。
フェイスリフト術の際、ligament を外して SMAS を引き上げると高い効果が得られやすいため、血管・神経損傷に注意しながら行われます。

美容医療の知識

ゴルゴラインとは、目頭の下から頬にかけて斜めに伸びる溝やへこみです。
人気漫画の主人公の顔に同じような線があることから、このような俗称が付けられたといわれています。
ほかに「ミッドチークライン」などともいわれます。

とくに眼瞼の皮膚は体中で最も薄いため、皮下の眼輪筋が透けて見えることで、紫クマ・青クマとよばれるくま症状が形成されます。

皮下脂肪は、結合織の隔壁（ligament）で隔てられ、区画（compartment）に分割されており、その脂肪の詰まり具合は年齢や個人により異なります（図 4）。

●バッカルファット

バッカルファット（図 5）とは、頬の内側の深い層にある脂肪のことです。若い頃は高い位置にありますが、年齢とともに垂れ下がることで、ほうれい線・たるみ・マリオネットラインなどの原因となったり、下膨れのように顔が大きく見えてしまったりします。

SMAS の解剖

皮膚の下にある表情筋につながった筋膜を SMAS（Superficial musculo-aponeurotic system）といい、表在性筋膜ともよばれます。

SMAS は表情筋を覆っており、筋から筋、皮膚ともつながっているため、それぞれの筋肉が協調して表情ができます。

SMAS は皮膚を支える土台とも言える部分で、皮膚のたるみに大きく影響する広頸筋とつながっています。

この SMAS を熱で引き締めることでリフトアップ効果を出す高周波機器が使われています。

顔面における筋肉の解剖

頭部にある筋は、顔面表情筋と咀嚼筋の 2 種類に大別されます。いずれも複数の筋肉の総称ですが、詳細の筋肉まで明確に理解できるよう意識しましょう（図 6）。

1 顔面表情筋

顔面表情筋は、一般の筋とは異なり、皮下の結合組織内を走行して皮膚に停止する筋肉で、皮筋に分類されます。

この筋が収縮することによって皮膚が引っぱられ、顔の表情が作られます。

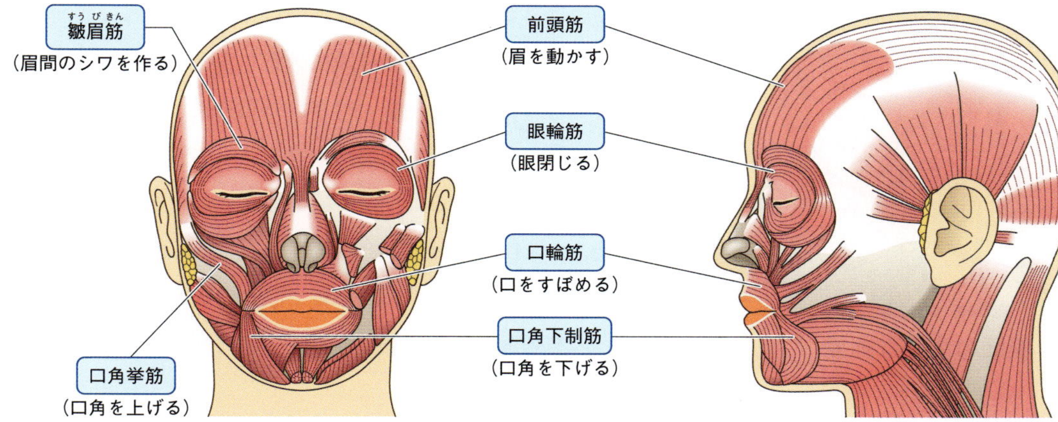

図6：顔面にある筋肉の名称

表情筋による顔面の変化（図6）

- **眉が上がり額に横じわが生じる**
- **口角が挙上する、下がる**
- **閉眼する**
- **口をすぼめる**

また、顔面表情筋の中には眼や口といった開口部を取り巻くように走行し、収縮することによって開口部を閉鎖する、眼輪筋や口輪筋もあります。これらの顔面表情筋はすべて顔面神経に支配されています。

2 咀嚼筋

咀嚼筋は、三叉神経支配であり、4種類あり下顎を動かし咀嚼運動を行います。メインの筋肉は、奥歯を強く噛むしぐさを繰り返したときに、こめかみ付近で働く側頭筋と、奥歯横で働く咬筋があります。ボツリヌストキシンを咬筋に効かせることで、軟部組織性エラの縮小効果があり広く行われています。

顔面における血管の解剖

頭部には総頸動脈の枝と、鎖骨下動脈から出た枝の椎骨動脈が血液を供給しています。

美容医療の知識

マリオネットラインとは、唇の両脇から顎へ向けてのびる「溝」のことです。ほうれい線の下にできるため二重ほうれい線と言われることもあります。

位置関係の個人差により、ほうれい線とマリオネットラインがつながって1本に見えることもあります。

美容医療の知識

施術では、ボツリヌストキシンを使用することによって、表情筋の動きのバランスを変化させ、シワの軽減、口角を上げるなどの表情の出方を変化させたり、筋体を萎縮させて輪郭を矯正したり、立毛筋に働きかけて皮膚表面をスムースにしたりと、幅広い適応で美容施術が行われています。

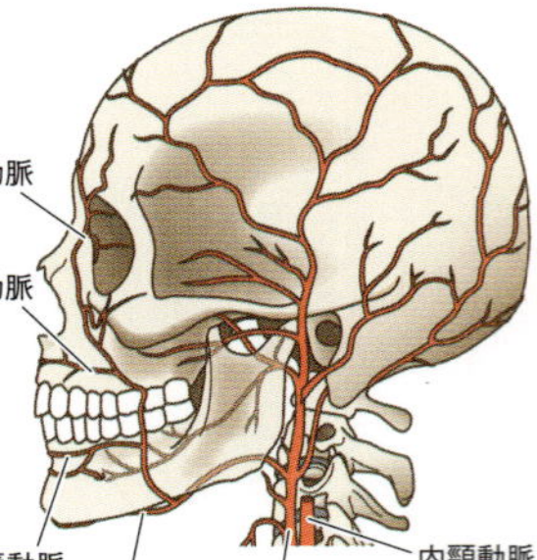

図7：顔面の主要な血管

美容医療の知識

ヒアルロン酸などの注入材料による鼻背部の形成、眉間部の形成が多く行われていますが、重篤な合併症として動脈塞栓による失明、動静脈閉塞による皮膚壊死があります。

血管の走行にはバリエーションがあるため、安全な場所はないことを留意する必要があります。

総頸動脈は外頸動脈と内頸動脈に分岐し、外頸動脈は顔面の各部や頭部の皮下、頭蓋腔内の硬膜に分布します。

顔面の美容外科領域で注意すべき、外頸動脈より分かれた顔面動脈は、咬筋の前縁付近で下顎の下縁を回って顔面に現れてくるので、この部位に触れると拍動を感じることができます。

その後、上下口唇へ分岐し、顎動脈の枝である眼窩下動脈と合流し鼻背動脈となります。末端の枝で眼角動脈となって眼窩内へ流入し、内頸動脈の枝とつながります（図7）。

顔面における神経の解剖

頭部には脳神経のいくつかが分布していますが、そのうち頭部の一般的な知覚や運動を支配しているのは、第Ⅴ脳神経の**三叉神経**と第Ⅶ脳神経の**顔面神経**です（図8）。

1 三叉神経

三叉神経は三叉神経節から3本の枝に分かれて頭蓋骨の孔から出て、顔面の皮膚や粘膜の知覚、下顎を動かす咀嚼筋を支配しています。神経孔付近に局所麻酔することで、神経支配されている領域全体に麻酔効果が及ぶ、ブロック麻酔を美容施術では多用します。

2 顔面神経

顔面神経は頭蓋骨から出た後は、運動神経線維のみとなり、耳下腺の中で神経叢を形成し、5本の枝に分かれてそれぞれの顔面表情筋に分布し、表情を作ります。

SMASを扱うフェイスリフト術などでは顔面神経の枝の損傷のリスクがあり、生じた場合表情に影響を及ぼすことがあります。

眼瞼の解剖

眼瞼は上眼瞼と下眼瞼によって形成されており、それぞれの構造だけでなく、目全体、顔全体の印象をもとに目元の印象を評価

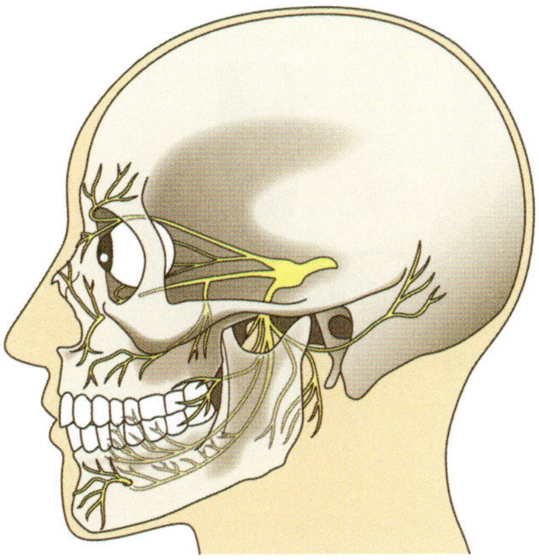

・三叉神経の走行

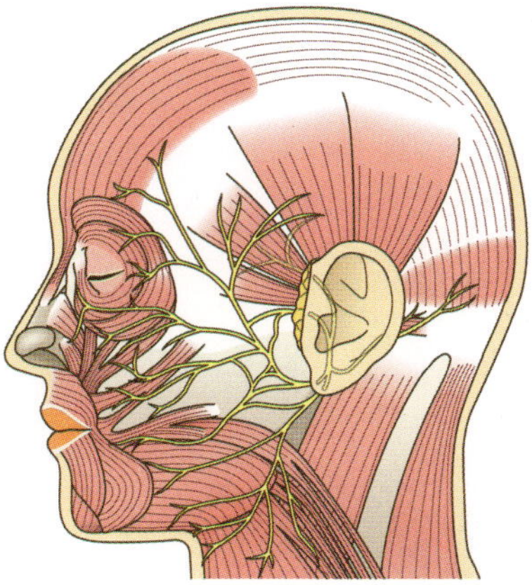

・顔面神経の走行

図 8：顔面の神経走行

します。

1 上眼瞼の解剖

上眼瞼は美容外科手術において最も多く扱われている部位です（図 9）。とくに、重瞼（埋没法、切開法）、眼瞼下垂（挙筋前転術）、眉下皮膚切開術と、施術の内容は多岐にわたります。

解剖を理解することで、重瞼施術を行うと目の開きがよくなるわけではないこと、眼瞼下垂施術を行うと、むしろ重瞼幅は狭くなることなど、施術内容によって得られる変化が異なることが理解できます。

●開瞼機能

開瞼機能は、眼球の頭側を走行する眼瞼挙筋の働きです。眼瞼挙筋が腱膜となり、瞼板に連結していることで、開瞼が可能になります。

眼の開きが弱い時、先天的な挙筋自体の機能低下がない場合は、挙筋腱膜自体の非薄化による伸長か腱膜と瞼板の連結がうまくいってないことが可能性として考えられます。腱膜を前転させて短縮したり、連結を矯正することで調整します。

●重瞼の形成

重瞼線の成立にかかわる主な要因の１つは、挙筋腱膜から瞼板前面の皮膚へと向けて伸ばしている線維の有無や程度によります。

線維によって瞼板前面の皮膚が引き込まれ、重瞼線が成立しま

眼瞼挙筋の機能だけでの開瞼が困難な場合、前頭筋を併せて使っている場合があり、重瞼がない方に多いです。

美容医療の知識

眼瞼下垂は程度によって、軽度・中等度・重度に分けられます。このうち、中等度と重度の眼瞼下垂については保険適用の範疇になります。

ただし、保険適用での手術は二重幅の指定などはできず、たるみ取りなどを併せて実施できないことに留意しましょう。

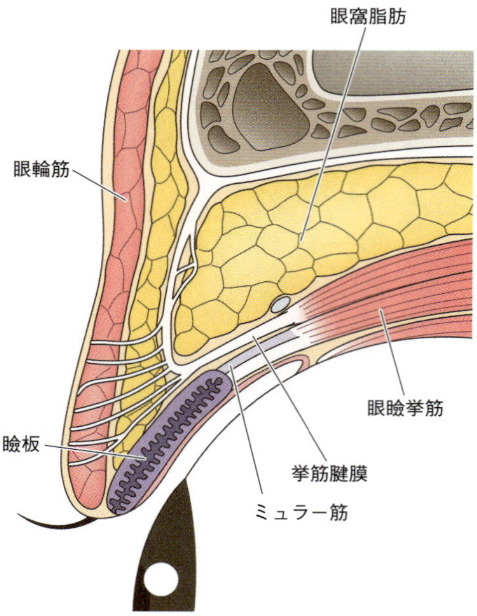

・上眼瞼の器官

図 9：上眼瞼の器官

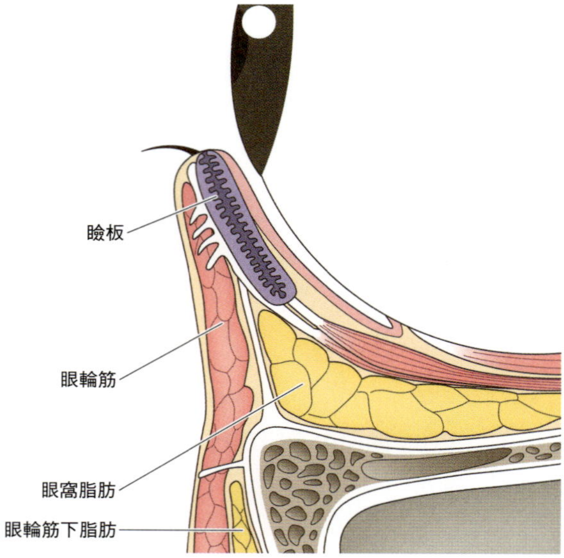

図 10：下眼瞼の器官

看護ケアのポイント

重瞼の施術に関して、重瞼の幅、たるみなどにより、患者さんが希望する仕上がりと、希望する施術が一致していない場合もあります。

その場で指摘するのではなく、受容しつつ医師に情報共有をしましょう。

す。いわゆる埋没法による重瞼形成術は、線維の働きを糸により代用していることになります（→ p.82：埋没手術）。

重瞼の見え方は、重瞼線の高さのみでは決定されません。眼の開きの程度、重瞼線頭側の皮膚のたるみの程度がかかわるため、総合的なアセスメントが必要です。

2 下眼瞼の解剖

近年、目の下のくま治療含めた下眼瞼形成術が広く行われるようになっています（図 10）。眼窩脂肪が眼窩下縁を超えて突出している場合、その尾部が影となり暗く見えるため、減量・移動の適応となります。

結膜側からのアプローチが可能であり、上眼瞼側の挙筋腱膜にあたる CPF を切開すると、眼窩隔膜を確認でき眼窩脂肪へ到達できます。CPF を縫縮することで下眼瞼を下げ、目元を拡大できる垂れ目形成術・グラマラスライン形成術も広く行われています。

表 1：鼻の解剖と美容施術における取扱い

部位	構成	美容施術での取扱い
鼻根部	主に鼻骨によって支えられている	高さを出したい場合には、鼻骨上から上外側鼻軟骨上に、鼻腔内よりシリコンプロテーゼを挿入したり、自家組織を移植する
鼻背部	鼻骨と上外側鼻軟骨で構成されている	鼻骨を切って寄せて細くする、または削って高さを調整する
鼻尖部	正中の鼻中隔軟骨と、両側の大鼻翼軟骨で構成される	鼻先を細くしたい場合には、両側の鼻翼軟骨どうしを寄せる 高さを出したい場合には、幅寄せ縫合した鼻翼軟骨の上に耳の軟骨などを移植し縫合固定する
鼻柱部	鼻中隔軟骨下端にあたる、鼻尖部から人中につながる部分	鼻先の向きや長さを変えたり、人中部を下げる場合には、鼻中隔軟骨末梢部に、移植軟骨を縫合固定する 移植に使用する軟骨は、鼻中隔軟骨の深部の一部や、耳介軟骨、肋軟骨がある
鼻翼部	鼻尖から左右に張り出し、外鼻孔をなす	鼻翼を縮小する場合、鼻翼外側の皮膚を楔状切除してサイズ縮小する場合と、鼻翼幅の縮小がある 鼻翼幅の縮小は、鼻腔底の皮膚と軟部組織の切除をするか、軟部組織をフラップ状に挙上し、フラップに糸をかけて対側の鼻翼基部の皮下へと誘導し、幅を縮小することがある

鼻の解剖

鼻の構造のうち、美容医療で取り扱うのは主に体表面である外鼻にあたります（**図 11**）。

外鼻を形成する皮下の構造は次のようになっており、形態を支えているとともに、外科手術の対象となります（**表 1**）。

（森　秀人）

アドバンス・メッセージ

学習の順番としては、まずは全体の構造を理解することで、神経損傷や血管損傷など、患者さんを危険に曝さないことが前提となります。そのうえで、より美しくなっていただくために、皮膚や脂肪の理解や、クリニックでよく扱う部位への理解を深めていくように意識するとよいでしょう。

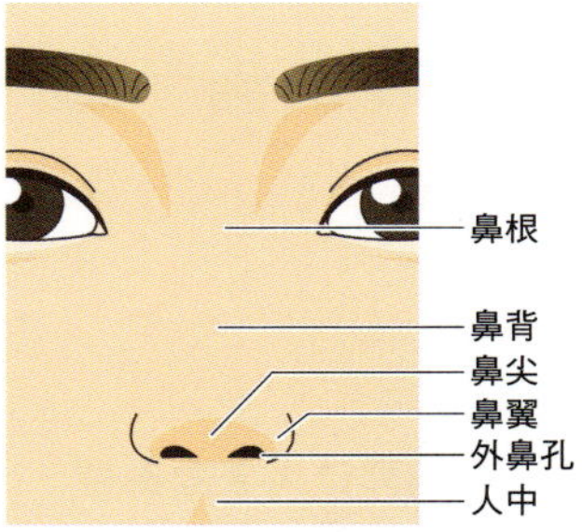

図 11：外鼻の各部の名称

脂肪の解剖生理

Point

- 脂肪細胞は脂肪滴を貯蔵して肥大、収縮する細胞である
- 美容医療における脂肪は、溶解する、吸引する、注入するという3つの目的で扱われる
- 注入素材としての脂肪の準備の流れを知ろう

美容看護師にとって脂肪の解剖生理とは

外見の輪郭に大きな影響を及ぼすため、皮膚科での注射や外科的な吸引、注入など、扱うことの多い領域になってきた。
脂肪の性質を知り、施術時の変化のメカニズムを理解することで、医師の行う施術を効果的に補助することができる。

脂肪は本来エネルギーを貯蔵する重要な役割を担います。

骨格や筋肉と異なり、皮下脂肪は体表にあり、構造上扱いやすく比較的変化を出しやすい部位です。とくに皮下脂肪は顔や身体の輪郭に影響するため、施術によって変容させる対象となってきました。

脂肪細胞の基礎知識

脂肪細胞は、細胞質に「脂肪滴」という脂肪のかたまりをもつ細胞であり、大きな脂肪滴が1つある白色脂肪細胞と、中小の脂肪滴が複数ある褐色脂肪細胞に分類されます。脂肪細胞の多くは白色脂肪細胞であり、全身に存在しています。

脂肪が増え続けると、細胞が大きくなるだけでは対処が難しく、細胞分裂をして脂肪細胞の数を増やすメカニズムがあることがわかっています。つまり、太り続けると脂肪細胞が肥大するだけでなく、脂肪細胞自体も増えることになります。

1 脂肪の役割

脂肪細胞にはいくつかの役割があり、身体の維持に寄与しています。

脂肪細胞の役割

- **細胞膜など、体内の重要な構成物質の材料となる**
- **エネルギー源となる**
- **ホルモンの材料となる**
- **エイコサノイド（生理活性物質）の材料となる**
- **脂溶性ビタミンの吸収を助ける**

その他にも、脳細胞の神経線維を守る鞘の構成物質になったり、血管の内壁を保護したりする作用もあります。

脂肪というと、美容的には、嫌むべき対象となりがちですが、上記のように身体にとっての重要性は高いことを認識しておく必要があります。

2 施術の対象としての脂肪

美容外科においては脂肪を扱いますが、正確には脂肪を蓄えている「脂肪細胞」を扱っています。脂肪細胞は、①溶解する対象、②吸引する対象、③注入する材料となります。

脂肪層は、輪郭形成をするうえで骨格や筋肉よりも施術による変化を出しやすい組織であり、増減する対象となります。美容外科施術の対象となる脂肪は内臓脂肪ではなく、皮下脂肪、眼窩脂肪といった、体表からアプローチしやすい部位の脂肪です。

①溶解する対象としての脂肪

外科施術を望まない患者に提案する選択肢の１つに、脂肪溶解注射があります。

ひと口に脂肪溶解注射と言っても、含まれている成分はさまざまで、作用メカニズムも異なります。下記に代表的な成分を取り上げます。

使用されてきたさまざまな薬剤は世代に分類され、現在は第３世代と言われ、デオキシコール酸ナトリウム含有の薬剤がメインとなっています。

① ホスファチジルコリン

ホスファチジルコリンは、レシチンとも呼ばれ、卵黄や大豆に含まれている成分です。皮膚の下に注射することにより、徐々に脂肪を分解し、脂肪の排出を促します。使用実績が豊富な成分ですが、他の脂肪溶解注射に比べて注入部位が腫れやすく、その点はデメリットと言えるでしょう。

② デオキシコール酸

デオキシコール酸は、胆のうから分泌される胆汁酸の一種で、脂肪を分解する働きを持っています。分解された脂肪は、静脈やリンパ管を通じて自然排出されます。しかし、注入した部位に炎症反応を引き起こすため、赤みや腫れ、かゆみなどの症状が出る可能性があります。

デオキシコール酸ナトリウムは、乳化作用によって脂肪細胞膜を溶解させる効果が高いため、脂肪細胞の数自体も減らし、セルライトも改善します。

②吸引する対象としての脂肪

陰圧により皮下に蓄積する脂肪細胞を吸引減量します（→ p.94：脂肪吸引手術の実際と看護）。脂肪細胞は細胞単体ではなく、結合組織に支持された葉という単位で配置されており、大きな塊がセルライトと呼ばれ、視覚的にも分葉状に見えることがあります。吸引する際、脂肪細胞だけでなく、支持組織である結合組織も破砕しながら同時に吸引することとなります。そのことでセルライトも減らすことが可能です。

脂肪細胞を減らすと、脂肪の貯蓄容量自体が減るので太りにくくなるといわれています。体型を体質から変え、長く維持するためには「脂肪細胞を減らす」という方法がもっとも効果的かつ本質的な方法なのです（図1）。

美容医療の知識

一部の脂肪溶解注射には、植物や海藻から抽出した天然由来成分が有効成分として含まれているものもあります。

脂肪分解作用だけでなく、引き締め効果やリンパの循環作用があり、治療後の腫れやむくみ対策にも役立つと考えられています。

美容医療の知識

近年では、チューメセント液注入後、そのまま脂肪細胞を吸引するのではなく、レーザーや超音波のアシストを得て吸引処置を実施することが多くあります。

メリットは、エネルギーによって、結合組織に支持され葉状に存在する脂肪塊を事前に分離し、液状化することで、吸引処置を容易にすることができます。

また、結果的にカニューレ操作による残存支持組織へのダメージが減り、術後の回復を早めることが可能となります。

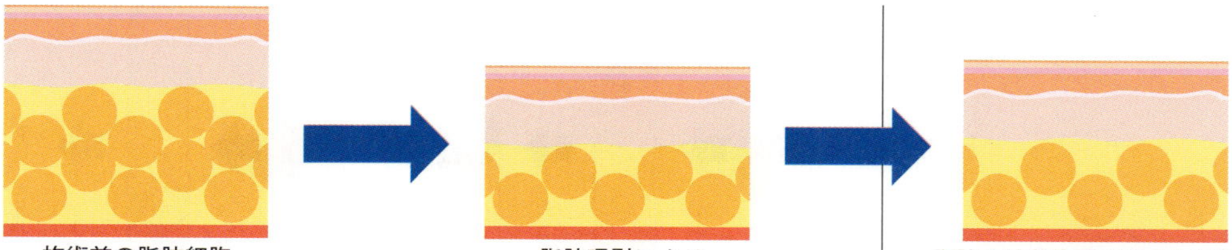

図1：脂肪細胞の減少による痩身

③注入する材料としての脂肪

1 脂肪を注入する施術

加齢や外傷により萎縮あるいは陥没した皮下脂肪部位への脂肪注入、あるいはボリュームを増やし輪郭を矯正する場合にも脂肪注入が用いられます。

吸引した脂肪からできるだけ結合組織を除き、陰圧処理により破砕された細胞と漏出した脂を除いたものを注入材料として準備します。

結合組織や古い脂肪細胞を同時に注入することで、いわゆるしこりや定着不良といった合併症が生じやすくなりますので、事前に分離・加工することが重要です。

製品としてのヒアルロン酸等の注入も多く行われていますが、維持の長さ、異物でないという点では自己脂肪注入のメリットがあります。

2 注入のための脂肪の準備

吸引した脂肪の中には、チューメセント液（麻酔液）が含まれているため、余分な水分を取りのぞいて脂肪の割合を増やしたものを注入材料とします（**図2**）。

水分を分離させるために、重力で自然に分離させて取り除く方法、フィルターを使用する方法、遠心分離機を使う方法などが報告されています。

3 注入のための遠心分離

遠心処理を行う場合、遠心力と時間が大きくなるほど脂肪細胞が破壊されてオイル状になるため、注入に使える脂肪の割合は減少してしまいます。機器の回転数や処理時間の調整が重要となっ

美容医療の知識

採取された脂肪を、機器・器具等を用いて注入できる状態に加工することは、医師の指示で看護師が担うことが多いため、使い方を熟知しましょう。

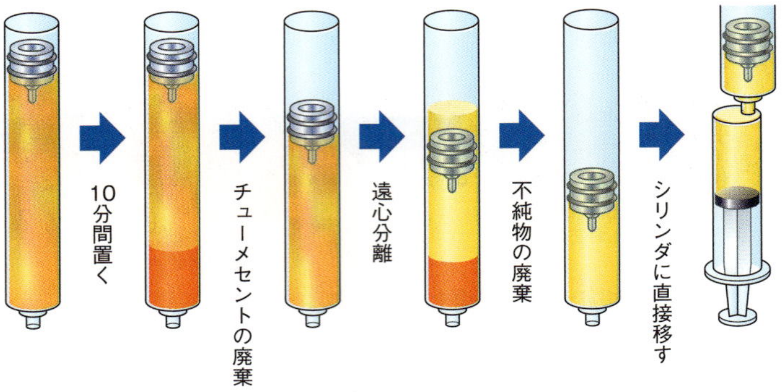

図 2：脂肪細胞の加工過程

てきます。

最後に、脂肪細胞とともに残った結合組織をミキサーにかけて細断し、クリーム状の注入材料を作ります。

適切な事前処理を行うことで、施術時のリスクを減らし、より効果のある注入を行うことが期待できます。

遠心分離による脂肪処理のメリット

①注入した脂肪が下眼瞼などの皮膚の薄い部分に塊りの状態で注入されて、しこりや凸凹が生じてしまう可能性を減らせる。

②細いカニューレで注入する際に、脂肪の塊を詰まりにくくできる。

③注入時のカニューレ内での組織の引っ掛かりが減り、注入量をコントロールしやすくなる。

④注入した脂肪の定着率が高まる。

（森　秀人）

アドバンス・メッセージ

美容皮膚科においては、溶解などを目的として、どの部分の脂肪細胞が厚くなっているのか、客観的に把握することが必要です。また、脂肪注入においては、看護師が脂肪の処理を担当することが多いため、ていねいな処理が施術の仕上がりに直接かかわります。

Chapter 3
15
美容看護師が
掘り下げておきたい
解剖生理

ニキビの解剖生理と治療法

Point

- ニキビ（尋常性ざ瘡）の炎症の経過ごとに分類されている
- ニキビの治療には、面皰圧出などの侵襲的な治療と、内服などの非侵襲的な治療がある

美容看護師にとってのニキビの解剖生理とは

ニキビへの治療は、病院での施術だけでなく、自宅での生活におけるセルフケアがとても重要となる。
そのため患者さんが自宅でどのような生活を送っているのかを、看護師が問診によって細かく把握する必要がある。
また、自宅での生活習慣の改善すべき点は、患者本人もわかっていないことがある。どういったときにニキビが悪化しているのか、初回の問診や施術中に聞き取り、薬効、行動変容の程度を定期的にアセスメントすることが重要となる。

ニキビへの治療では、医師が医学的な診断を行い、看護師は専門的知識をもとに診療の補助をします。患者さんは、自宅でのスキンケアや外用薬の使用、内服薬が主な治療となるため、患者指導を行うことも、看護師の重要な役割です。

患者指導のために必要な生理学的なメカニズムを理解しましょう。

ニキビの基礎知識

1 ニキビとは

ニキビは尋常性ざ瘡とよばれる、毛穴の慢性炎症性疾患です。

皮脂腺から過剰に皮脂が分泌し、角化異常が毛穴を閉塞し、常在菌であるアクネ菌が増殖、炎症を起こすことで発症します。

2 ニキビの原因とアプローチ

皮脂腺から過剰に皮脂が分泌される原因には、ストレス、ホルモンバランスの乱れ、食事生活の乱れ、スキンケア不足があります。

美容クリニックに来院される患者さんは、自宅でのニキビケア

をしても改善しない、ニキビ跡を消したい方が多いです。

3 ニキビ治療の目指すところ

ニキビ治療の考え方は、二度とニキビができない肌にするのではなく、ニキビをできにくくし、もしニキビができても跡にさせないことが重要です。

ニキビ跡は時間と回数をかけて目立ちにくくしていくという方針となります（→ p.58：ニキビ跡の治療）。

ニキビの観察

ニキビの臨床像を診たときに、その１つひとつの皮疹の状態を観察する必要があります。

1 ニキビの経過と特徴

ニキビは、その経過に応じて、白色面皰（白ニキビ）、黒色面皰（黒ニキビ）、赤色丘疹（赤ニキビ）、膿疱（黄ニキビ）に分けられます（**図 1**）。

白ニキビ、黒ニキビはコメドともいわれ、ニキビの初期症状です。白や黒で小さく点在しています。炎症が起こると、赤くなり痛みが伴い、ふくらみ、膿をもつようになります。炎症が強く起きたニキビは毛穴が破壊することで跡を残します。ニキビ、ニキビ跡が混在していることがほとんどです。

2 ニキビと類似した、区別すべき皮膚疾患

鑑別すべき疾患として、稗粒腫（はいりゅうしゅ）、毛嚢炎、酒さ、毛包虫ざ瘡、顔面播種状粟粒性狼瘡（がんめんはしゅじょうぞくりゅうせいろうそう）などありますが、肌にある発疹が必ずしもニキビとは限りません。また、治療法もそれぞれ異なるため、医師の診察を受けて判断を仰ぐのが望ましいでしょう。

ニキビの治療

美容クリニックでは、ニキビの状態によって侵襲的、非侵襲的な治療法が選択されます（**表 1**）。

美容医療の知識

毛穴の構造上、頭、顔、背中、胸がニキビの好発部位です。とくに顔面の皮脂腺は、体中に分布する毛穴のなかでも皮脂腺が発達した構造をしています。

皮脂腺が発達する 10 歳頃から発症します。

美容医療の知識

二度とニキビができない肌は誰にもつくることはできません。ニキビ跡もきれいさっぱり消えるということはむずかしいです。この考え方を、患者さんにもていねいに説明し、理解していいただく必要があります。

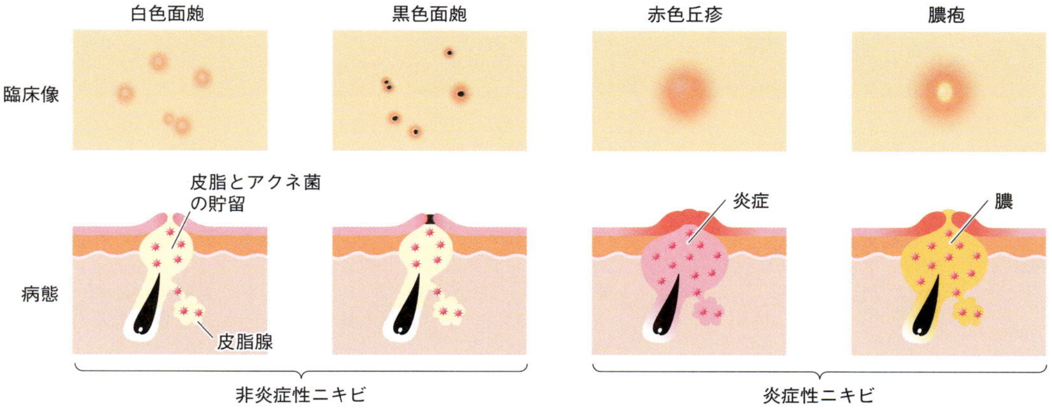

図1：ニキビの経過と臨床像

非侵襲的なニキビの治療には外用薬と内服薬の2種類があります。

1 外用薬

基本はニキビ外用薬のデュアック配合ゲル、エピデュオゲル、ディフェリンゲル、ベピオゲルを継続的に外用することが大切です（表2）。

ニキビ外用薬は、角質剥離作用があり刺激感が強いですが、新しいコメド予防、跡の予防になるので、効果をすぐに実感できなくても、継続するよう指導します。乾燥があれば保湿剤を併用してもらいます。

ニキビ跡を作らない、予防をすることが大切ですが、肌に合わないと接触性皮膚炎（かぶれ）の可能性もあるので、浸出液が出るような場合は外用薬を変更します。

炎症のある赤色丘疹や膿疱は外用抗菌薬（ダラシンゲル、ゼビアックスローション、アクアチムクリーム）を併用します。耐性

表1：ニキビの種類と主な治療法

病変	主な治療法
白色面皰、黒色面皰	面皰圧出、ケミカルピーリング、アグネス
赤色丘疹、膿疱	ケミカルピーリング、アグネス、イオン導入
炎症後紅斑	ケミカルピーリング、色素パルスレーザー、ロングパルス YAG レーザー、IPL
炎症後色素沈着	ケミカルピーリング、エレクトロポレーション、ロングパルス YAG レーザー、IPL
萎縮性瘢痕	ダーマペン、POTENZA
重症ざ瘡	イソトレチノイン内服

表2：ニキビ外用薬の分類と特徴

薬剤名	アクアチム（ナジフロキサシン）	ゼビアックス（オゼノキサシン）	ダラシンT（クリンダマイシンリン酸エステル）
分類	キノロン系		リンコマイシン系
使用方法	1日2回炎症性ニキビに塗布	1日1回炎症性ニキビに塗布	1日2回炎症性ニキビに塗布
特徴	・炎症性ニキビに使用 ・アクネ菌や表皮ブドウ菌に対して殺菌する薬 ・軟膏・クリーム・ローションと多くの剤形がある	・炎症性ニキビに使用 ・アクネ菌や表皮ブドウ菌に対して殺菌する薬 ・ローションタイプは垂れにくく指先にぬって塗布可能 ・クリーム剤はローションと比べ患部を覆いやすい	・炎症性ニキビに使用 ・ゲルは刺激が少なく乾燥している肌や狭い範囲に有効 ・ローションタイプは背中など広範囲に適しているが、アルコールの刺激を感じる方もいる
副作用	かゆみ 刺激感 ほてり	乾燥 ひりひりかん 赤み	かゆみ 発赤 ひりひり感

菌のリスクがあるので4週間を目処に終了します。

2 内服薬

炎症のあるニキビ数が多い場合は内服抗菌薬も処方します。ビブラマイシン、ミノマイシン、ルリッド、ファロムが使用されることが多いです。

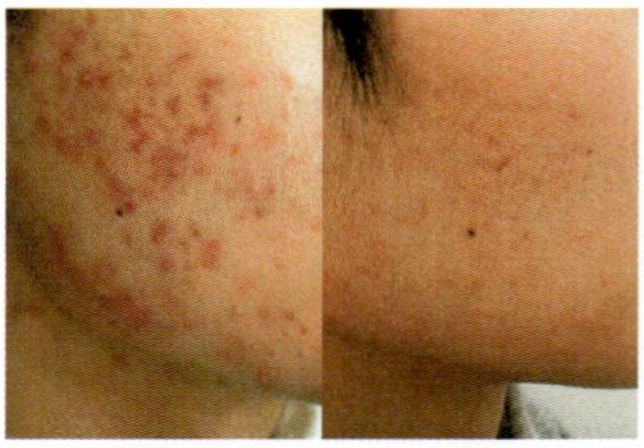

内服前　内服後

イソトレチノイン内服の例

美容医療の知識

イソトレチノインは、アメリカではアメリカ食品医薬品局認可のある薬剤です。

皮脂腺縮小、角化の正常化、抗炎症作用があります。

ビタミンA類似物質なので、内服中・内服後1か月の避妊の必要があります。

そのため、妊娠の希望や予定など、ライフイベントに気を配りながら患者さんの情報収集を行います。

また、肝機能障害や血小板上昇も起きやすいので血液検査で適宜確認が必要です。

ニキビへの侵襲的な治療の実際

1 面皰圧出

面皰圧出器で小さな穴をあけ、圧排します。力が強いと赤みが残りやすいので、無理に圧出はしないです。コメドが圧出されることで増悪を防ぎます。

・ケミカルピーリング

ピーリング剤（サリチル酸マクロゴール、グリコール酸、乳酸など）で角層を剥離しターンオーバーを促進します。毛穴のつまりを予防します（→ p.61：ケミカルピーリング）。

2 エレクトロポレーション

微弱電流でビタミンなどの有効成分を皮下に浸透させます。アースが必要です。

3 レーザー治療

脂腺細胞に吸収される波長レーザーで、皮脂生成を抑制します。顔全体の皮脂量が減少します。

・色素パルスレーザー

ヘモグロビンに反応することで赤みの治療になります。

・ロングパルス YAG レーザー

真皮上層に熱がこもり肌の代謝を促しターンオーバーを改善しニキビ、ニキビ跡治療になります。

4 IPL

広い範囲の色素に反応する波長で、殺菌効果や色味の改善があります。

5 マイクロニードル治療

細い針を毛穴にさし、針先からのみラジオ派が流れ、皮脂腺を焼灼します。皮脂腺が焼灼された毛穴からはニキビはできにくくなります。

細かい針を刺すことで、コラーゲン増生効果があり、萎縮性瘢痕に適応があります。

（大山希里子）

アドバンス・メッセージ

ニキビ治療は、一見炎症が落ち着いたと見えても継続することが重要です。ニキビができやすい肌の管理や生活習慣を患者さんと一緒に見直しながら、適切な介入を行うことが重要となります。

美容医療の知識

POTENZA は、ポンピングチップを使い、ダーマペンのように針を刺す刺激と、針先からラジオ派が照射され熱刺激でのコラーゲン増生効果、ポンピング機能で薬剤を均一に皮下に入れることができます。

Chapter 3
16
知っておきたい
レーザーの基本

医療用レーザーの基礎知識

Point

- 医療用レーザーは波長・パルス幅・出力の３つの大切な要素がある
- 波長ごとにアレキサンドライト、ダイオード、YAG、CO_2 レーザーなどに分けられ、適応組織が異なる
- パルス幅ごとに、ピコ秒、ナノ秒、ミリ秒などに分類され、光熱作用または光音響作用として用いられる

美容看護師にとって医療用レーザーとは

美容皮膚科施術において使用する機器であり、その特性や機序を十分に理解したうえで取り扱うことが求められる。
施術中の細かな出力設定は看護師が実施するため、どの数値を変更すれば期待する効果が得られるのか、知識として備える必要がある。

美容皮膚科領域において、レーザー治療は看護師が実施することの多い施術の１つです。レーザーの分類を知り、強み、特性を把握することで、安全で効果的な施術を目指しましょう。

レーザー機器の基礎知識

レーザーは、光を一点に集中させることで、レーザー光を照射しています。医療用レーザーでは、光の波長、レーザーの照射時間、強さなどの要素を調整することによって、狙った効果を得るために施術に利用されます。

1 医療用レーザーの波長

光は、空間を伝わる電磁波の長さによって波長があり、赤外線、可視光線、紫外線などに分けられています。光の波長によって、照射した際のエネルギーの強度や吸収率に影響を与えます（**図1**）。

医療用レーザーでは、それぞれヘモグロビン（血管）メラニン（色素病変）水（細胞破壊）という目的に合わせて、効果の高い波

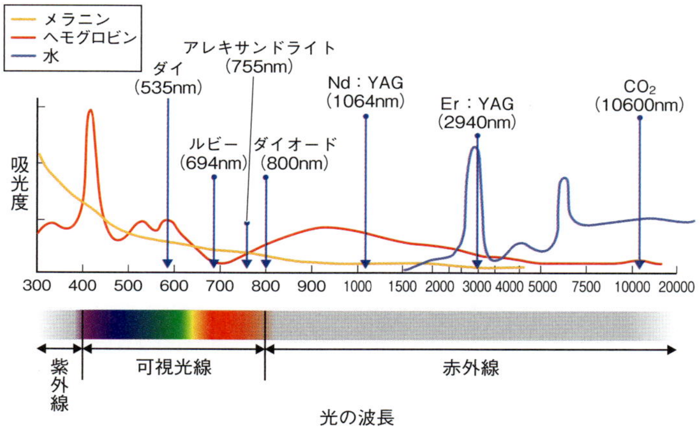

図1：レーザーの波長と吸光度
(Lim HW, Soter NA, et al：Clinical Photomedicine. 1993 をもとに作成)

長を選択して使用しています（**表1**）。

たとえば、医療脱毛においては、メラニンに反応して細胞破壊をするため、メラニンの吸収効率の良い、レーザーを選択します。

2 医療用レーザーにおけるパルス幅

1回のレーザーを発射している時間を、パルス幅といいます。

パルス幅がミリ秒〜ナノ秒単位で、長い間隔の場合、皮膚の組織に熱エネルギーが発生し、細胞の破壊が生じます（光熱作用）。この場合、周囲の細胞にも熱の影響は及びます。

美容医療の知識

レーザーを発射する際には、固体や液体、気体の媒質によって、そのエネルギーを増幅させています。

CO_2 レーザーは、炭酸ガスによってレーザーのエネルギーを増幅していることから、その名がついています。

色素レーザー（ダイレーザー）は、液体を媒質にしているため、出力に制限があり、媒質の寿命も短い傾向にあります。

＊ダイレーザーとダイオードレーザーは異なるレーザーなので、混同しないよう注意しましょう。

表1：美容医療で利用される代表的な波長ごとのレーザーの分類

波長	名称	特徴	代表的な適応疾患
755 nm	アレキサンドライトレーザー	・メラニンとヘモグロビンに同じ吸収率で照射ができるため、吸収率が高い（**図1**参照） ・高出力で照射をすることが可能である	老人性色素斑、太田母斑、雀卵斑、タトゥー・アートメイクの除去、脱毛
800 nm	ダイオードレーザー	・ダイオードレーザーは波長がヤグレーザーとアレキサンドライトレーザーの中間で、幅広い肌質に適している	脱毛
1064 nm	Nd：YAG レーザー	・パルス幅の調整によってシミ、脱毛、血管病変（赤み）の治療まで幅広く活用できる ・波長が長いため、深い組織に到達するのに適しているが、エネルギーが分散し吸収率が低くなるため、熱量を上げないと効果が低下する傾向にある ・後述のパルス幅によって、Qスイッチ YAG レーザー（ナノ秒）と、ロングパルス YAG レーザー（ミリ秒）に分けられる	赤みのあるざ瘡瘢痕、赤ら顔、毛穴、熱破壊式脱毛
10600 nm	CO_2 レーザー	・水分子との反応性に長けたレーザーで、細胞破壊を行うため、へこみ治療など、細胞の再構築による効果（蒸散）が期待できる	老人性色素斑、毛細血管拡張症、

美容医療の知識

脱毛の際には、2つの主要な照射方法があります。

熱破壊式は高出力のレーザーを使用し、毛母細胞や毛乳頭を瞬時に破壊します。

一方、蓄熱式は低出力のレーザーを連続的に照射し、バルジ（毛包の一部）や周囲の組織に熱を蓄えてダメージを与えます。蓄熱式は痛みを軽減し、熱破壊式よりも刺激が少ないため、患者にとって侵襲の少ない選択肢となります。

シミ治療などに用いられるパルス幅がピコ秒などの短い照射は、急激な温度変化による衝撃波を与える作用（光音響作用）があります。照射した部位の周囲への影響が少ないことが特徴です。

そのため、脱毛の施術で使用されるのはロングパルスレーザーとよばれるパルス幅で、毛根を熱によって破壊しています。パルス幅がピコ秒程度に短くなると、細かな感覚でレーザーを照射することになります（**表2**）。

レーザーは単一の波長で構成され、高い指向性を持っています。一方向にまっすぐ進む性質があるため、特定の発毛組織にエネルギーを集中的に伝えます。伝えられたエネルギーは、発毛組織周辺に70℃以上の高温の熱エネルギーとなり、毛の主成分であるタンパク質を破壊します。

レーザー機器のそのほかの機能

異なる波長を調整し、照射方法やパルス幅を適切に調整できる機器もあります。

美容医療で用いるレーザーは、機器によって照射できるレーザーの波長やパルス幅が異なります。

また、施術においては、出力の調整と照射のコントロール、適切な冷却が必要となります。

1 出力

レーザー機器は、波長・パルス幅を調整したうえで、その出力（熱量）を調整することができます。出力が強いほど効果は得られますが、皮膚への侵襲も大きくなるため、患者さんの疼痛や皮膚トラブルの原因になります。出力を弱めれば、患者さんは安楽を維持できますが、期待できる効果は薄れるでしょう。

これまでの施術歴や患者さんの皮膚状態・疼痛の訴えに合わせて、無理せずに（無理させずに）照射できる出力を探って施術を

表2：パルス幅ごとのレーザーの種類

名称	単位	特徴
ピコレーザー	ピコ秒（1兆分の1秒）	・短時間の照射となるため、ショートパルスレーザーとよばれる。メラニンなど微細な標的を選択的に破壊できる。
Qスイッチレーザー	ナノ秒（10億分の1秒）	
ロングパルスレーザー	ミリ秒（1,000分の1秒）	・熱が及ぶ範囲が広く、毛包などの大きな標的組織を破壊することができる

しましょう。

また、照射した後も疼痛を自覚する場合は、熱傷を疑います。

2 照射面

美容で使用するレーザー機器は、その波長やメーカーの型式によって、照射範囲がそれぞれ設定されています。

●面で照射するレーザー

アレキサンドライトレーザー、色素レーザー、YAG レーザーなどは患者さんに当てる面が、円形または四角形の照射面があります。照射の際には、オーバーラップをさせることが基本となるため、照射面は的確に把握しましょう（→ p.72：脱毛の施術）。

●点で照射するレーザー（フラクショナルレーザー）

CO_2 レーザーなどの施術では、ドット状に照射をすることで、表皮を点で破壊し、再生を促します（→ p.43：へこみの施術）。

3 冷却

皮膚に熱でダメージを与える施術では、皮膚を十分に冷却しながら施術を実施します。その結果、麻酔が不要で、安全で快適な施術が提供されます。

これにより、多くの患者さんに満足いく施術の結果を提供できます。

（林　隆洋）

美容医療の知識

皮膚の冷却は、ガス、チップ、ジェルのそれぞれを組み合わせて効果的に行いましょう。

美容医療の知識

多くのクリニックでは、複数のレーザーを使い分けられる機器を活用し、ほかにもさまざまな機器を組み合わせて、患者さんの肌質や目的に合わせた施術を提供しています。

アドバンス・メッセージ

レーザー施術は、機器を扱えるようになることは、最初の一歩です。そこから、患者さんの皮膚の状態や、体毛やシミなどの標的によって、より効果的な出力で安全に、当て漏れのないように照射することが、各個人の技術力になります。

レーザーの特性をきちんと学習し、患者さんの悩みと本当に一致した施術なのか、どの出力が的確なのか、常に探求しながら上達していけるとよいでしょう。

参考文献
1）Lim HW, Soter NA, et al：Clinical Photomedicine. 1993

ダウンタイムと注意点

Point

- ダウンタイムは、治療内容、患者さんの状態による個人差、アフターケアと合併症によって期間が異なる
- ダウンタイムの治療経過を理解し、経過を観察することが重要となる
- 患者さんが適切なアフターケアが行えるよう、指導する

美容看護師にとってダウンタイムとは

患者さんの施術の仕上がりと満足度を大きく左右する重要な期間であり、患者さんが自宅で不安を抱えながら過ごす期間である。
そのため、術前から十分な患者指導を行うこと、術後の合併症観察と不安の傾聴という看護師のかかわりが大きく意味を成す。
的確な知識をもとに患者さんに情報提供できるよう、ダウンタイムの注意点をふまえて、術後の経過をイメージすることが重要となる。

美容医療では、患者さんが望む整容性の改善のためにさまざまな治療を行いますが、治療の中には効果が安定するまでに、一定の時間を要するものもあります。

それが美容医療における「ダウンタイム」とよばれるもので、本項ではその注意点について解説します。

ダウンタイムとは

ダウンタイム（downtime）は、もともとシステムが停止している「休止時間」を意味するコンピュータ用語です。医療においては、治療行為自体による好ましくない反応が落ち着き、患者さんが社会的な活動や日常生活に不便なく戻れるようになるまでの期間を指します。

施術後、合併症の発症なく経過した場合にも、生体の反応によってどうしても不便を生じる期間がダウンタイムです。

一般的に考えられる術後の反応としては、痛み、痒み、知覚異常、知覚鈍麻、腫れ、内出血、赤み、拘縮などがあります（**図1**）。

副反応や合併症などが起きた場合には、状態が安定し不便が解

消されるまでの期間は延長することになります。

ダウンタイムに影響を与える要素

1 治療内容

施術の内容や、治療法ごとの侵襲度、使用する機材などによってダウンタイムは異なります。

2 患者さんの状態による個人差

基礎疾患、過去に受けた美容治療などの既往歴、体質、健康状態や肌状態などによってもダウンタイムには大きな幅があります。

また、腫れや拘縮など動作に関係する内容の場合には、患者さんの日常生活動作の種類や強度によっても差が出ることがあります。

さらに、美容治療においては外見に関する内容、たとえば腫れがどの程度までおさまれば気にならなくなるかなど、本人の自覚にもある程度左右されます。

3 アフターケアと合併症の経過

適切な術後のアフターケアが実施されたか、本人の体調、創傷治癒の経過などもダウンタイムに影響を及ぼします。明らかな合併症が起きた場合には通常想定されるダウンタイムを大きく逸脱することになります。

ダウンタイムに関する説明

治療を行う前に、

①ダウンタイムは合併症とは異なり通常の経過でも起こること

②ダウンタイムの内容と一般的な期間

③適切なアフターケアの方法

を患者さんに説明しておくことが重要です。

また、前述のさまざまな要素によりその期間にはかなりの幅が

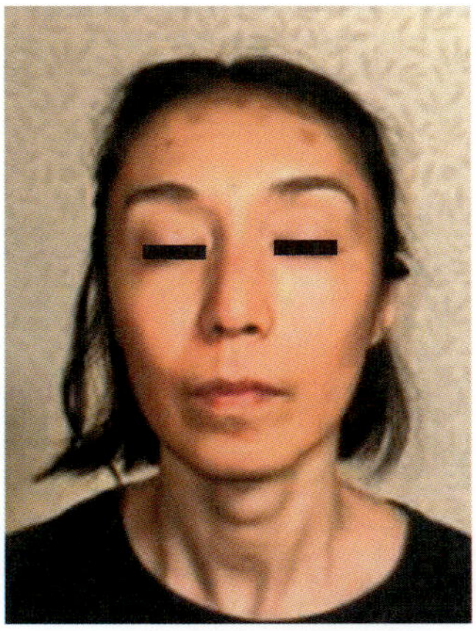

図1：レーザー術後のダウンタイム

美容医療の知識

施術ごとのダウンタイムの例は
埋没法：数日〜1週間
脂肪吸引：3〜6か月
ダーマペン：数日〜2週間
など、一般的な目安を把握しておくとよいでしょう。

あることも説明する必要があります。

ダウンタイムに関する適切な情報提供を行うことで、患者さんの不安を軽減してライフスタイルにあった治療法を選択し、余裕を持った治療計画を立てるのに役立ちます。

経過の確認

治療内容に応じた適切なアフターケアが実践できているか、合併症の徴候なく正常な治癒過程を辿っているかの経過確認を行う必要があります。

患者さんはたとえ治療前にダウンタイムに関する説明を聞いていたとしても、術後の短期的な状態で自身がどのような状態にあるかを判断するため、経過について不安に思いがちです。

経過確認の際にも都度、客観的に現在の状態の説明や今後予想される経過、アフターケアの方法や継続期間などを説明し、できる限り不安を軽減することにつとめましょう。

（野村紘史）

アドバンス・メッセージ

美容医療においてダウンタイムの管理はとても重要な要素です。事前に予想されるダウンタイムを説明しアフターケアや経過中の対応について理解を得ることは言うまでもありません。

加えて、すでに美容医療用語としても定着しただろう「ダウンタイム」ですが、その期間こそ、患者さんにとって「施術が上手く行ったのだろうか」「きれいになっているだろうか」と、常に不安がつきまとう期間でもあります。

美容看護師が治療後の患者さんの状況に寄り添い、不安や心配事を思いやり、ときに先取りして説明を補足したり、問い合わせなどに真摯に対応していくことは、患者さんとの信頼を築くことにつながるでしょう。

Chapter 3
18
美容医療で出会う
急変とその対応

術後合併症とその対応

Point

- 美容外科手術後はその合併症のメカニズムを理解したうえで異常の早期発見が重要である
- 症状・状態の変化を適切に捉え臨床推論に基づき医師への報告や初期対応を実施する
- 術後合併症の有無やその程度は施術の満足度にも影響する。そのリスクは避けられないまでも予防は徹底して臨む

美容看護師にとっての術後合併症とは

患者の安全、安楽のために、最も防ぐべき事項で、万が一発生した場合にはいち早く発見することが必要となる。
早期発見のためには、事前に知識として観察項目や異常を把握しておく必要があり、正しい知識と根拠をもった術後管理が重要である。

侵襲の高い美容の外科的手術において、術後合併症は極力予防に努め、発生した際にも早期に発見して対応が必要となります。美容看護師は、正常な回復経過からの逸脱を早期発見できることが、重要な役割になります。

術後出血・血腫・漿液腫

切開を伴う美容外科手術では、縫合不全や外的な刺激によって創部から出血するリスクは避けられません。

術後に生じた出血は、体外へ出血する場合と、縫合等により組織内に血液がとどまり、血腫を形成する場合があります。

1 体外への術後出血

1) 体外出血のリスクと対応

体外への出血が持続する場合、失血による致死的な全身状態への影響のリスクとなるため、早期の対応が必要となります。

開創前に出血点の予想が困難な場合には、エコーや造影CTによる検査も検討します。

単純圧迫で止血困難な場合には、創部を再度展開して出血点を探し、止血処置をするなどの外科的な対応を要することがあります。

2) 全身状態への影響

出血により全身状態への影響がある場合には、血管確保し、補液を行うなど全身状態の安定を図りましょう。可能であれば採血にて貧血の状態を確認し、相談できる医療機関との連携を検討します。

出血は、術中操作によって生じることもあれば、術後しばらくして判明することもありますので継続した観察が重要となります。

2 血液・漿液の体内への貯留

1) 血腫のリスク

創部からの術後出血により、閉鎖した部位に血液が貯留し緊満することがあります。その際、同時に痛みを伴うことがあります。血腫はいかなる手術にも生じうる合併症です。

美容医療の知識

豊胸術の1%、フェイスリフトなどで主に生じますが、施術内容問わずリスクはあります。

一般的には、女性より男性に生じやすいことがわかっています。

2) 血腫への対応

血腫が進行し、緊満する場合にはドレナージなどの追加の処置を検討することがあります。

処置を実施する場合、再度手術室へ戻って実施する必要がある場合や、追加の麻酔を要する場合もあります。

血腫により、隣接する血管を圧迫し、周囲組織への血流障害が生じる可能性があります。緊満する血腫が持続、増大する場合には早期の減圧・除去を要します。

血餅(けっぺい)となっていない早期の場合には、ドレーンチューブの挿入により減量、減圧可能なことがありますが、血餅となっている場合には困難な場合があるため、再度創部を開創し除去する外科的処置を要することがあります。

看護知識の再チェック

血餅とは、血液が凝固して餅状になったもので、止血や創傷治癒のために重要な役割を担っている。

血腫が貯留することで、血餅を形成する場合がある。

3) 漿液腫とその対応

外科的手術後、皮下に血清もしくはリンパ液などの体液が貯留(漿液貯留)することで、“しこり”や“こぶ”が生じることがあります。血腫と同様に腫れや痛みを伴うことがあり、ほとんどの施術において生じるリスクがあります。

漿液腫は一般には、放置していれば体内に吸収されます。しかし、術後感染のリスクとなるため、穿刺吸引をすることがあります。

> 吸引が不十分な場合、再発することがあるため注意が必要です。

塞栓による合併症

1 脂肪による塞栓症

1）脂肪による塞栓のリスク

脂肪吸引時、操作によって遊離した脂肪細胞の一部が血管内に侵入して発症します。微細な侵入の場合は無症状のこともありますが、程度が強い場合には致死的になりえます。脂肪による肺塞栓の頻度は多くはありませんが、そのリスクをふまえ、早期の発見・対応が必要です。

2）脂肪塞栓の症状

脂肪塞栓は、頻呼吸、呼吸困難、病巣部の神経症状や点状出血発疹などあらゆる全身症状を呈します。

軽い症状から、ARDSと見分けがつかないような深刻な症状まで、あらゆる程度の呼吸機能不全が多くの場合生じます。

中枢神経症状が80％の割合で生じ、呼吸器症状よりも6〜12時間前もってみられることが多いです。中枢神経症状は、軽度の見当識障害から意識障害まで多岐に渡ります。

上半身にみられる点状出血は、塞栓が生じてから通常3日以内に見られ、主に頭部、頸部、前胸部、結膜下、腋窩部にみられることが多く、患者の50％程度に見られます。

3）脂肪塞栓への対応

初期治療では、血管内ボリュームの維持、電解質バランスの補正、酸素投与や、必要であれば、気管挿管による人工呼吸管理も行います。脂肪塞栓症は、血栓塞栓症とは成り立ちが異なるため、抗凝固療法は推奨されません。

2 顔面の血管閉塞

1）顔面の血管閉塞の発症とリスク

美容施術では、自家組織（多くは脂肪）やヒアルロン酸などの注入材料を用いて、顔面の外見を変化させることが多くあります。

看護知識の再チェック

急性呼吸促迫症候群（ARDS）とは、重症肺炎や敗血症などの原因によって発症する複数の呼吸器症状を指し、急性経過、X線画像検査、低酸素血症などで診断される疾患です。

誤嚥やショック、重症外傷などでも発症し、脂肪の塞栓による塞栓症でも発症します。

美容医療の知識

点状出血は、脂肪塞栓症に特異的な症状と考えられています。しかしながら、点状出血がないからといって、塞栓症を除外できるわけではありません。

美容医療の知識

ニードルやカニューレにより、萎縮した組織へのボリューム充填目的、リフトアップ目的あるいは鼻・顎といった輪郭を矯正する目的で注入されます。

ヒアルロン酸注入やボトックス注射によって、自家組織あるいは自家組織以外の材料の、血管内あるいは血管周囲への誤注入・過剰注入により、血管が閉塞し、血流障害が生じ、栄養されるべき組織が壊死することがあります。

短時間で重症化しうるため、すばやい対応が必要となります。

2）顔面の血管閉塞の症状と治療

症状は、患側の痛み、視力低下、そのほか悪心を訴えることもあります。

ヒアルロン酸注入による異常であれば、すみやかに同部位へヒアルロニダーゼを注入します。血管周囲のヒアルロン酸による圧排での血管閉塞も考慮し、一定の範囲に注入します。血管の弛緩目的に温めます。

脂肪注入による血管閉塞であれば、保温、輸液、酸素などの支持的療法が基本となりますが、早期の専門医療機関へのコンサルトを行います。

動脈内への誤注入のリスクの軽減のため、ニードルによる注入の際はきわめて慎重な注入が必要です。カニューレを使用する場合であっても、誤注入の可能性は排除できないことも留意する必要があります。

美容医療の知識

顔面の血管閉塞では、とくに、眼角動脈の閉塞による失明事例があることを留意し、疑う場合にはすぐに対応します。

鼻根部および鼻背のみならず、眉間部への注入でも生じた事例があります。

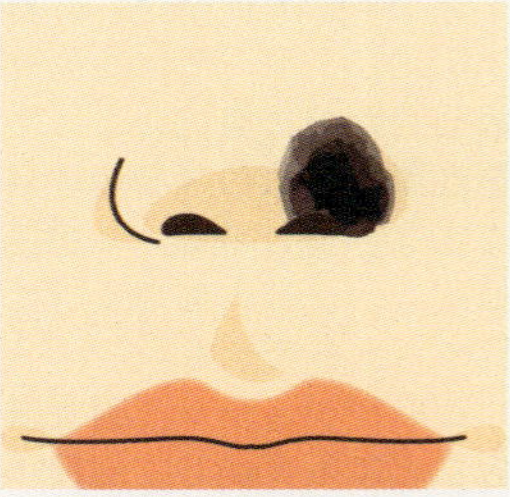

鼻の血管閉塞による壊死のイメージ

3 深部静脈血栓症

深部静脈血栓症は深部静脈に血栓ができる疾患です。主に下肢に生じます。

臨床的には長時間の手術後やハイリスク患者で起こりやすく、美容医療においても手術時間や患者さんのリスクに応じて十分な注意が必要です。

看護知識の再チェック

深部静脈血栓症では、血栓がその場から血流に乗って肺までいたることがあり、肺塞栓症といわれます。この合併症は、比較的珍しく、0.09％と検証されていますが、生じた場合は致死的となりえます。

脂肪吸引、カニューレ操作による組織損傷

脂肪吸引施術によって、内臓組織に損傷をきたすことがあります。カニューレ操作によって、腹部臓器への突き刺しや貫通が生じえます。修復には、追加の施術の検討・実施が必要となることがあります。

1 穿孔による臓器損傷と注意点

穿孔による臓器損傷は、処置に緊急を要する重要な合併症です。美容外科手術は主に外来手術で日帰りであるため、帰宅すると次回来院日まで担当医の診察を受けられません。そのため、異変があれば救急外来を受診する場合があります。

2 穿孔のリスク要因とその影響

穿孔をきたすリスク要因として、肥満、当該部位の手術の既往、左右の腹直筋間に距離があること、そして腹壁ヘルニアといった要因が挙げられます。術後経過にしては激しい痛みを伴い、ショック状態にいたることもあります。

穿孔による症状悪化は、周囲リンパ管系、血管系そして腹腔内構造にまで及ぶことがあり、さらに手術部位から離れた部位にも及ぶことがあります。重度の胸痛や呼吸困難を伴う患者の場合、横隔膜損傷の可能性もあります。

3 穿孔による重度の腹痛と腹膜炎

美容外科手術後の重度の腹痛患者については、腹腔内臓器への穿孔を疑い、速やかに医師に報告する必要があります。

麻酔にかかわる合併症

局所麻酔中毒は、局所麻酔下における非常に重篤な合併症となるリスクがあります。

1 局所麻酔中毒

一度に体重あたりの許容量を超える局所麻酔を使用した場合、全身に影響が及ぶことがあります。

1）チューメセント麻酔での濃度の注意点

チューメセント麻酔の場合には、ほかの局所麻酔の使い方に比較してリドカイン濃度の上限は高くなります。血清中への吸収がゆっくりのため許容されますが、一方で、術後に血清中濃度が上昇して中毒症状が生じることがあるため注意が必要となります。

美容医療の知識

腸壁穿孔が、脂肪吸引による死因で2番目に多いです。中でも回腸穿孔が最も多く、空腸、脾臓、盲腸そして横行結腸、S状結腸と続きます。

看護知識の再チェック

ショックの5兆候
- 顔面や皮膚の蒼白
- 冷汗
- 虚脱
- 脈拍蝕知不能
- 呼吸不全

美容医療の知識

チューメセント麻酔とは局所麻酔、血管収縮剤、pH調整液、生理食塩水を混合した薬液を用いた麻酔です。

皮下組織に注入されたチューメセント麻酔は、ゆっくりと血管内で吸収されるため、濃度上昇がゆるやかになります。

また、脂肪吸引時に、麻酔液の約30%程度は脂肪と同時に吸引されるため、体内への吸収量が減ります。

高容量のチューメセント麻酔が注入されても、血清中のリドカイン濃度は中毒域以下のままとなります。

FDAでは7 mg/kgをリドカイン使用の上限として推奨しています。一方、チューメセント麻酔（脂肪吸引における特別な麻酔）においては、上限は35–65 mg/kgまでと高く設定されています。

2) チューメセント麻酔による症状の注意点

症状は多彩で、血清中濃度に依存して舌の痺れや、光を眩しく感じることといった軽度の症状から、視力・聴力障害や意識障害といった症状を呈することがあり、致死的になることもあります。

血清中のリドカイン濃度は、チューメセント麻酔を注入してから12〜16時間でピークとなります。そのため、ピーク帯の時間には外来手術の患者は帰宅し、院内には不在であることがほとんどです。

3) チューメセント麻酔の合併症

チューメセント麻酔による全身性の合併症として、エピネフリンや局所麻酔に対するアレルギーや薬物中毒があります。アレルギーでは、蕁麻疹や血管浮腫、そしてアナフィラキシーがあります。抗ヒスタミン薬やエピネフリン、そして気道の確保が必要となることがあります。

> **看護知識の再チェック**
>
> エピネフリンの使用により、局所麻酔による心機能の破綻がマスクされ、時間が経ってから顕在化する可能性もあります。

> **看護知識の再チェック**
>
> 薬物中毒は、薬剤が直接大血管に注入されたり、薬物代謝機能不全がある場合に生じやすいです。症状は多彩です。中毒症状は、容量依存的であり、中枢神経症状から心血管症状まで含まれます。
>
> 前駆症状として典型的なのが、口周囲のしびれ、金属の味、聴覚変化であり、患者の18%程度に自覚されます。強い症状としてはてんかん発作や心血管機能の破綻があります。

2 麻酔にかかわる合併症

大規模な施術のために全身麻酔を実施した場合、麻酔後の合併症が生じることがあります。よくある麻酔のリスクには、術後の全身の震え、悪心・嘔吐、意識が混濁し、現実見当識が欠如した状態で覚醒することなどがあります。まれに、肺炎、脳卒中、心筋梗塞や突然死といった重篤な合併症になることがあります。

手術中に全身麻酔から目が覚めることが、少ないながらもあります。

術後感染症

1 術後感染のリスクとは

感染のリスクを減らす努力をしていてもなお、術後感染症は起こりうる重大な合併症です(→ p.102:感染対策)。

美容外科手術によって処置された皮下組織は細菌が繁殖しやすい環境となり、蜂窩織炎(ほうかしきえん)や致死的となりうる壊死性筋膜炎などのリスクがあります。

> **美容医療の知識**
>
> 特定の周術期の感染予防ガイドラインはなく、周術期の予防的抗菌薬使用はその効果は議論の余地があります。
>
> とくに、乳房外科領域ではインプラントを扱ううえでは、周術期の予防的抗菌薬使用は広く推奨されています。

② 術後感染の実際

術後感染は表層と深層に分けて考えることができます。

1）表層の術後感染

表層は、真皮、皮下組織の蜂窩織炎です。筋膜の肥厚やリンパ節腫大を伴うことがあります。

蜂窩織炎であれば、術後に感染が内部に広がった状況となり、抗菌薬の静脈内注射が必要となることもあるでしょう。

軽度の蜂窩織炎の場合、画像検査では通常の術後経過の状態と似ていることもあるため、臨床診断が重要です。発熱、熱感、発赤や圧痛など、臨床検査とともに評価します。

脂肪吸引あるいは脂肪注入を受けた部位の感染が生じた場合、点滴による抗菌薬投与を続けるため2〜3日の入院を必要とする場合があります。感染範囲が急速に広がることがあるため、慎重な経過観察が重要です。

2）深部の術後感染

深部の感染症では、筋膜や内臓組織まで影響が及ぶことがあります。施術でも浮腫や内出血、水疱形成など通常生じるため、感染症が生じてきていることに気づかない場合があります。そのため、発熱、寒気、筋剛直などの臨床症状から術野感染や敗血症を疑うことも重要です。

深部感染では、壊死性筋膜炎の可能性を考える必要があります。緊急性が高く、減張切開などの外科的処置を要することがあるため、早期に適切な診療機関への相談をします。そのためにも、早期に疑い、傾向を認識することが重要です。

看護知識の再チェック

皮膚や軟部組織の細菌感染症では、ペニシリン、セフトリアキソン、セファゾリン、クリンダマイシンが推奨されています。

たとえば豊胸術では、1.1〜2.5％の患者に感染症が生じています。

神経損傷

神経損傷は、さまざまな外科施術に伴い生じます。痺れやチクチクがサインである場合があります。多くの場合一過性であるが、永続性となる場合もあります。

外科処置による損傷、切断が明らかな場合、可能な限り早期の神経縫合・修復が重要です。

美容医療の知識

豊胸術を受けたほとんどの患者が、同部位の感覚の変化を経験されます。乳頭においては15％の患者が一過性ではない感覚の変化を自覚しています。

創部の外見に関する合併症

1 創部離開

創部離開は、感染、局所の腫脹や壊死に伴ってごくまれに生じることがあります。

2 瘢痕

手術操作によって、どうしても傷跡ができることがあります。見た目を美しくする美容外科手術においては、その傷跡がトラブルの元になることがあります。

たとえば、肥厚性瘢痕では、不自然に赤く太く隆起した傷跡となります。

3 移植・留置した組織・材料の術後変化

美容外科手術では自家組織あるいは自家組織以外の材料を用いて、形態を形成することがあります。移植した組織がずれる、あるいは萎縮・変形することで、意図した結果から外れることがあります。後戻り、術後変形などと呼ばれます。

固定のずれの場合には、再固定をします。萎縮による変形の場合には、組織の取り替え・追加を検討します。　（森　秀人）

美容医療の知識

自己脂肪移植の場合、移植した部位で炎症が起こり、周囲組織を損傷・破壊することがあるため、とくにそのリスクが高まります。

術後経過を確認する際、傷口がきれいに保たれているか、ドレッシングは適切か、傷は閉じているかを慎重にフォローアップします。

美容医療の知識

異物を留置する施術では、肉芽形成したり、周囲組織を圧排し皮膚へ出てくるなどのトラブルが生じることがあります。

自家軟骨を移植する鼻の手術では、自家組織の萎縮などにより術後変形をきたす場合があります。

アドバンス・メッセージ

術後合併症は、再手術や処置など緊急度が高く、的確な対応が求められます。

また、早期発見や早期対応には、患者さん本人の協力が必要な場合もあります。合併症をおこしにくい過ごし方をしてもらう、早期の自覚症状があれば申告してもらうなど、患者指導を的確に行うことも、看護師の重要な役割になります。

参考文献

1）Tim Montrief, Kasha Bornstein et al：Plastic Surgery Complications：A Review for Emergency Clinicians. West J Emerg Med.2020 Sep25；21（6）：179–189.

Chapter 4

美容看護師のワークスタイル

10人のキャリア紹介

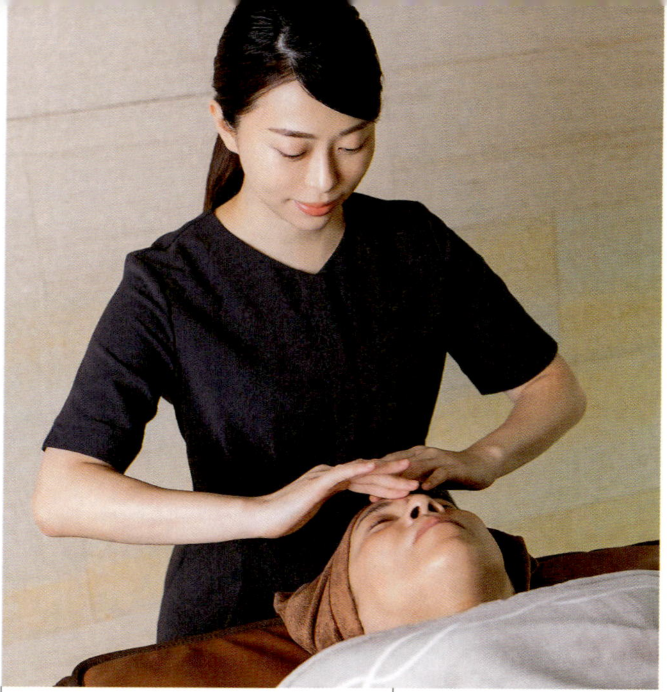

Work Style

美容皮膚科看護師

エステ業界から美容看護師へと転身！エビデンスに向き合い美容医療を提供

河原 恵梨香
Kawahara Erika

エステサロンにて３年半勤務。その後、看護師の免許を取得して、総合病院の消化器・腫瘍内科の混合病棟にて３年半勤務。大手美容外科・皮膚科クリニックにて勤務後、銀座の個人クリニックにて看護師長として４年勤務。現在は都内５つ星ホテル内のクリニックにも勤務。趣味は新しいコスメを試すこと。スパ巡り。映画鑑賞。

“根拠ある美容”を求めて美容看護師に転身

私は看護師になる前は、エステ業界で美容にかかわってきました。エステサロンによってさまざまな美容法が推奨されており、どれが本当に安全で効果のある美容なのかを考えるにつれ、“正しい知識ってなんだろう”と疑問を抱くようになっていました。

そこで同じ美容でも、美容医療はエビデンスの下に統一した手法があるというイメージがあったため、看護師として美容にかかわる道を選ぶ決心をしました。

看護師免許取得後は、まずは看護の基礎をしっかり身につけてからと一般病棟に就職。数年の経験を積んだ後、美容看護師になりました。クリニックに就職当初は、病院との違いはもちろん、論文を読む文化がないなど学習環境の違いに対し、理想と現実のギャップに戸惑いを感じました。

そこで私は、積極的に美容に関する学会などに参加し、そこでの発表や最新知識に触れることで、“根拠のある正しい美容”への学びを確かなものにしていきました。

エビデンスの大切さから教科書作りを提案

私は、これから美容医療業界へ入る方に、正しい情報を学び、常に知識と技術を更新することの大切さを伝えたいです。

小手先で学んだその場しのぎの技術や知識では、安心・安全な美容医療とは呼べません。曖昧な知識や技術は時に患者さんの人生を変えてしまうこともあります。

美容看護師として『人に触れる基礎』の部分を伝えていける人材になりたいと思います。そしてそれを伝えていく。そんな想いでこのテキスト作りにかかわってきました。

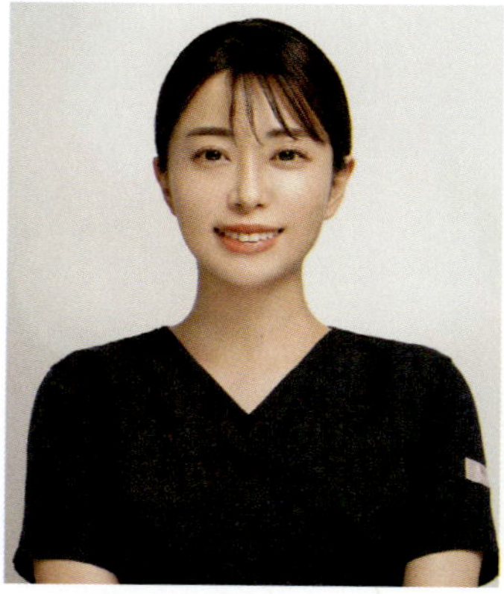

美容看護師が、正しい知識をもとに学びを深められるよう、場所を作っていきます！

美容クリニック看護師長

美容看護師の教育支援のパイオニア 看護師が活躍する業界づくりを支える

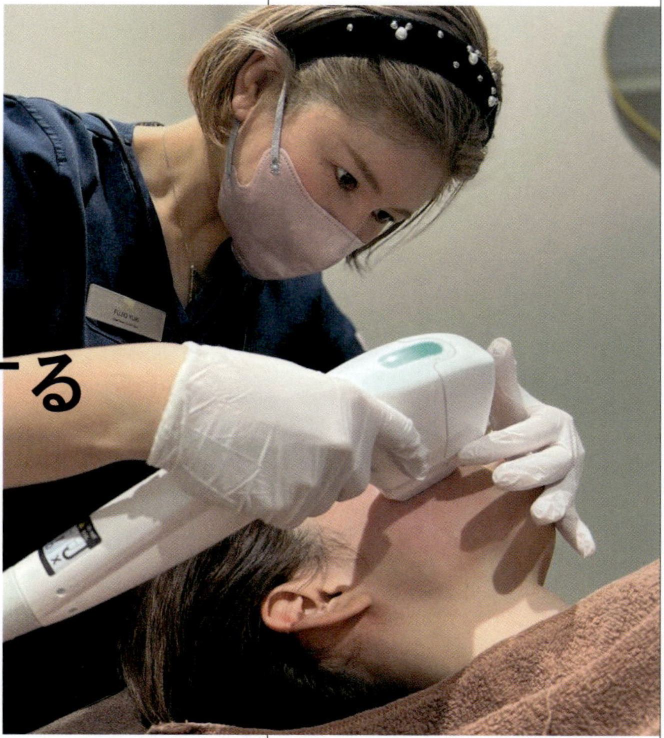

藤尾 有紀
Fujio Yuki
美容看護師を目指して看護師免許を取得。株式会社MED BEAUTYを立ち上げ、アートメイク部門を拡大。
現在、LIAN clinicの看護師長として看護技術総責任者を兼任。

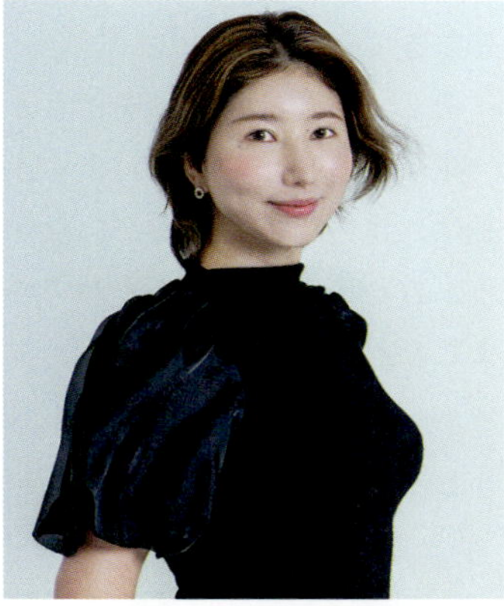

美容医療における看護師のステージを上げるためには、確かな技術が不可欠です。これからも私は業界を担う人材を、どんどん育成していきます。

自分ごとから誰かを幸せにすることへと目的が変化

私が美容看護師になろうと思ったのは、自分の容姿へのコンプレックスからでした。「美容看護師になって、私自身もきれいになりたい」。そんな自分本位の動機でした。

でも今は違います。外見に悩んでいる人が、その悩みから開放されて自分を認めてあげられるようにかかわっていくのが私の役割であり、そのような人材を育てていくのが使命であると感じています。

美容医療に看護の専門性を確立したい

私は、美容医療は看護師が主体性をもって施術にかかわれる領域だと確信しています。看護師業務における診療の補助は“医師の指示の下”で行われるのが原則です。しかしそのような中でも、病院における看護では多くのスペシャリストが専門性をもって患者ケアに当たっています。

美容医療においてもそれは例外ではない。美容の施術の１つ１つにエビデンスがあり、その実施者であるナースのスキルによってその質が上がる、そう思っています。そのためには美容看護師が根拠ある技術を学び、提供できる場が必要です。それがLIAN clinicです。

美容関連の医学会への参加、看護師症例検討会の企画、看護師への皮膚科施術境域によって、美容看護師としての講師などを通じ、看護師が主役でいられる教育を行っていきたい、そう考えています。

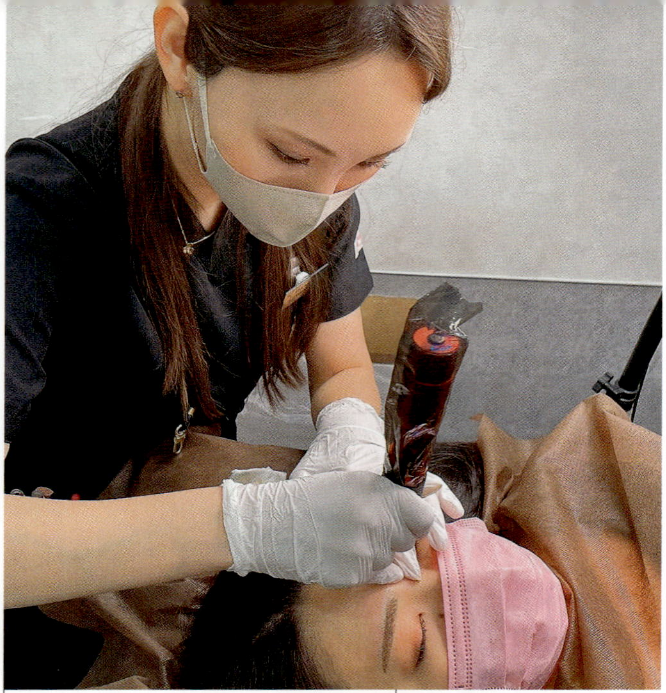

Work Style

アートメイクナース

ママナースの働き方に革命を！母としての強さを力に変える子育て美容看護師

滝沢 まい
Takizawa Mai
大学病院の脳神経外科、形成外科の混合病棟にて勤務。周術期看護、急性期看護に携わった。美容皮膚科にて10年勤務しアートメイク専門クリニックへ転職。複数のクリニックのオープニングメンバーとしても携わってきた。
子どもは小学2年生で、空手に夢中。

子どもとの時間を作るためにアートメイクへ

私が美容看護師を目指した頃は、家庭を持って子どもを産んでからも美容看護師を続けられている方は少なかったため、母になるときに、どうしても働き方に制限がありました。仕事探しはこちらの要望ではなく、クリニックの提示した条件を呑むしかなかったのを覚えています。

それでも私は、美容看護師と子育て、家族の時間を両立したいと思いました。

自分の技術で仕事を選び、働き方を提示できれば、子どもとの時間も十分に取れます。

私はもともと美容看護師としての基本的な経験があったので、アートメイクの技術で独立しようと決意しました。そこで、アートメイク技術に加えて、集客とブランディングを学び、自宅でも施術の練習を積み重ねました。今では子どもが勉強している横でまゆ毛を描いています。

アートメイクに転身した“母の決意”

私のこだわりとして、子どもを理由に休まないと決めています。

子どもが体調を崩したときには、心配な気持ちや、その子のためにがんばらなきゃいけない気持ちとで、板挟みになりますが、夫の協力もあって両立することができています。

家庭を大切にする働き方だからこそ、相互にフォローしあえる関係になれて、上手にやりくりできています。

そして、夜は絶対に子どもと一緒に寝るようにしています！私は、目の前に子どもがいたから、むしろがんばることができました。

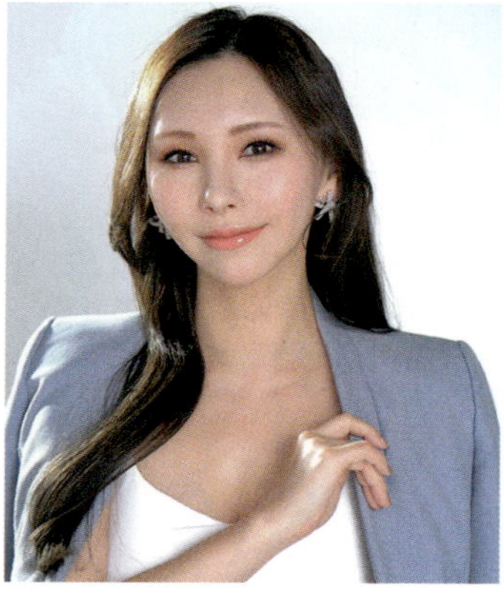

これを読んでくださったママさん達には、患者さんにも家族にも、優しく寄り添い、ともに歩んでいける看護師であって欲しいと思います。

美容皮膚科・外科看護師

皮膚科施術から手術介助まで広く実践 私だからできる 男性美容看護師の可能性を追求

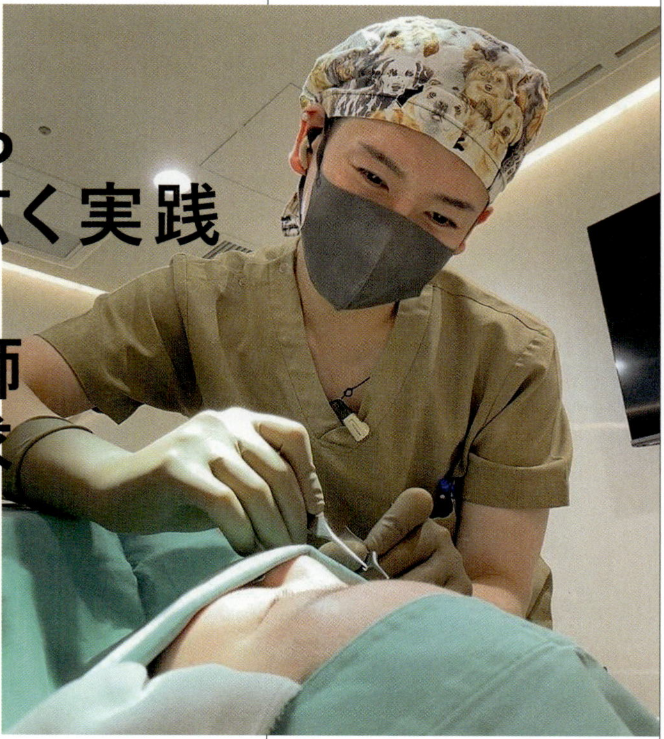

新井 孝二
Arai Koji

看護専門学校を卒業し、大学病院の小児科で３年間勤務。大手美容クリニックにて、外科・皮膚科の業務にかかわる。主に皮膚科の業務に就き、リーダー業務や新人指導も担当。
３年６か月働いた後に、現在の e:Top clinic にて勤務し、美容外科の施術の補助や美容皮膚科の施術に入るなど、幅広い美容施術に携わっている。

美容医療で男性が働くということ

私の美容への関心は、自分自身が美容の施術を受けたあと、自信を持って素顔を出すことができるようになり、“人生が変わった”と感じたのがきっかけでした。

看護の世界の男女比は１：９。まだまだ男性の美容看護師は少なく、患者さんの対応に入る際に「男性は珍しいですね」と言われることも多くあります。また、男性だからこその制限もあります。たとえば、男性美容看護師は女性のデリケートな内容の施術には介助に入りませんし、自分以外のスタッフが忙しいときでもその手助けはできません。

男性だからこその強みを活かす

最近ではメンズ美容の患者さんも増えており、男性であることは美容ナースの中でも強みに変わりつつあると感じます。

私は、男性ならではの肌の悩みや習慣もわかりますし、二重の調整などには男性の価値観が役立ちます。そして、男性スタッフがいることで、「安心して、気軽にクリニックに足を運べたよ」とおっしゃる患者さんの声を嬉しく思っています。

私は今後のキャリアとして、男性美容看護師として組織をリードしていく立場となり、同時に男性美容看護師の働く姿の目標となれるようがんばっていきます。

美容を志す男性ナースに意識してほしいのは、次の３つです。

①自信を持って「美容好き」と言う！
②女性とのコミュニケーション能力を磨く！
③ホスピタリティを大切にする！

「男性は美容ナースには難しい」「男性は美容では肩身が狭い」という印象を一緒に変えていきましょう！

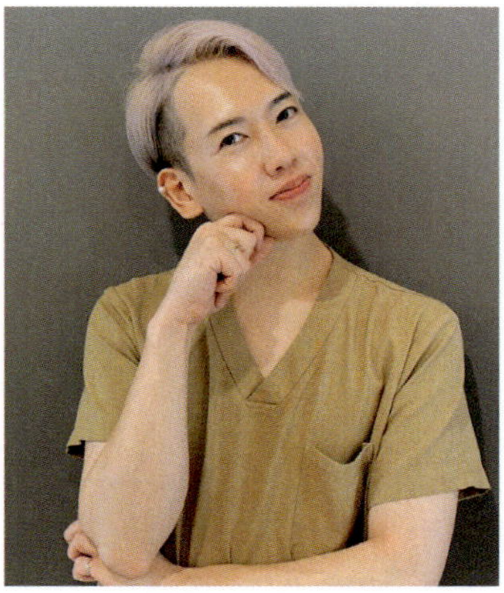

最近では美容で働く男性看護師の需要は非常に高いです。ぜひ一緒に美容業界を盛り上げていきませんか？

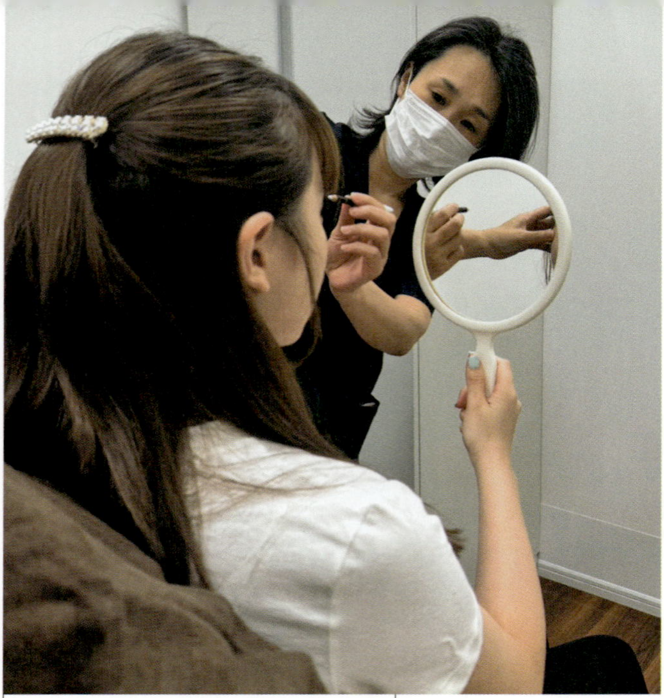

Work Style

美容皮膚科看護師 師長

見た目がキレイになるだけではない患者さんが自分を好きになれる美容を提供

野津 祐子

Notsu Yuko

一般病棟にて手術室、血液内科、産婦人科・小児科などで10年間勤務。病棟から施設での終末期医療まで、幅広い経験を積んでから美容看護師に転職。これまで美容クリニックの立ち上げや主任業務を行い、現在のクリニックにて看護師長を務める。美容看護師歴20年を超え、業界を牽引し続ける。

“助演女優”の姿勢で患者様を支える

私が美容医療において目標にしているのは、患者様の自分らしさを引き出せるようにかかわることです。

美容クリニックに来院する患者様は、施術や介入によって“自分を変えたい”という思いを持っています。それを叶えるために私が大切にしているスタンスは、自分が着飾って美しさを追及し、その姿を患者様の道しるべにしようとすることではなく、患者様を支える立場で一歩控え、その理想を叶えようと共に歩むことを意識しています。

患者様が自分を受け入れていく美容も1つの選択

美容医療の世界では、完璧を追い求めて整形依存などに陥ってしまうこともあります。

例えばシミ取りの施術に関して、シミを1つも残さずに取り去るのが難しいように、患者様にとって、どこかでありのままの自分を受け入れることが必要になります。

そこで私は、患者様が自己否定の数を1つずつ減らしていけるよう、かかわるようにしています。施術後、患者様の自己肯定感が上がったタイミングでの声掛けはその1つです。

時間の流れとともに現れるシミやシワの1つひとつを、少しずつ受け入れていくことを支援するのも、美容看護師の大きな役割なのではないかと思っています。

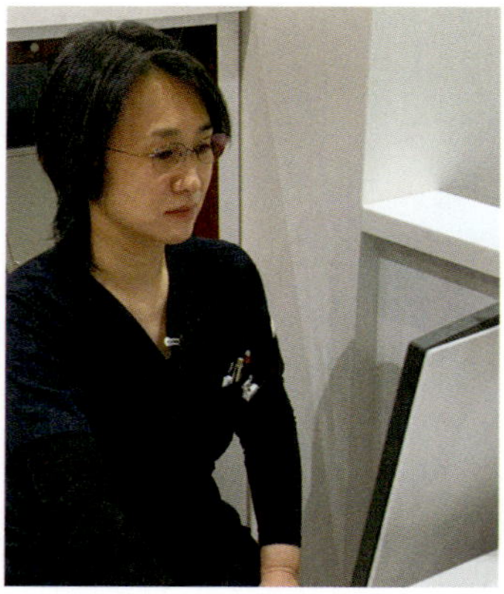

自分自身が、患者様を輝かせる道具となるような意識をしてみると、美容医療での看護の新たな役割が見えてくると思います。

美容皮膚科看護師

輝きの裏で美容には超ストイック天職に巡り合えた私の美容医療への思いを伝えたい

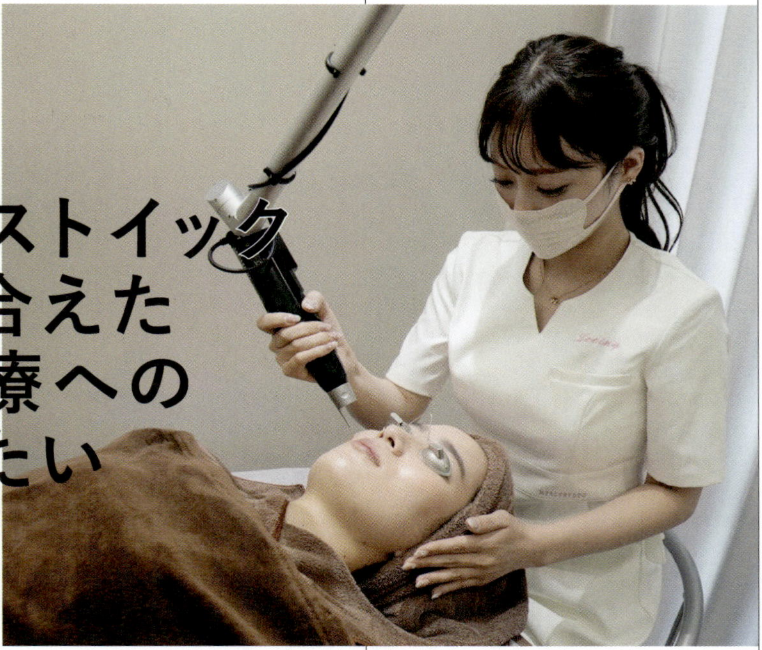

NOE

都内美容皮膚科の立ち上げに参画。累計10万人を超える実績を持つクリニックに。現在、美容皮膚科で看護師として勤務しながら、マーケティングやオンラインクリニック事業にも従事。SNS総フォロワーは約50万人。担当カウンセリングは常に満枠で、指名待ちは2,000人以上。

新卒から美容看護師にその魅力と同時に厳しさも伝えたい

私は新卒で美容看護師の道を選びました。

新卒で美容に進む看護師は、現実はまだまだ珍しく、周囲に反対されることも多いと思います。そして、基礎的な知識や技術を一から学び、美容看護師としての経験を積んでいくことは、決して楽な道のりではなかったことを思い返します。

SNSで見られるキラキラした華やかな美容の世界の裏には、地道な下積みがたくさんあります。

患者様やフォロワーの看護師さんの中には「NOEさんに憧れて美容看護師を目指しています！」と言ってくださる方も多くいらっしゃいます。

とても嬉しくて、応援したい気持ちでいっぱいなのですが、美容医療に対する強い思いを持ちながら、患者様のため多くの時間を研鑽に費やすことが必要な世界であり、美容医療の魅力と同時に、その大変さも同時に伝えるべき、そう心がけています。

新卒で美容を迷ったら…

きっと周りの方に相談すると、まずは臨床経験を積んだ方がよいとの意見が多くあると思います。美容に興味があるけれど迷っているという方、正直迷いがあるうちは臨床からでもよいと思います。私は美容看護師の道に進みたい！ と決めたら周囲の反対を押し切ってでも目標に進むタイプでした。そのため、就職活動は美容一本で臨みました。その選択に後悔したことは一度もありません。

私が大学生の頃初めて美容皮膚科に行き、人生が豊かになった経験と喜びを今度は私が多くの方に提供できていると思うと、こんなに幸せなことはありません。 自分の強みを最大限に活かせることができる職場。これこそが最高の「幸せ」であり天職なのだと思います。

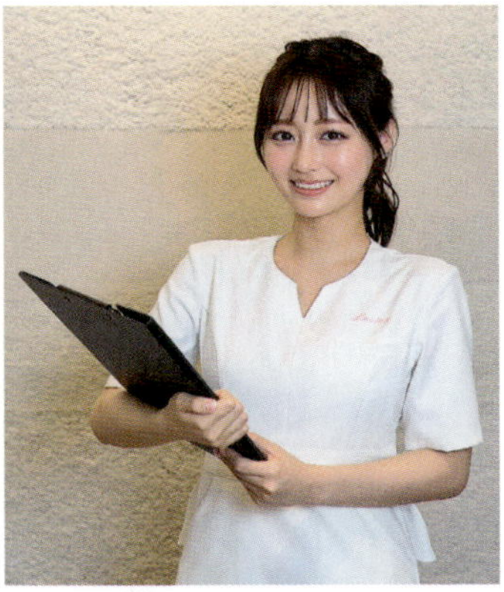

新たに美容医療を志す看護師が、自信をもって臨めるよう、これからも美容医療とみなさまの笑顔と幸せを増やす架け橋になれることを願っています。

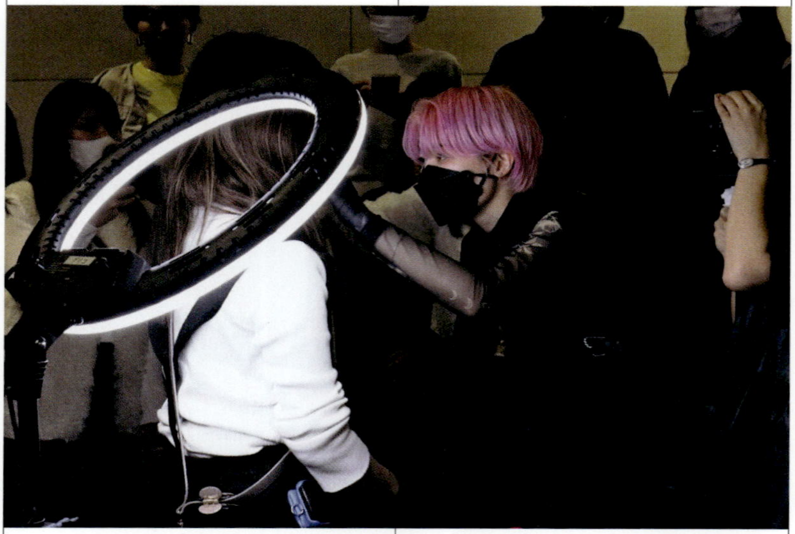

Work Style

アートメイクナース

アートメイク界を牽引する期待の色彩スペシャリスト

櫻井 グリコ
Sakurai Glyko

学生のころから美容看護師を目指し、新卒で形成、皮膚科に就職し3年半勤務。主に重症熱傷患者の診療の補助を行う。大手総合美容外科にて7年間、美容整形外科のオペ介助、美容皮膚科施術を行う。勤務と並行して美容師専門学校とアートメイクスクールに通う。
2020年、西川医師とともにアートメイク専門クリニック THE ARTMAKE TOKYO 銀座院を立ち上げる。現在では施術のみでなく、国内外でアートメイクの技術指導、講演活動を行う。

アートメイクは失敗できない作品づくり

アートメイクという仕事は、自分の技術でゲストのお顔を変えてしまう仕事です。顔が変わると人生が変わります。1人の人生を、よくも悪くも大きく変えてしまうかもしれない責任重大な仕事です。

そしてほぼすべてが、自分の技術と知識と経験に委ねられています。

特に、質の高いアートメイクの施術をするには、看護技術や接遇のみでなく、色彩についての学習も必要です。肌に色素を入れる行為は、絵の具を混ぜるような色の予測だけではなく、使用した色素の上にその人の表皮の色が重なって透けて見えたときの発色を考える仕事です。

アートメイクでは、毎回が“失敗できない作品作り”なのです。

自分を選んでくれる患者さんのために前に進む

今は美容看護師が美容の情報を発信し、ゲストからの指名を得る時代です。SNSなどで発信されている情報を見ると、表向きはきらびやかに感じるかもしれません。ですが「個で選ばれる」ためには、想像を超える勉強量と行動量が隠れています。

自分に施術して欲しくて指名してきてくれたゲストが、自分の技術や接客できれいになったり、喜んでくれる姿を見ると、アートメイクのやりがいを実感し報われたと感じます。それが自分にとっての代えがたい格別の喜びなのです。

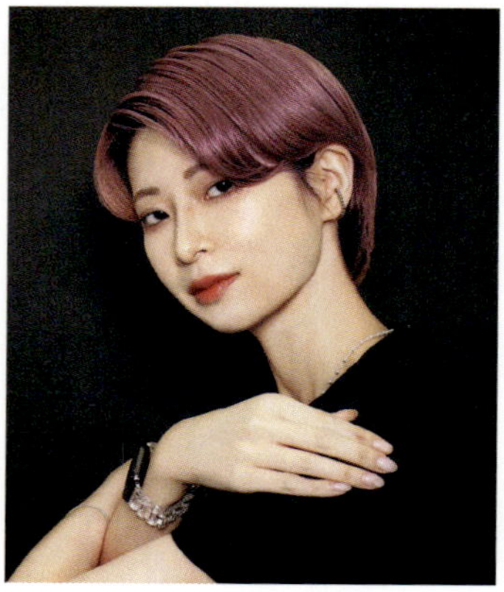

私はアートメイクの技術や知識を、皆さんの力になれるよう広めていきます。一緒に日本のアートメイク業界全体の技術と知識を引き上げていきましょう！

佐藤 みゆ
Sato Miyu
看護大学卒業後、公立病院脳神経内科・外科にて看護師として勤務。看護師3年目で美容看護師に転職し、約1年勤務。その後PR会社・美容クリニックを経営するコンサルティング会社に入職し、広報・PR業務・事務長として美容クリニックの経営を学ぶ。現在は美容医療専門のPR会社として（株）HUGを設立。根拠のある美容医療情報の発信を軸として、活動を続けている。

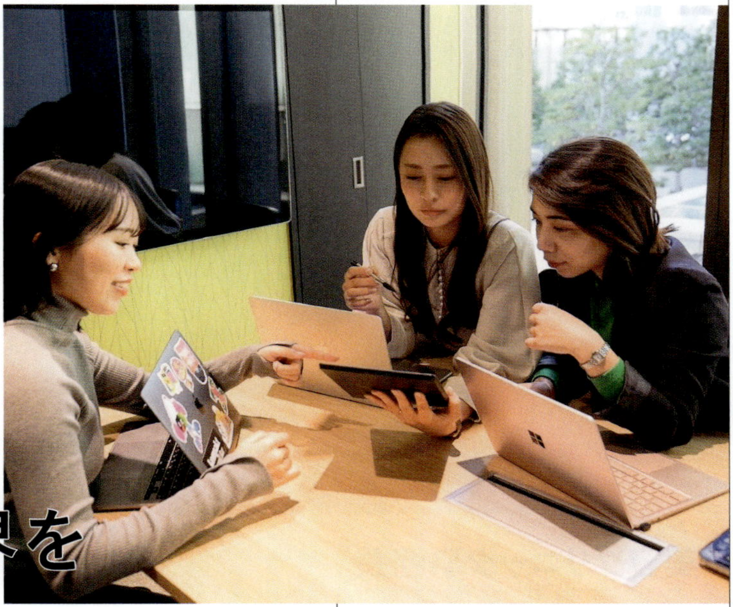

美容医療マーケター

美容医療業界を支え・育む 根拠のある情報発信を軸に 美容医療の“等身大”を届けたい

情報勝負の美容医療業界を看護師が切り拓く

私はこれまで美容医療の広告について、多くのトラブルを目にしてきました。

競争の激しい美容医療の業界では、広告媒体が業績を上げるための必須のツールになっています。そんな中、クリニックの看護師として美容医療の広告に関する業務に触れ、また溢れる街中の美容医療の広告に対して課題感を感じる日々。

美容看護師としての目線は持ちながらも、新たな力を得て課題に向き合いたいと思い、現在は美容医療業界専門のPR会社を設立し、日々奮闘しています。

情報の扱い方は看護師にとっても必須科目

最近では、SNSでの広告などを看護師が担当するクリニックも増えてきています。広告用の症例写真も看護師が扱うことがありますが、知らず知らずのうちに人の権利を侵害してしまうリスクがあります。

トラブルを避け、等身大の魅力を知ってもらうには、美容看護師は看護の知識だけでなく、誇大広告に関する医療広告ガイドライン（厚生労働省）や景品表示法についての知識も必要です。

１人でも多くの美容看護師に、避けては通れない広告の「正しさ」を届けたい、そうして私は美容看護師向けに、広告のガイドラインや情報発信について指導・研修をするようになりました。多くのクリニックやインフルエンサーのSNSにかかわり、「え〜！ それ知らなかった！」という声をいただくことがモチベーションになっています。

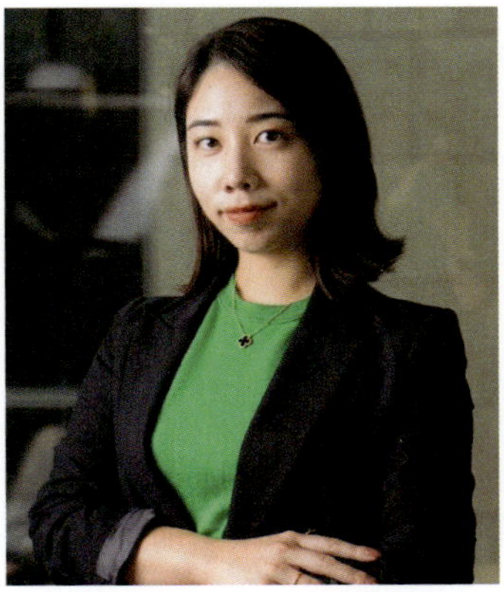

美容医療の誤った情報で患者さん、看護師が傷つかないよう、根拠のある情報の発信にかかわっていきます。是非一緒に学びましょう！

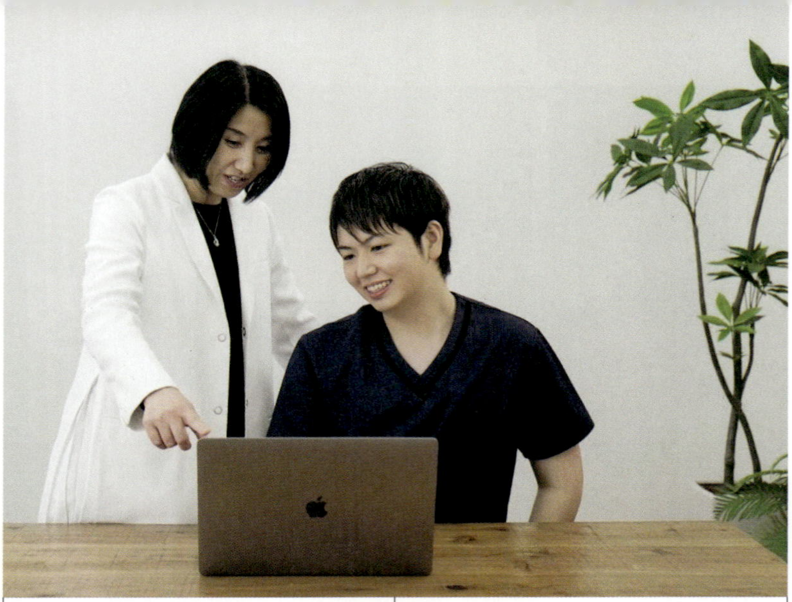

Work Style

美容クリニック事務長

専門知識を活かして経営と臨床の架け橋 クリニック院長の右腕を務める オールマイティ看護師

赤嶺 暢章

Akamine Nobuaki

看護師免許を取得後、美容クリニックに入職。美容ナース兼カウンセラーとして美容医療の最前線で勤務。転職を機にマネジメント業務やマーケティング業務まで仕事の幅を広げ、法人本部長に就任。看護師の視点で現場を支える次世代の事務長。美容クリニックでの勤務は10年以上。

美容看護師から事務長として経営に

私は美容クリニックで勤務する中で、さらに仕事の幅を広げたいと感じ、クリニック全体のマネジメントや労務管理、マーケティング業務を学び、現在のクリニックで、事務長という職に就きました。

事務長としての業務は、労務管理や院長の補佐をはじめ、医療機器・薬剤の外部業者とのやり取り、広報（ホームページやSNSの作成など）や経営にかかわるデータ分析、マーケティングなど、多岐にわたります。

とくに広報では、美容看護師の目線から、専門性の高い内容を発信しています。また労務管理では、同じ看護師として、一般の事務長よりもスタッフに近い目線で勤務することができます。

そして時には、ご指名の患者さんの対応などの、看護業務を行い、現場のスタッフとして勤務することもあります。

美容領域だからこそ働き方の可能性は幅広い

美容クリニックでは、一般的な病院と比べて、看護師ができる業務の幅は広いです。

看護師としてのスキルを磨くことは大前提ですが、より患者さんに喜んでいただけるように接遇の強化やSNS投稿、美容医療の研究など、できることはたくさんあります。

私の場合は、美容看護師として勤務する中で、よりクリニックに貢献できることを模索した結果、現在の職務内容に行きつきました。

それぞれのスタッフが、個々の能力を活かしながら、自由な領域で活躍し、クリニック全体の質を上げていけることが、美容クリニックの特徴ではないかと思います。

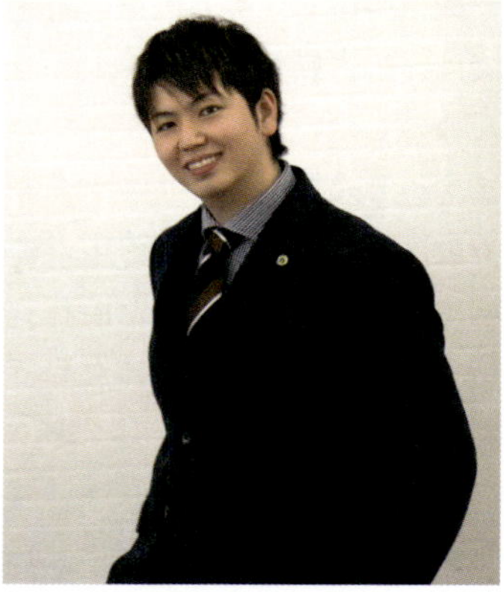

看護師業務にかぎらず、今まで経験されてきたスキルは、必ず自分の強みになります。
自分の得意なこと、好きなことを活かして、ぜひクリニックに合わせた柔軟な働き方をしてみてください。

美容医療機器メーカー　クリニカルスペシャリスト

美容医療機器のスペシャリストとして導入からフォローアップまで医療の知識を活かした心強いサポーター

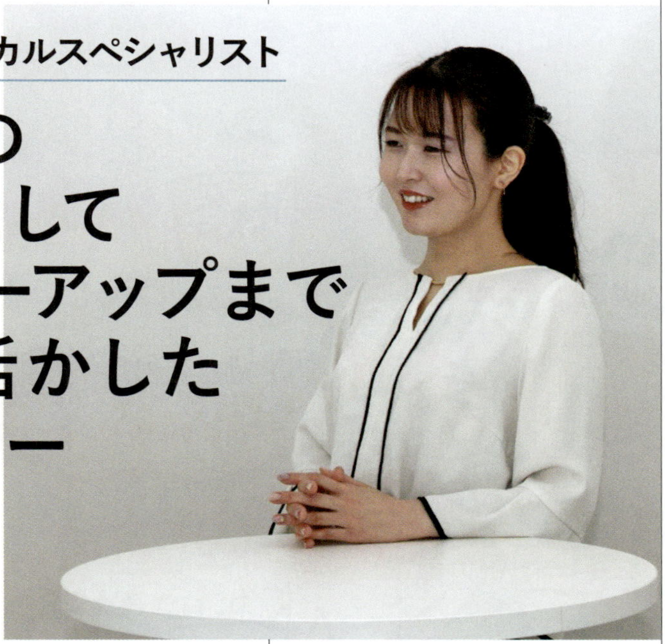

白山 紗希

Shirayama Saki

看護師資格取得後は大学病院の救命救急センター、血管造影室、手術室で勤務。その後は美容クリニックで経験を積み、美容医療機器メーカーに転職。血管造影室・手術室の看護師時代に医師がメーカーの担当者に信頼を寄せている光景が強く印象に残り、クリニカルスペシャリストへの関心が高まる。
美容に関する情報収集を行い、最新のコスメを試すのが好き。

美容医療機器と医療現場との架け橋として

美容医療機器メーカーのクリニカルスペシャリストとして、医療機関での自社製品のデモンストレーションや導入時の製品トレーニング、導入後のフォローアップを担当しています。営業担当の方と連携し自社製品の魅力を発信していくとともに、現場で安全かつ効果的にご使用いただけるようサポートするのが役割です。「このようなときはどのように施術したらよいか」「集患について相談したい」などさまざまなお問い合わせや現場でのニーズに対応する必要があるため、自社製品への十分な理解や専門的知識が必要不可欠です。

「説明がとてもわかり易かったです」「教えてもらえて助かりました」と顧客からありがたいお言葉を頂ける瞬間は何物にも代えがたい価値があり、自分にとっての励みとなっています。

顧客に寄り添い、信頼されるオンリーワンの存在を目指し活動していますが、忘れてはならないのはエンドユーザーである患者様の存在です。患者様がどのようなお悩みに直面しており、どのような願望を抱きながら医療機関を訪れるのか、美容医療の現場で実際に患者様とかかわらせて頂いた経験が今の仕事につながっていると確信しています。

自社製品の施術を受けた患者様が笑顔になり、ひいては美容医療が正しい方向へ発展していくために自分がどのように貢献できるのかを考え、実践する姿勢を大切にしていきたいです。

患者様の笑顔が生まれる美容医療を目指して

東京だけではなく地方の医療機関も訪問させていただく中で、地方は美容医療の発展の余地があると感じています。地方の患者さんにとっても美容医療がもっと身近になり、1人でも多くの患者様が笑顔になれたら、と密かな野望を抱いています。

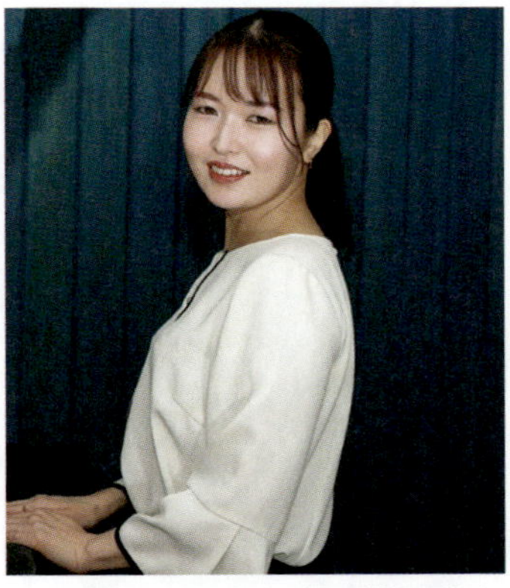

自社製品による安全で効果的な施術が患者様に提供されるよう、専門的知識を深め、有用な情報をお伝えするとともに、細やかな顧客対応を心掛けていきます。

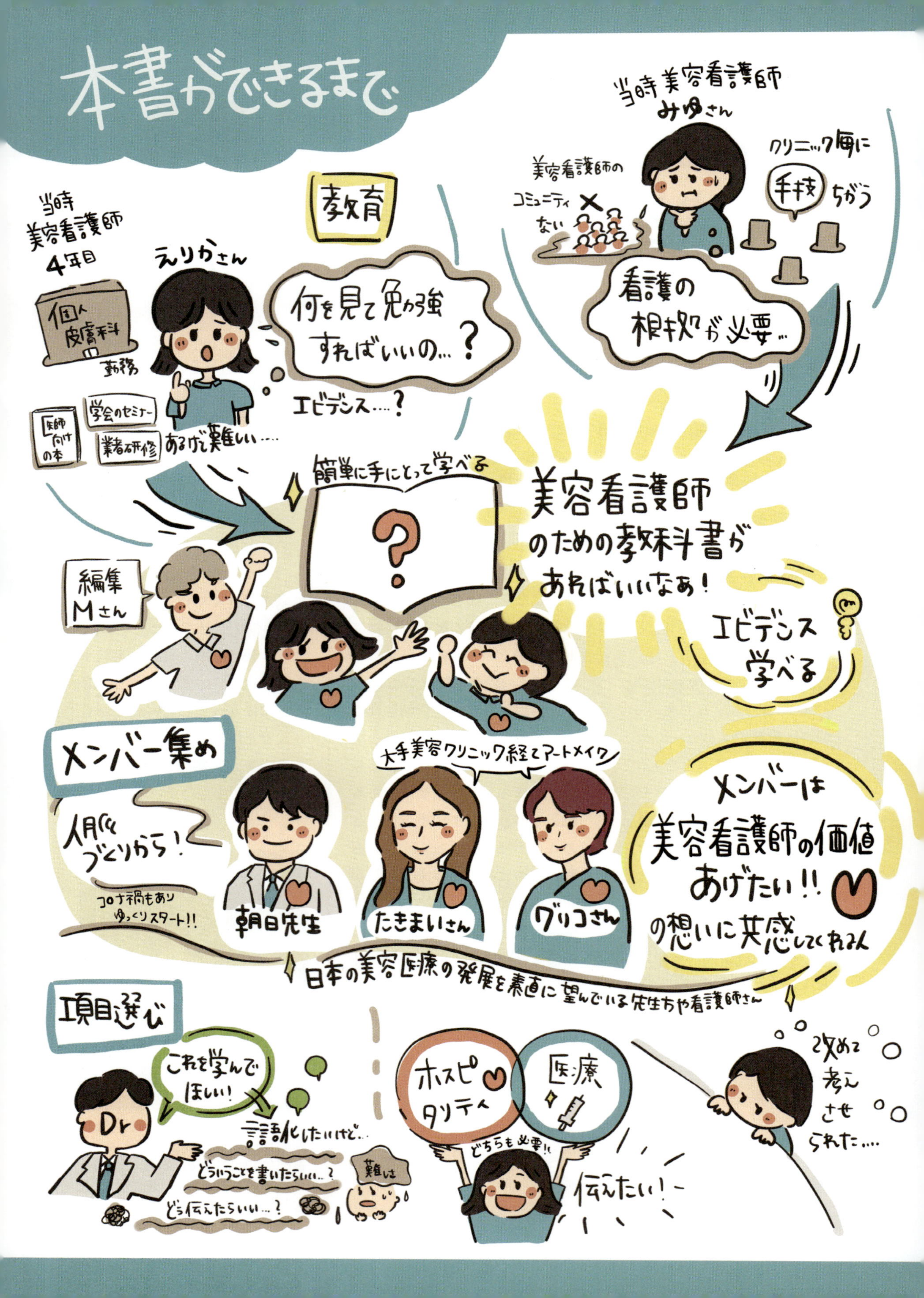
本書ができるまで
当時
美容看護師
4年目
えりかさん
個人
皮膚科
勤務
教育
何を見て勉強
すればいいの…？
エビデンス….？
医師
向け
の本
学会のセミナー
業者研修
あるけど難しい….
当時美容看護師
みゆさん
美容看護師の
コミュニティ
ない
クリニック毎に
手技
ちがう
看護の
根拠が必要…
簡単に手にとって学べる
美容看護師
のための教科書が
あればいいなあ！
編集
Mさん
エビデンス
学べる
メンバー集め
人脈
づくりから！
コロナ禍もあり
ゆっくりスタート!!
大手美容クリニック経てアートメイク
朝日先生
たきまいさん
グリコさん
メンバーは
美容看護師の価値
あげたい!!
の想いに共感してくれたみん
日本の美容医療の発展を素直に望んでいる先生方や看護師さん
項目選び
これを学んで
ほしい！
Dr
言語化したいけど…
どういうことを書いたらいい…？
どう伝えたらいい…？
難しい
ホスピ
タリティ
医療
どちらも必要!!
伝えたい！
改めて
考え
させ
られた….

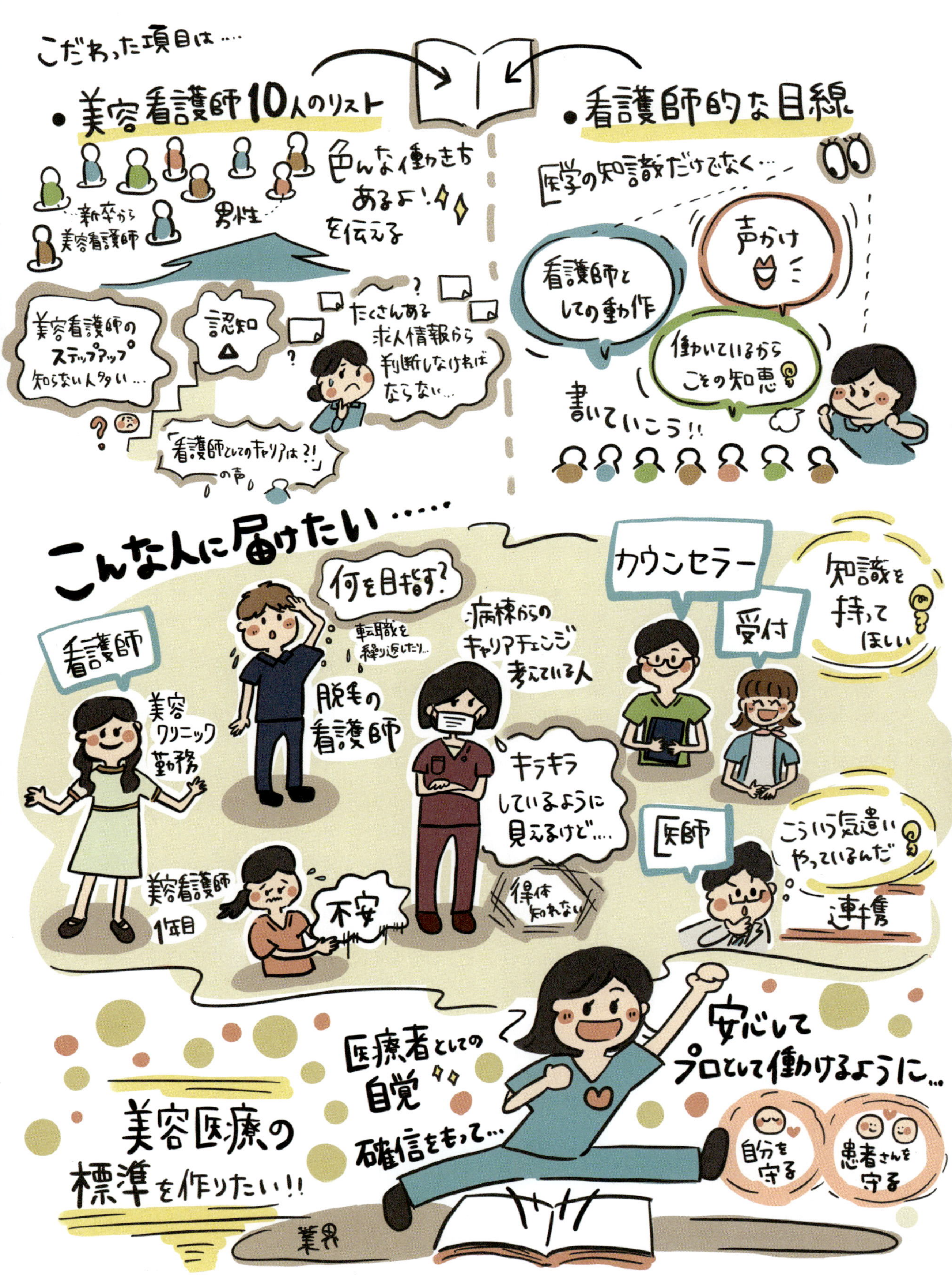

こだわった項目は……
美容看護師10人のリスト
看護師的な目線
色んな働き方あるよ！を伝える
新卒から美容看護師
男性
美容看護師のステップアップ知らない人多い…
認知△
たくさんある求人情報から判断しなければならない…
「看護師としてのキャリアは?!」の声
医学の知識だけでなく…
声かけ
看護師としての動作
働いているからこその知恵
書いていこう!!
こんな人に届けたい……
何を目指す？
転職を繰り返したり…
看護師
美容クリニック勤務
脱毛の看護師
病棟からのキャリアチェンジ考えている人
カウンセラー
受付
知識を持ってほしい
キラキラしているように見えるけど….
得体知れない
医師
こういう気遣いやっているんだ
連携
美容看護師1年目
不安
医療者としての自覚
確信をもって…
安心してプロとして働けるように…
自分を守る
患者さんを守る
美容医療の標準を作りたい!!
業界

Index

た

な

は